Fit mit dem Miniband

IMPRESSUM

Bibliografische Information der Deutschen Nationalbibliothek:
Die Deutsche Nationalbibliothek verzeichnet diese Publikation in der Deutschen Nationalbibliografie; detaillierte bibliografische Daten sind im Internet über http://d-nb.de abrufbar.

Für Fragen und Anregungen:
info@rivaverlag.de

Originalausgabe
2. Auflage 2018
© 2016 by riva Verlag, ein Imprint der Münchner Verlagsgruppe GmbH
Nymphenburger Straße 86
D-80636 München
Tel.: 089 651285-0
Fax: 089 652096

Redaktion: Birgit Dauenhauer, Regensburg
Umschlaggestaltung: Kristin Hoffmann
Umschlagabbildung: squaredotmedia GbR
Bildnachweis: Alle Fotos von squaredotmedia GbR, www.squaredot.media, außer:
Trainingsworld.com: 15, dpa picture-alliance: 17, Fotolia/decade3d: 42, Fotolia/eyeQ: 43, Shutterstock/Sebastian Kaulitzki: 50, 52, 53, 54, 56, 58, 59
Ein Dank an Katharina Brinkmann, die sich als Model für die Übungen zur Verfügung gestellt hat.

Layout und Satz: Katja Muggli, www.katjamuggli.de
Druck: Firmengruppe APPL, aprinta Druck, Wemding
Printed in Germany

ISBN Print 978-3-86883-819-0
ISBN E-Book (PDF) 978-3-95971-110-4
ISBN E-Book (EPUB, Mobi) 978-3-95971-111-1

Weitere Informationen zum Verlag finden Sie unter

www.rivaverlag.de

Beachten Sie auch unsere weiteren Verlage unter www.m-vg.de

Marcel Doll

Fit mit dem Miniband

Die besten Übungen und Workouts für zu Hause und unterwegs

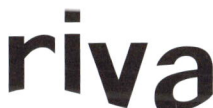

INHALT

⭕ DIE TRAININGSPLÄNE 171

SO SIMPEL UND DOCH SO EFFEKTIV

Als Personal Trainer bin ich ständig auf der Suche nach funktionellen Trainingsgeräten, die zwei Haupteigenschaften in sich vereinen: Sie sollten einfach in der Handhabung, aber gleichzeitig effektiv sein. In meinem Buch „Das ultimative Schlingentraining" habe ich bereits mit dem Schlingentrainer ein Trainingsgerät vorgestellt, das beide Eigenschaften aufweist. Motiviert durch die tolle Resonanz der Leser folgt nun mein zweites Buch, in dem ich Ihnen ein Trainingsgerät vorstellen möchte, von dem ich ebenfalls sehr begeistert bin: das Miniband.

Das Miniband eröffnet Ihnen ein vielseitiges Training, mit dem Sie ebenso wie mit dem Schlingentrainer oder auch mit Hanteln Ihre sportlichen Ziele erreichen werden, sei es Ihren Körper zu formen, die Muskeln zu kräftigen, vielleicht etwas Gewicht zu reduzieren oder Fortschritte in Ihrer Sportart zu erzielen. Eines ist jedoch sicher: Sie werden jede Menge Spaß dabei haben. Dieses kleine, leichte, in sich geschlossene Gummiband wird Ihre Muskeln ordentlich zum Brennen bringen, und das wissen längst nicht mehr nur die Profisportler. Die deutsche Fußballnationalmannschaft beispielsweise trainiert regelmäßig mit den farbigen Bändern. Immer beliebter wird das Miniband jedoch auch im Breitensport und beim Fitnesstraining. Vielleicht haben Sie selbst schon einmal einen Kurs im Fitnessstudio besucht, bei dem Sie der Kurstrainer mit diesem kleinen Trainingsgerät ganz schön ins Schwitzen gebracht hat.

Für mich als Personal Trainer ist das Individualtraining – also ein 1:1-Training – natürlich sehr interessant. Das Miniband ist bei den Trainingseinheiten mit meinen Kunden nicht nur im Studio ein ständiger Begleiter. Ich habe es auch bei jedem Outdoortraining immer in der Hosentasche mit dabei. Und das Beste ist: Ich kann meinen Kunden ein Trainingsgerät mit nach Hause geben, sodass sie nicht nur gemeinsam mit mir an ihren sportlichen Zielen arbeiten können, sondern ganz einfach ihren Trainingsplan zu Hause fortsetzen können. Viele meiner Kunden sind häufig auf Reisen oder haben wenig Zeit und nehmen diese Möglichkeit deshalb dankbar an.

In meiner langjährigen Tätigkeit als Sporttherapeut im klinischen Bereich konnte ich mit den Bändern zusätzlich auch Erfahrungen in der Gruppe sammeln und somit auch im rehabilitativen Bereich. Diese gesammelten Erfahrungen sowohl im Personal Training als auch in der Gruppe möchte ich mit Ihnen in diesem Buch teilen. An dieser Stelle danke ich meinen Kunden und Patienten für ihr hilfreiches Feedback. Denn das daraus gewonnene Wissen trägt sicherlich einen entscheidenden Teil zu diesem Buch bei.

Sie werden mir gewiss zustimmen, wenn ich sage, dass ein Training vor allem effektiv sein soll. Lassen Sie mich das Ganze noch etwas ergänzen: Es soll effektiv, aber gleichzeitig auch umsetzbar sein. Ohne Zweifel gibt es viele effektive Trainingsgeräte. Doch was nutzen uns diese, wenn sie uns nicht zur passenden Trainingszeit am gewünschten Ort zur Verfügung stehen. Genau hier setzt der Erfolg des Minibands an: bei der Einfachheit. Wo andere Geräte zu schwer, zu sperrig oder gar zu teuer sind, trumpft das Miniband auf. Oder haben Sie schon einmal eine Hantel zum Joggen mitgenommen? Ich nicht, das Miniband dafür umso öfter.

Im ersten Kapitel werde ich Ihnen zunächst Ihr neues Trainingsgerät vorstellen. Sie lernen alle Eigenschaften, aber auch dessen Herkunft kennen. Sie werden schnell feststellen, dass das Einsatzspektrum – vom Rehabereich über die Figurformung bis zum Profisport – sehr breit ist. Die damit verbundenen Zielsetzungen sind natürlich unterschiedlich. Mit dem Miniband ist aber alles möglich. Nachdem Sie Ihr neues Trainingsgerät kennengelernt haben, möchte ich Ihnen ein paar wichtige Informationen für ein effektives Training mit auf den Weg geben. Dabei werden Sie unter anderem Antworten auf folgende Fragen finden: Welche Voraussetzungen müssen für den Trainingserfolg gegeben sein? Wie wird eine Trainingseinheit aufgebaut? Wie wird das Miniband im Training eingesetzt? Das dritte Kapitel umfasst über 100 Übungen, die ich – für einen besseren Überblick – nach Körperbereichen sortiert habe, so etwa nach Übungen für die Beine, für den Rücken oder für die Schultern. Auf diese Weise finden Sie schnell die passende Übung. Komplettiert wird Ihr Training mit Mobilisations- und Ausdauerübungen sowie abschließenden Dehnübungen. Am Ende des Buches helfen Ihnen zahlreiche Trainingspläne, Ihre individuellen sportlichen Ziele umzusetzen. Die Pläne sind so zusammengestellt, dass sie jeweils einen Schwerpunkt behandeln: Sie möchten Ihre Bauchmuskeln kräftigen? Ihre Laufzeiten sollen besser werden? Ihr Rücken sehnt sich nach einem Ausgleich zum stundenlangen Sitzen? Ergänzen Sie mit diesen Übungen Ihr eigenes Training. Sie können auch gern selbst kreativ werden und das Miniband noch bei vielen weiteren Übungen, die Sie vielleicht in diesem Buch nicht vorfinden, einsetzen.

Ich hoffe, Sie werden nach den ersten Trainingseinheiten vom Miniband ebenso begeistert sein, wie ich es bin. Also ran an die Bänder und viel Spaß beim Trainieren und Ausprobieren!

Ihr
Marcel Doll

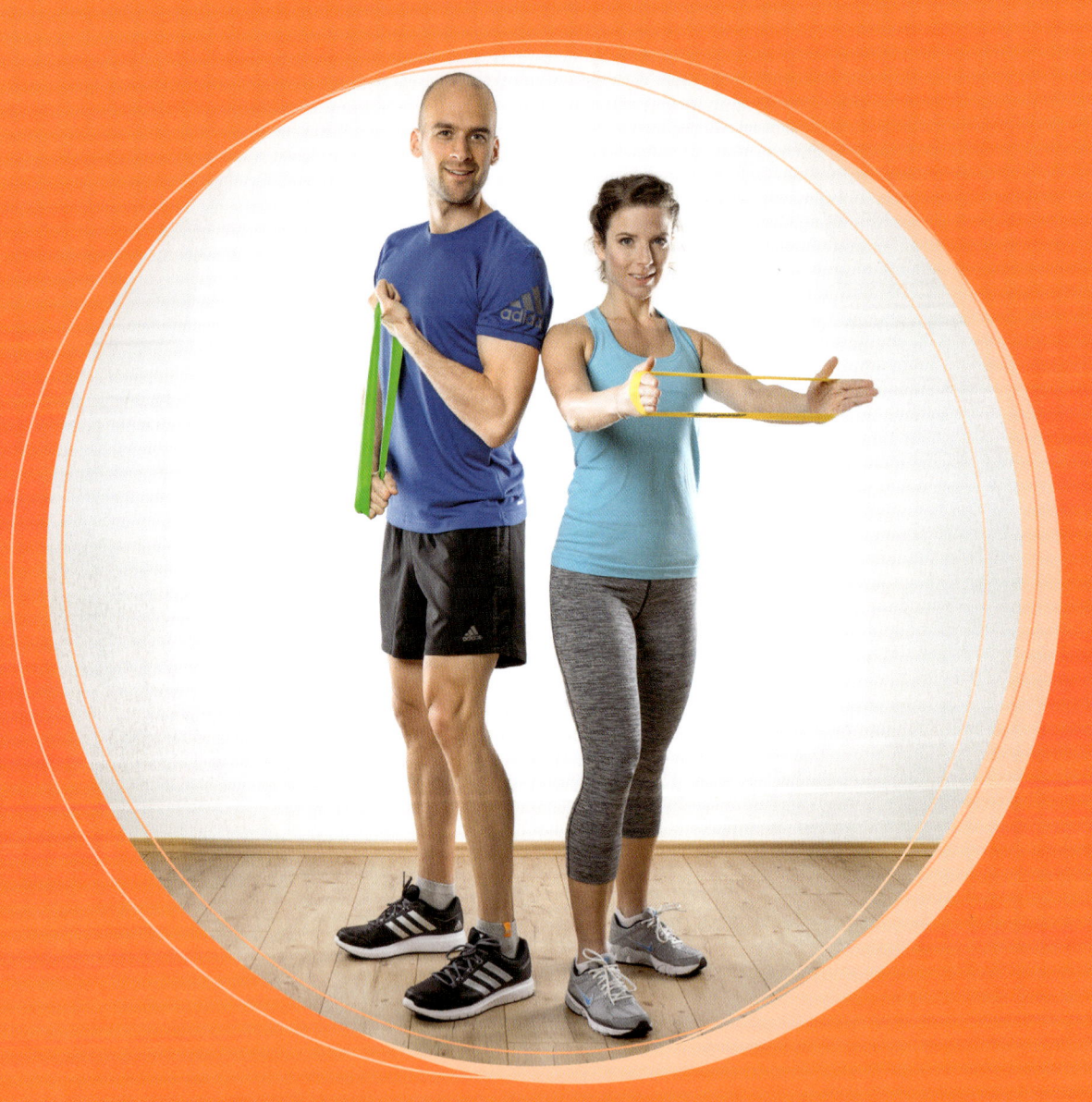

DIE WELT DER BÄNDER

Klein, leicht, überall einsetzbar – das sind die Eigenschaften Ihres zukünftigen Begleiters auf dem Weg zu Ihrem persönlichen Fitnessziel. Egal ob Sie Einsteiger sind oder neuen Schwung in Ihr bisheriges Training bringen möchten. Mit dem Miniband erweitern Sie Ihr Übungsspektrum auf vielfältige Weise. Trainieren Sie, wann und wo Sie möchten, und nutzen Sie die flexible Handhabung. Denn kein Trainingsgerät ist so einfach einzusetzen und gleichzeitig so effektiv.

ELASTISCHE BÄNDER FÜR TRAINING UND THERAPIE

Bereits seit den 1960er-Jahren werden elastische Bänder sowohl im Training als auch in der Therapie eingesetzt. Sicherlich hatten Sie selbst ebenfalls schon in irgendeiner Form Kontakt mit Gymnastikbändern oder kennen das ein oder andere elastische Band. Das Miniband, von dem wir in diesem Buch sprechen, ist ein in sich geschlossenes Gummiband, das es in unterschiedlichen Stärken gibt, um Muskeln differenziert zu trainieren. Angefangen vom ganz kleinen Muskel, der bereits mit geringem Widerstand trainiert werden kann, bis zum großen und starken Muskel, der deutlich mehr Widerstand benötigt, damit er seine Komfortzone verlassen muss. Bei Physiotherapeuten findet es heute immer häufiger Anwendung auch für rehabilitative Zwecke. Im Trainingsalltag erobert sich das kleine, leichte Miniband aktuell den Platz bei vielen Fitnessenthusiasten und Profisportlern sämtlicher Disziplinen. Es ist zudem ein Paradebeispiel dafür, dass der Erfolg in der Reduktion auf das Wesentliche liegen kann. So simpel dieses Trainingstool ist, so effektiv ist es auch.

Auf dem Markt sind jedoch noch weitere Bänder in den unterschiedlichsten Ausführungen erhältlich. Es liegt nahe, das Miniband zunächst dem altbekannten Theraband® oder dem Deuser-Band gegenüberzustellen. Diese wurden treffend auch als „das kleinste Fitnessstudio der Welt", als „Fitness in der Westentasche" oder als „die Sporthalle im Taschenformat" bezeichnet.

Fußball und Gummibänder

Erich Deuser, der die Fußballnationalmannschaft zwischen 1951 und 1982 als Physiotherapeut betreute, war einer der Ersten, der die Eigenschaften von elastischen Bändern als Trainingswiderstand zu nutzen wusste. Zu Sepp Herbergers Zeiten wurden noch alte Fahrradschläuche zum Training oder zur Rehabilitation der Spieler eingesetzt. Deuser entwickelte dann aus dieser Idee in den 1960er-Jahren das nach ihm benannte Deuser-Band, ein in sich geschlossenes, ringförmiges Kautschukband. Vier Jahrzehnte später setzte Jürgen Klinsmann bei der Vorbereitung auf die Fußballweltmeisterschaft 2006 auf das Know-how des amerikanischen Fitnessexperten Mark Verstegen. Auch dieser setzte die in sich geschlossenen Gummibänder ein – dieses Mal das Miniband. Die neuen Trainingsmethoden wurden schnell infrage gestellt und belächelt. Die *Bild*-Zeitung witzelte 2005 mit ihrer „Gummitwist"-Schlagzeile. Heute sind die Minibänder fester Bestandteil eines Athletiktrainings.

Die Etablierung der elastischen Bänder im Sport

Die elastischen Bänder sind längst nicht mehr nur im Fußball anzutreffen. Sie haben den Sprung in die Fitnesswelt geschafft. Das Training mit den Bändern hat zwar eine ganz andere Zielsetzung, denn es geht hauptsächlich darum, die Figur zu formen, Gewicht zu reduzieren und einen definierten Körper zu erreichen. Aber genau dafür haben sich die elastischen Bänder etabliert. Eingesetzt werden sie in den unterschiedlichsten Ausführungen, etwa als Bänder mit zwei Enden, meist

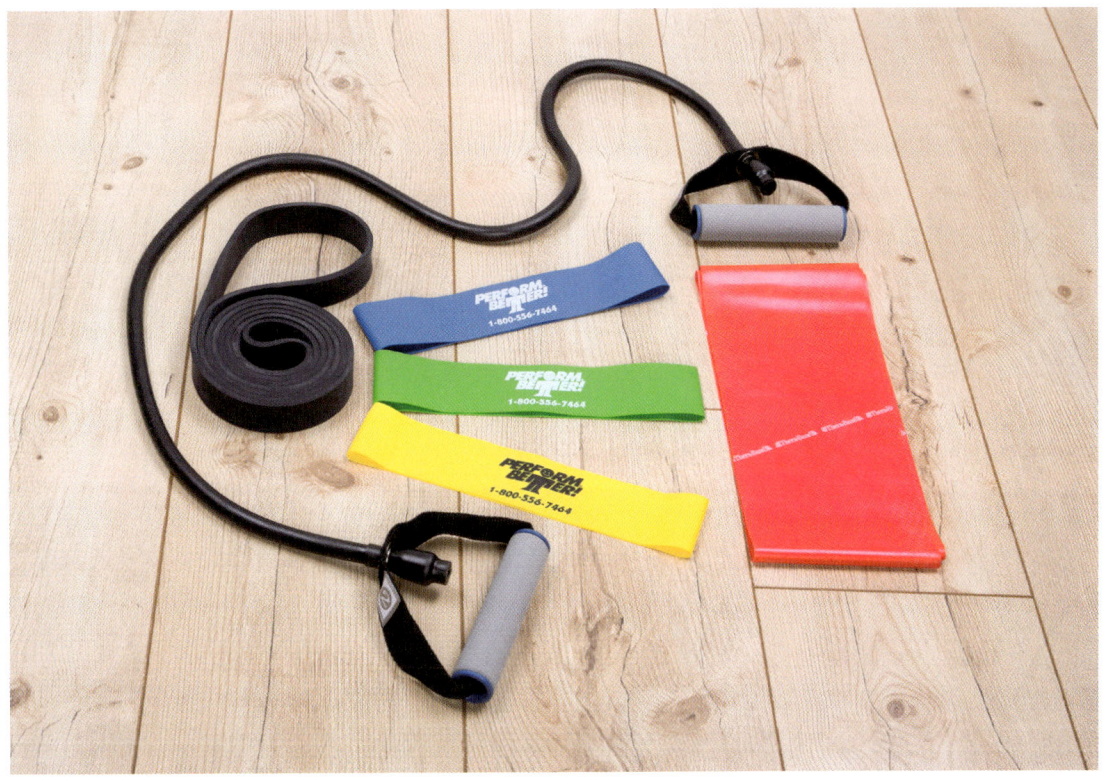

Der Sportfachhandel bietet zahlreiche elastische Trainingsbänder in den unterschiedlichsten Längen und Stärken an.

ein bis drei Meter lang und teilweise mit Handgriffen versehen. Solche Bänder werden oft als Fitness-Tube bezeichnet und bestehen aus einem runden, dünnen Schlauch. Die elastischen, unterschiedlich breiten Bänder wie das Theraband®, das meist aus Naturlatex besteht, gibt es entweder einzeln oder als Rolle zum Kürzen. Die in sich geschlossenen Bänder, zu denen auch das Miniband gehört, teilweise auch als Rubberbands bekannt, sind ebenfalls in unterschiedlichen Längen und Breiten erhältlich. Die lange Variante ist circa einen Meter lang und wird geläufig als Superband

bezeichnet. Es wird als zusätzlicher Widerstand beispielsweise bei einem Ausfallschritt oder einer Kniebeuge eingesetzt. Es kann aber auch unterstützend wirken, zum Beispiel beim Erlernen eines Klimmzugs.

Obwohl alle Bänder den gleichen Ursprung haben und sich die Trainingseigenschaften doch sehr ähneln, erfordern die unterschiedlichen Bänder andere Übungen. So unterscheidet sich das Training mit Miniband deutlich von einem Training mit Superband, herkömmlichem Gymnastikband oder Fitness-Tube.

FAKTEN ZUM MINIBAND

Das Miniband ist eines der einfachsten Trainingsgeräte, trotzdem ist es groß in seiner Wirkung. Angeboten werden sie von mehreren Herstellern. In diesem Buch kommen die Minibänder von Perform Better zum Einsatz. Die Eigenschaften der Bänder sind zwischen den Herstellern vergleichbar. Sie unterscheiden sich teilweise etwas in der Länge und Breite voneinander, das Training bleibt jedoch gleich. Das diesem Buch beigelegte Band, das aus Latex besteht, hat eine Länge von circa 23 Zentimetern (doppellagig gemessen) und eine Breite von 5 Zentimetern. Für besonders große Sportler gibt es die Minibänder auch in einer etwas längeren Ausführung mit 30 Zentimetern. Die klassische Ausführung sollte jedoch für die meisten Sportler die erste Wahl darstellen. Das Miniband bringt je nach Ausführung etwa 10 bis 25 Gramm auf die Waage. Man kann es als absolutes Fliegengewicht unter den Trainingsgeräten bezeichnen. Jeder Hersteller bietet seine Bänder in unterschiedlichen Stärken an. Jeder Stärke ist eine bestimmte Farbe zugeordnet. In diesem Buch entspricht das gelbe Miniband, das auch beigelegt ist, einer leichten Intensität, das grüne einer mittleren und das blaue Band hat einen starken Widerstand. Fortgeschrittene Sportler und Profis können auch mit dem schwarzen Band trainieren, denn es ist extra stark.

So lässt es sich dehnen

Das Miniband verhält sich wie jedes andere Gummiband auch – je mehr Sie es dehnen, desto größer ist der Widerstand. Somit benötigen Sie beim Dehnen mit jedem weiteren Zentimeter von der Ausgangslänge mehr Muskelkraft. Man spricht hier von einem progressiven, also allmählich steigenden Widerstand. Als Kind haben Sie sicherlich gern mit kleinen Gummiringen geschossen. Von damals wissen Sie vielleicht noch, dass der Gummiring umso weiter geflogen ist, je mehr Sie ihn in die Länge gezogen haben. Beim Loslassen zieht er sich wieder zusammen. Die zuvor durch das Auseinanderziehen gespeicherte Energie – das Dehnen des Gummirings mit Muskelkraft – entlädt sich schlagartig. Dieses Prinzip gilt für alle elastischen Bänder und funktioniert bis zu jenem Punkt, bei dem sich das Band nicht mehr weiter dehnen lässt. Reicht die Muskelkraft aus, dann wäre der nächste Schritt der Riss des Bandes. So weit kommt es für gewöhnlich beim Training jedoch nicht, da sich die Minibänder bis auf das Dreifache ihrer Länge dehnen lassen. Ein sicheres Training ist bei der richtigen Handhabung somit gewährleistet.

Günstig zu haben

Seien Sie ehrlich: Wie viel Geld haben Sie bereits in Fitnessgeräte gesteckt, die jetzt viel Platz in Ihrer Wohnung einnehmen und meist ungenutzt in der Ecke stehen? Oder ärgern Sie sich über die monatliche Abbuchung des Mitgliedsbeitrags fürs Fitnessstudio, weil Sie es nicht so nutzen (können), wie Sie gern möchten? Vielleicht haben Sie bisher aber noch gar keinen Cent für irgendetwas ausgegeben und es auch nicht vor, weil Sie gerade auf der Suche nach etwas Geeignetem sind oder erst mit einem Training beginnen möchten. Dann ist das Miniband perfekt für Sie. Während viele gängige Trainingsgeräte oft teuer in der

Anschaffung sind, ist das Miniband bereits für 4 bis 6 Euro zu haben und vermutlich eines der preiswertesten Trainingsgeräte auf dem Markt. Nur ein Training mit dem eigenen Körpergewicht kann dies toppen. Und sicherlich stimmen Sie mir zu: Die Investition in ein Miniband steht in keiner Relation zum Mitgliedsbeitrag eines Fitnessstudios. Kurzum: Das Miniband bietet viel Schweiß für wenig Geld.

Jederzeit und überall trainieren

Sie waren noch nie der Typ fürs Fitnessstudio oder ziehen es vor, an der frischen Luft Sport zu treiben? Dann haben Sie sich genau für das richtige Trainingsgerät entschieden. Auch wenn das Wetter mal schlecht sein sollte, müssen Sie nicht auf ein Training mit den Bändern verzichten. Ich bin mir sicher, dass es bei Ihnen zu Hause einen geeigneten Platz zum Trainieren gibt. Dazu benötigen Sie nämlich nur sich selbst, das Miniband und vielleicht noch eine Gymnastikmatte und schon können Sie loslegen – ganz unkompliziert, ohne großen Aufwand und auf kleinstem Raum. Und sollte doch strahlender Sonnenschein sein, schnappen Sie sich einfach das Miniband und eine Gymnastikmatte und trainieren Sie im Freien.

Das Training mit dem Miniband können Sie auch wunderbar in den Alltag integrieren. Kurze, knackige Einheiten von 10 bis 15 Minuten sind jederzeit auch zwischendurch möglich. Selbst für das eigentliche Training genügen bereits 20 bis 30 Minuten, damit Sie effektiv Herz und Kreislauf sowie Ihre Muskeln trainieren. Wenn Sie beruflich viel unterwegs sind oder auch im Urlaub nicht auf Ihr Training verzichten möchten, ist das Miniband ideal. Welches andere Trainingsgerät lässt sich so einfach im Koffer oder Handgepäck verstauen? Und wenn der Fitnessraum des Hotels mal wieder zu wünschen übrig lässt, dann ist ein schweißtreibendes Training mit dem Miniband sicherlich eine gute Alternative.

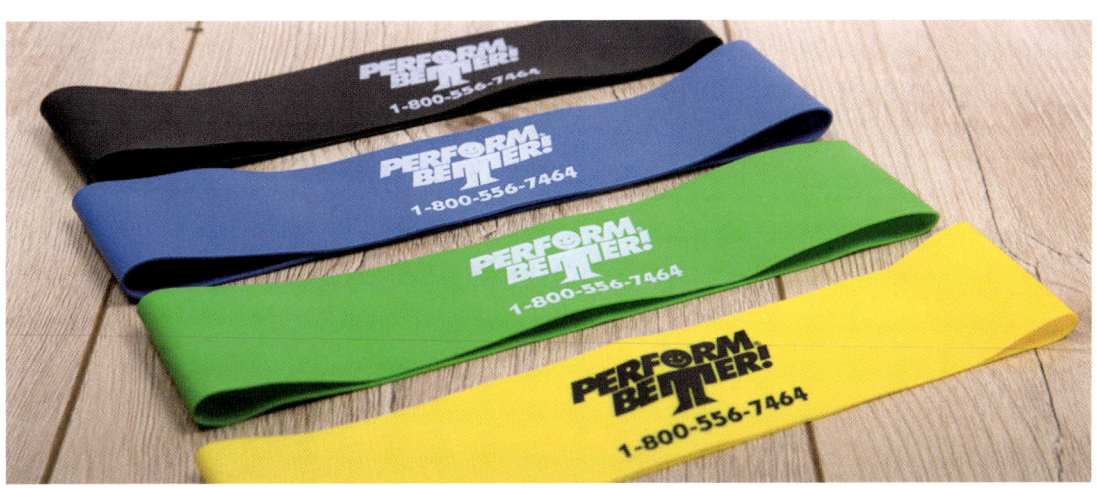

Vier Farben – vier Stärken: von gelb wie einfach bis zu schwarz wie extra stark.

Sicherheit geht vor

Zu Ihrer Beruhigung: Die Minibänder sind grundsätzlich sehr reißfest. Was sie jedoch überhaupt nicht mögen, sind spitze Gegenstände. Entfernen Sie vor dem Training deshalb jeglichen Schmuck, vor allem Ringe sind die natürlichen Feinde des Minibands.

Vertrauen ist gut – Kontrolle ist besser. Kontrollieren Sie daher das Band vor jeder Trainingseinheit auf eventuelle Beschädigungen. Weist es Risse oder Löcher auf oder ist es bereits spröde – ab damit in die Mülltonne.

Schützen Sie Ihr Miniband vor direkter Sonneneinstrahlung, da das Material sonst seine Elastizität verliert und schneller reißt.

Übungen über Übungen

Manche Trainingsgeräte erlauben nur wenige Übungen oder man kann damit nur bestimmte Körperbereiche trainieren. Zahlreiche unterschiedliche Bauchtrainer sind Verkaufsschlager im Teleshopping und in Supermärkten. Vielleicht nennen Sie solch einen auch Ihr Eigen? Dabei sollte Ihnen aber bewusst sein, dass Ihr Körper aus etwa 650 Muskeln besteht – mit dem Bauchtrainer sprechen Sie jedoch nur einen Bruchteil davon an. Somit ist das Training nicht nur einseitig, sondern kann langfristig auch schaden. Mit den bunten, elastischen Bändern wird Ihnen eine enorme Übungsvielfalt geboten. Es gibt kaum einen Muskel in Ihrem Körper, der damit nicht trainiert werden kann. Für jeden Körperbereich ist eine Reihe unterschiedlicher Übungen möglich und viele davon lassen sich nochmals variieren, obwohl dieselbe Muskelgruppe trainiert wird. So ist das Training immer kurzweilig und vergeht wie im Flug. Durch die Abwechslung profitieren aber auch Ihre Muskeln, denn nur durch ständig neue Trainingsreize werden sie optimal gefordert. Muskeln mögen nämlich genau eines nicht: Monotonie. Bereits nach ein paar Wochen werden Sie schon sichtbare Fortschritte erzielen und Ihrem Trainingsziel kontinuierlich näher kommen.

Für eine gute Figur

Den Körper zu formen, Gewicht zu reduzieren oder einfach wieder in der Lieblingsjeans ausgehen zu können, sind die größten Motivationsfaktoren, um Sport zu treiben. Ein schlanker, definierter Körper mit einer optimal trainierten Muskulatur ist dabei das Ziel. Eine ideale Mischung aus Kraft und Ausdauer wird Sie Ihrem gewünschten Ergebnis Schritt für Schritt näher bringen. Auch in einem kurzen, aber knackigen Training mit dem Miniband sollte immer beides enthalten sein. Dafür müssen Sie nicht Mitglied in einem Fitnessstudio werden. Um Ihre Muskeln zu formen, ist es auch nicht immer notwendig, schwere Gewichte zu stemmen. Letztendlich sind die

Grundvoraussetzungen für das Erreichen Ihres persönlichen Fitnessziels immer der Wille und das Durchhaltevermögen – und das auf lange Sicht. Nur so werden Sie tolle Ergebnisse erzielen. Nutzen Sie den geringen Aufwand, den Sie für ein Minibandtraining aufbringen müssen, und lassen Sie das kleine, leichte Gummiband Teil Ihres Alltags werden.

EIN TRAININGSTOOL FÜR ALLE

Bei den bereits genannten Eigenschaften und Vorteilen des Minibands haben Sie sicherlich schon die Vorzüge der Bänder gegenüber anderen Trainingsgeräten erkannt, wie etwa das leichte Gewicht oder auch ein unabhängiges räumliches Training. Das Miniband ist aber so einfach zu handhaben, dass es vom Einsteiger bis zum Fortgeschrittenen, für jedes Alter und jedes Leistungsniveau ebenfalls ideal ist.

Geeignet für jedes Leistungsniveau

Nicht nur durch die große Übungsvielfalt werden die Minibänder jedem Leistungsniveau gerecht, sondern auch durch die unterschiedlichen Bandstärken. In praktisch jedem Alter ist es möglich, mit dem Minibandtraining zu beginnen. Von den einfach zu erlernenden Übungen profitieren Kinder und sportbegeisterte Senioren gleichermaßen. Wer schon länger trainiert und für seine sportliche Leidenschaft, etwa Laufen, Radfahren oder Tennis, eine Ergänzung sucht, kann das Miniband als perfekte Ergänzung ins Training integrieren. Dadurch

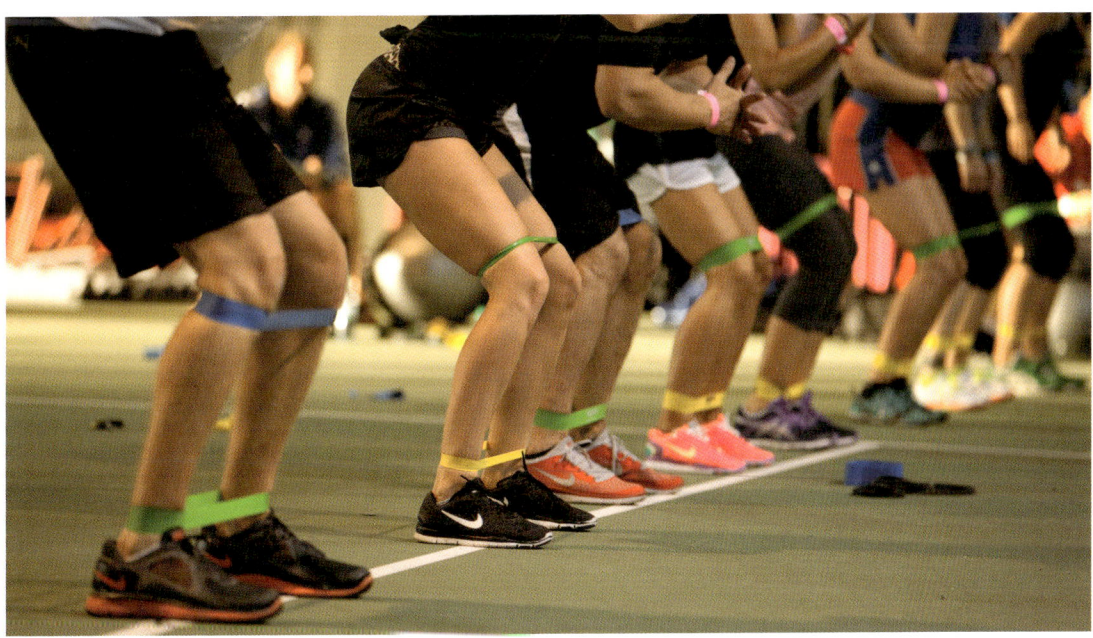

Wer nicht gern allein trainiert, kann sich die nötige Motivation auch beim Gruppentraining holen.

Raus ins Grüne

Kaum ein Trainingsgerät lässt sich so einfach in die Tasche stecken wie das Miniband – eine perfekte Voraussetzung für ein Training unter freiem Himmel. Ausreden, etwa dass der Aufwand zu groß oder das Trainingsgerät unpraktisch sei, gelten nicht. Alle Übungen in diesem Buch können Sie draußen an der frischen Luft umsetzen. Bringen Sie Abwechslung in Ihr Training. Integrieren Sie Übungen mit dem Miniband beispielsweise in Ihr Lauftraining. Trainieren Sie zu Hause im Garten, auf Balkon oder Terrasse oder treffen Sie sich mit Freunden zum Trainieren in einem Park. Es gibt so viele Möglichkeiten, das Miniband draußen einzusetzen. Lassen Sie es zu Ihrem ständigen Begleiter für sämtliche Outdooraktivitäten werden.

werden Stabilität und Mobilität verbessert, und diese Eigenschaften kommen vielen Sportarten zugute.

Den vielleicht wichtigsten Vorteil möchte ich zum Schluss nennen: Das Training mit dem Miniband sorgt schlichtweg für Spaß und Abwechslung bei jedem. Die Eigenschaften des Minibands erlauben es, dieses in den unterschiedlichsten Bereichen einzusetzen – von der Therapie bis zum Leistungssport.

Motivation in der Gruppe

Die Übungen mit dem Miniband sind einfach zu erlernen und umzusetzen. Somit eignen sich die ringförmigen Bänder auch hervorragend für ein Gruppentraining. Ganz egal, ob indoor oder outdoor – Kurstrainer lieben innovative Übungen, mit denen sie ihren Teilnehmern ein effektives Training bieten können. Durch die unterschiedlichen Bandstärken bleibt selbst das Training in der Gruppe noch individuell, da es schnell an jedes Leistungsniveau angepasst werden kann. Durch die große Übungsvielfalt

und die vielen Variationsmöglichkeiten wird es selbst nach der zehnten Kursstunde nicht langweilig.

Einsatz beim Personal Training

Oft findet ein Personal Training in der freien Natur oder beim Kunden zu Hause statt. Der Personal Trainer kann aus diesem Grund nicht auf schwere oder sperrige Geräte zurückgreifen. Dennoch muss das Training wirksam sein. In diesem Fall ist das Miniband häufig ein beliebtes Trainingsgerät. Durch dessen Einsatz kann der Trainer dem Kunden ein Training bieten, das Kraft, Ausdauer, Beweglichkeit und Koordination gleichzeitig beinhaltet.

Standard im Leistungssport

Das Miniband hat im sportartspezifischen Training seinen Ursprung. Ganz gleich, ob Fußballer sich auf die nächste Weltmeisterschaft vorbereiten, Skiabfahrer sich für die kommende Saison wappnen oder Tennisspieler sich die nötige Kraftausdauer für den Platz aneignen – Profisportler nutzen schon seit Längerem die Vorzüge der Bänder. Heute gehört das Miniband zum Standardrepertoire von Athletiktrainern aus den unterschiedlichsten Sportarten. Darauf können Sie vertrauen: Haben Trainingsmethoden im Leistungssport Bestand, so können Sie sicher sein, dass sie auch wirklich effektiv sind. Nutzen daher auch Sie die Methoden der Profis – es lohnt sich!

Für Reha und Physiotherapie

Vor allem die Tatsache, dass wir isoliert – also nur eine Muskelpartie – trainieren können, erlaubt dem Physiotherapeuten, das Miniband gezielt nach Verletzungen oder bei anderen körperlichen Beeinträchtigungen einzusetzen, um die Muskulatur wieder aufzubauen. Therapeuten nutzen dabei vor allem Übungen, die zur Hüftstabilisierung oder zum gezielten Training der Rotatorenmanschette – einer Gruppe von Muskeln, die das Schultergelenk umfasst – dienen. Der Trainingswiderstand lässt sich mit den Bändern, auch durch die unterschiedlichen Bandstärken, gut steuern. So kann eine sanfte Kräftigung stattfinden.

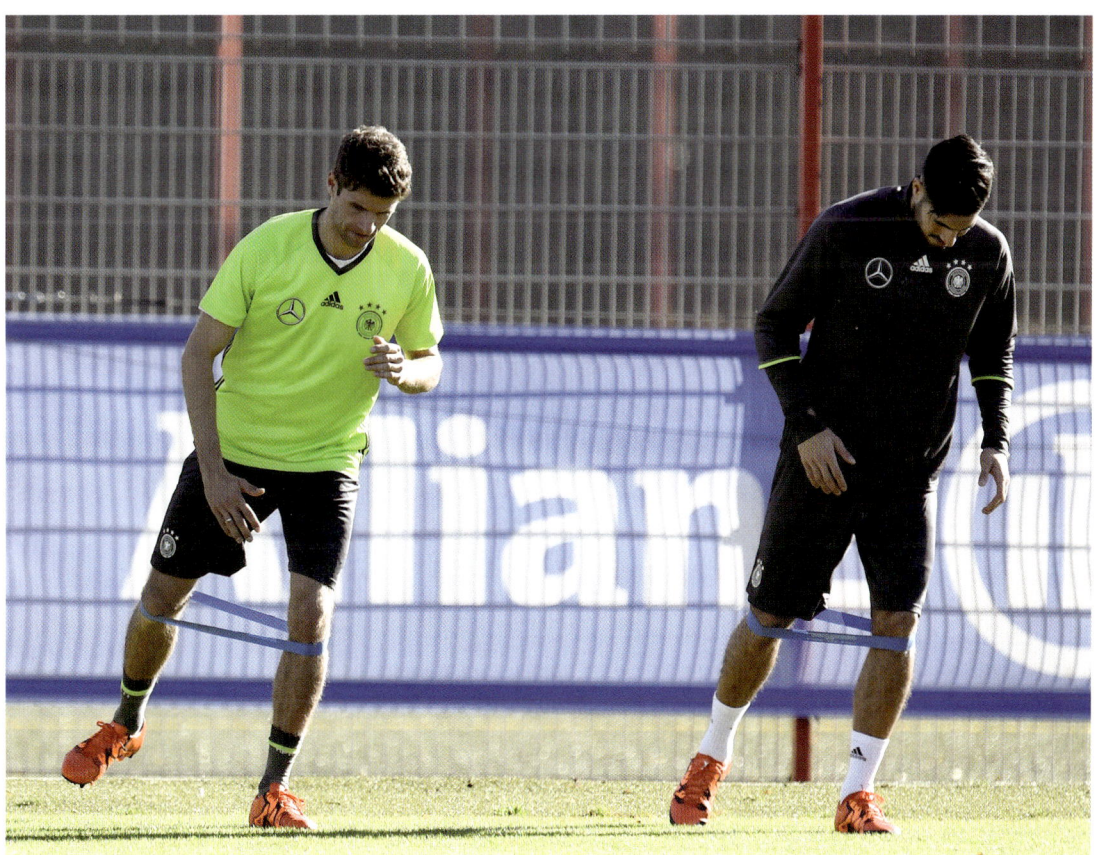

Auch die deutsche Fußballnationalmannschaft trainiert seit der WM 2006 mit dem Miniband.

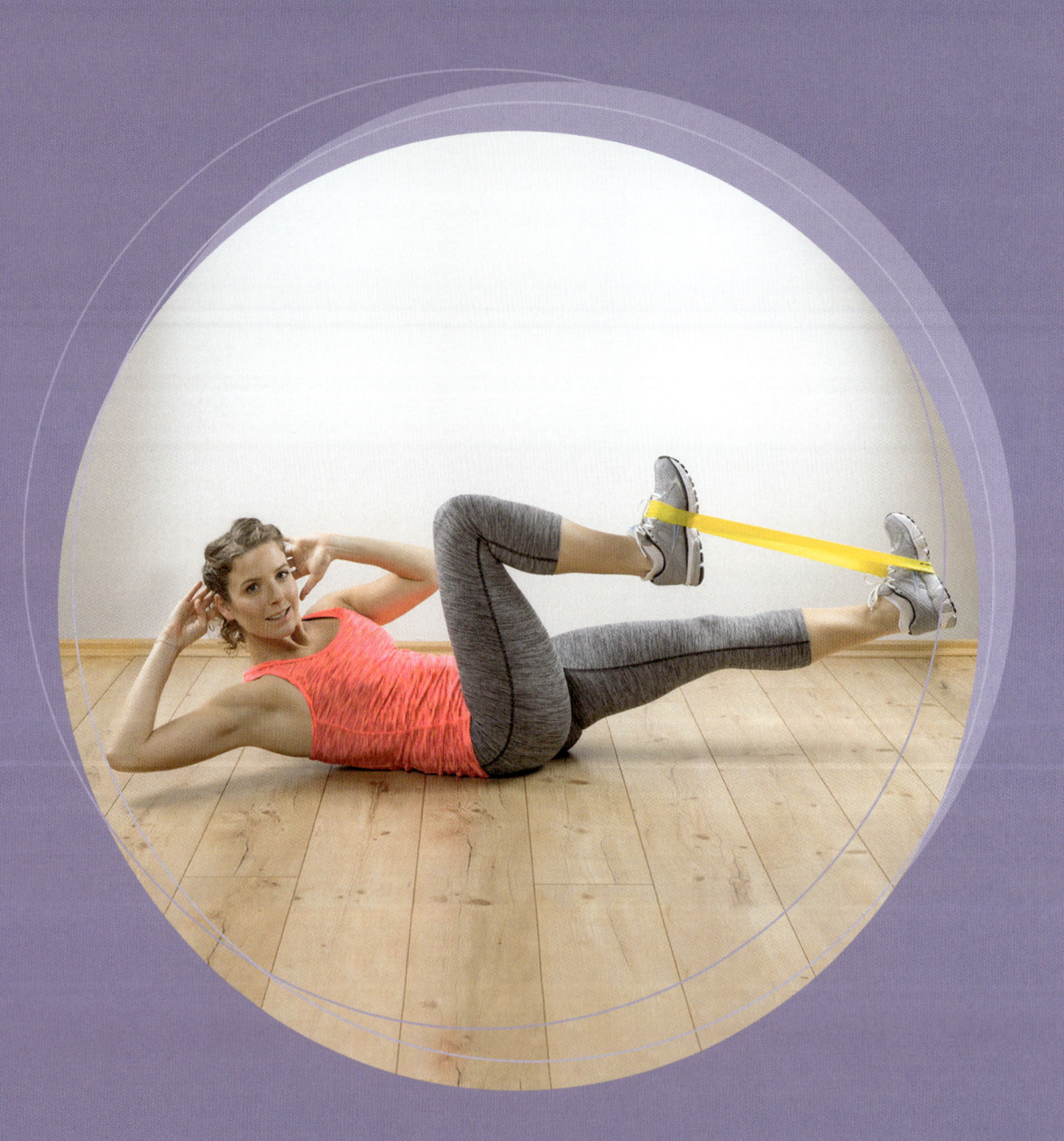

DAS TRAINING MIT DEM MINIBAND

Widerstand ist das Zauberwort! Genau darauf beruht Krafttraining, und das Miniband liefert uns die einfachste Form dazu. Wie das Miniband am Körper fixiert wird, warum Übungen damit doppelt so effektiv werden und wie Sie eine Trainingseinheit – vom Aufwärmen bis zum Dehnen – aufbauen, erfahren Sie ebenfalls hier. Außerdem ist es mir wichtig, Ihnen zu zeigen, dass Regeneration eine entscheidende Rolle dabei spielt. Nur so bleibt Ihr Körper leistungsfähig – und das ist ausschlaggebend für Ihren Trainingserfolg!

WIDERSTAND FORMT DEN KÖRPER

Ziel eines jeden Trainings – ganz gleich, ob in der Rehabilitation oder beim Leistungssport – ist es, Fortschritte zu erzielen und somit den Körper zu fordern. Damit die Muskeln kräftiger werden, benötigen sie Widerstand. Man kann es auch so auf den Punkt bringen: Der Körper ist das Resultat seiner erfahrenen Kräfte oder noch simpler: „Use it or loose it." Ein wichtiger Leitsatz, der auf das Training ebenfalls zutrifft, lautet: „Form follows function", also die Form folgt der Funktion. Stellen Sie sich dazu einmal einen Marathonläufer und einen Sprinter vor. Vermutlich haben Sie jetzt zwei komplett unterschiedliche Körperbilder vor Augen. Der Läufer ist meist sehr drahtig und schmaler als der Sprinter. Dieser weist dafür deutlich mehr Muskelmasse auf und wirkt kräftiger. Die Form des Körpers hat sich jeweils seiner Funktion angepasst. Auch das Training eines Langstreckenläufers unterscheidet sich deutlich von dem eines Sprinters. Ein Marathonläufer legt in einer Trainingswoche sehr viele Kilometer laufend zurück, teilweise mehr als 100 Kilometer, und das über einen langen Zeitraum. Der Sprinter hingegen verbringt viel seiner Trainingszeit im Kraftraum. Er trainiert dort mit hohen Gewichten. Kurz gesagt: Das Training des Läufers ist sehr ausdauerbetont, das Training des Sprinters hingegen sehr kraftintensiv. Das unterschiedliche Training hat sozusagen am Körper Spuren hinterlassen. Eines haben beide Trainingsmethoden jedoch gemeinsam: Sie benötigen Widerstand, und der sieht eben unterschiedlich aus.

Kommen wir zurück zum Miniband: Beim Miniband entsteht der Widerstand durch den Zug des elastischen Bands. Je stärker das Band gedehnt wird, desto größer ist auch der Widerstand. Das Training mit diesem Widerstand ist weit verbreitet. Neben dem Miniband werden, wie in Kapitel 1 beschrieben, sämtliche anderen Gymnastikbänder und Tubes eingesetzt. Oft werden aber auch Schwerkraft und Wasserwiderstand beim Training genutzt. Lassen Sie uns einen kurzen Blick auf diese beiden unterschiedlichen Widerstände werfen und sie mit dem Widerstand der Bänder vergleichen. So können Sie das Miniband in der Welt der Trainingsgeräte besser einordnen.

Wie die Schwerkraft genutzt wird

Beim Stemmen einer Hantel gilt es, die Erdanziehungskraft zu überwinden. Und glauben Sie mir – diese kann gnadenlos sein. Die Schwerkraft ist wohl der Widerstand, der am häufigsten bei zahlreichen Trainingsformen und ebenso im Fitnessstudio zum Trainieren genutzt wird. Ganz gleich, ob an klassischen Kraftgeräten, wie beispielsweise an einer Beinpresse oder am Kabelzug, oder auch mit freien Gewichten trainiert wird – jedes Mal kommt die Schwerkraft zum Einsatz. Wenn Muskelaufbau – wie beim Bodybuilding – das Trainingsziel ist, führt kein Weg an den schweren Eisen vorbei. Bei dieser Zielsetzung reicht schlichtweg der Widerstand von elastischen Bändern nicht aus. Aber auch beim beliebten Körpergewichtstraining müssen Sie gegen die Schwerkraft ankämpfen. Da viele Minibandübungen ebenfalls mit dem eigenen Körpergewicht ausgeführt werden, profitieren auch Sie von dieser Widerstandsform. Die Schwerkraft ist übrigens ein

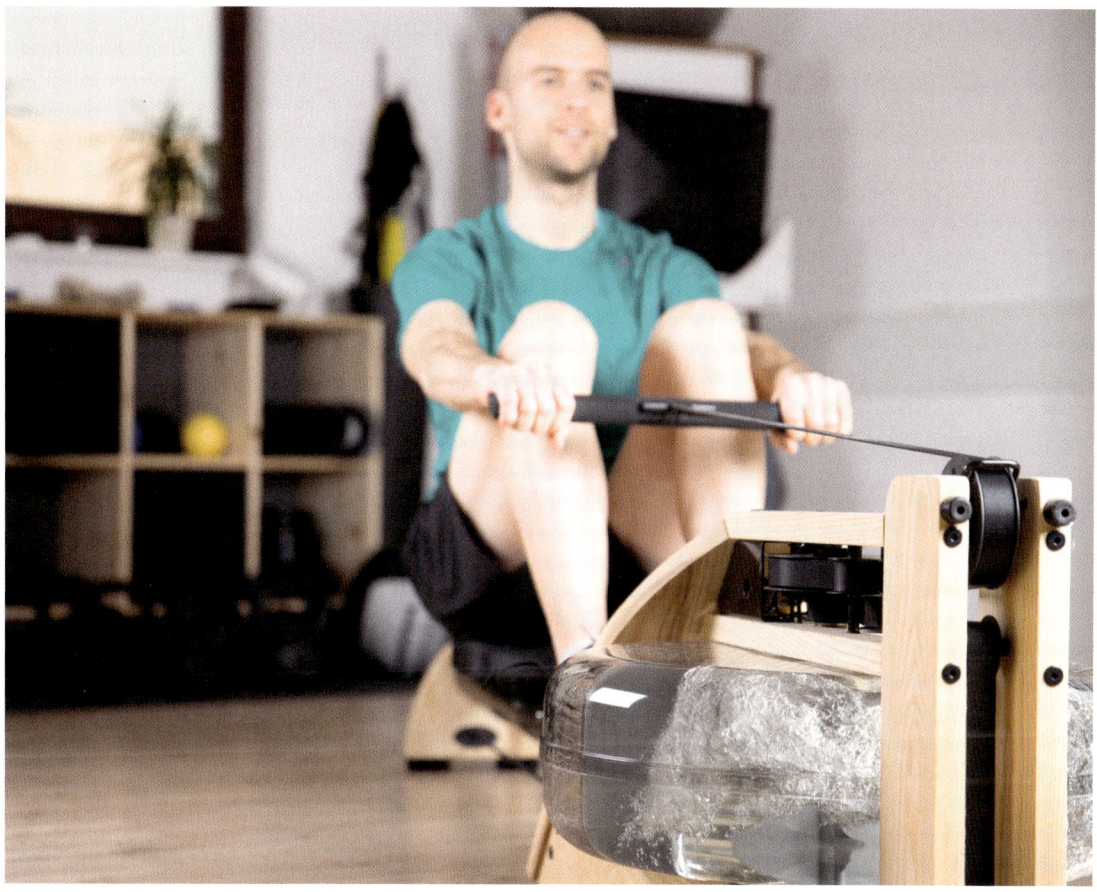

Manche Indoorrudergeräte sind mit Wasser als Widerstand konzipiert, um das Rudern auf offenem Wasser besser nachzuahmen.

Widerstand, mit dem wir es den ganzen Tag zu tun haben, sei es beim Treppensteigen oder wenn Sie vom Stuhl aufstehen. Das bedeutet, unsere Muskeln sind ständig beschäftigt.

Wasser als Widerstand

Beim Schwimmen müssen Sie den Widerstand des Wassers überwinden, damit Sie im Schwimmbecken von einem Ende zum anderen gelangen. Auch beim Rudern spüren Sie die Kraft des Wassers deutlich. Dass der Wasserwiderstand effektiv zum Trainieren genutzt werden kann, sieht man auch am Körperbau der Athleten, die diese beiden Sportarten betreiben. Hier sei vor allem die gut ausgeprägte Rückenmuskulatur genannt. Im Gegensatz zu den Minibändern ist Wasser für das Training unterwegs denkbar ungeeignet. Beim Ausdauertraining kann jedoch wiederum das Wasser punkten.

KRAFTTRAINING FÜR SCHÖN GEFORMTE MUSKELN

Gleich eines vorweg: Frauen sollten keine Angst vor Muskeln haben. In unzähligen Trainerstunden und Personal-Training-Einheiten wurde ich immer wieder mit der folgenden Aussage von weiblichen Trainierenden konfrontiert: „Ich möchte aber bitte keine Muskeln. Ich möchte nur, dass mein Gewebe straffer wird und ich eine gute Figur bekomme." Wenn es darum geht, den Körper zu formen, ist aber genau dann ein Widerstandstraining das Mittel der Wahl. Dabei kommt es immer auf den gezielten Einsatz von Gewichten und Widerständen an. Bei Frauen ist natürlicherweise durch das fehlende Testosteron irgendwann Schluss mit dem Muskelaufbau. Bodybuildingausmaße wird man mit dem Miniband und moderatem Widerstandstraining auf keinen Fall erreichen.

Setzen Sie nicht nur auf Ausdauer

Leider beobachte ich immer wieder, wie sich viele Trainierende oft stundenlang auf Laufbändern, Crosstrainern, Steppern oder sonstigen Ausdauergeräten abmühen, jedoch ihr eigentliches Ziel – eine knackige Figur – nicht erreichen. Auch der Besuch von Step- oder sogenannten Fatburner-Kursen wird nicht zu einem zufriedenstellenden Ergebnis führen. Diese Kurse gehören ebenfalls in die Kategorie Ausdauer. Diese ist selbstverständlich wichtig, aber wenn es darum geht, das Gewebe zu straffen und den Körper zu formen, benötigen Sie hauptsächlich ein Widerstandstraining. Kombiniert mit einem Ausdauertraining werden Sie am schnellsten Ergebnisse erzielen.

Steigern Sie Ihren Grundumsatz

Eine gut trainierte Muskulatur hat noch einen weiteren tollen Nebeneffekt. Muskulatur ist ein sehr stoffwechselaktives Gewebe. Sie stellt sozusagen den Stoffwechselturbo dar und verbrennt den ganzen Tag über viel Energie und somit auch Fett. Und das Beste daran: Die Fettverbrennung findet sogar dann statt, wenn Sie nichts tun. Voraussetzung dafür ist jedoch ein regelmäßiges Training, damit der Stoffwechsel aktiv bleibt und sich der sogenannte Grundumsatz erhöht. Der Grundumsatz ist diejenige Energiemenge, die Ihr Körper pro Tag bei völliger Ruhe benötigt, um alle lebensnotwendigen Grundfunktionen wie beispielsweise Atmung, Herzschlag oder Verdauung aufrechtzuerhalten. Die Skelettmuskulatur hat dabei einen hohen Anteil. Das heißt: Je mehr Muskelmasse vorhanden ist, desto höher ist auch der Grundumsatz. So weisen Sportler und aktive Menschen einen deutlich höheren Grundumsatz auf als diejenigen, die auf regelmäßige Bewegung verzichten. Wenn Sie abnehmen beziehungsweise Fett verbrennen möchten, sollten Sie nicht einfach die Kalorienzufuhr reduzieren. Ziel sollte es vielmehr sein, durch entsprechende Bewegung wie Sport den Grundumsatz zu steigern.

Am Ende des Tages zählen letztendlich Ihre Kalorienbilanz und der Gesamtumsatz. Dabei sollten Sie sich zwei wichtige Fragen stellen: Wie viel Energie habe ich meinem Körper in Form von Nahrung zugeführt? Wie viel Energie habe ich tatsächlich verbrannt? Die zweite Frage bezieht sich auf den sogenannten Leistungsumsatz, der zum Grundumsatz hinzukommt, beide zusammen stellen den

DREI ELEMENTE FÜR DEN TRAININGSERFOLG

Gesamtumsatz dar. Der Leistungsumsatz ergibt sich aus jeder körperlichen Arbeit oder Anstrengung – also auch aus dem Training. Während eines knackigen Trainings mit dem Miniband verbrennen Sie viel Energie – Sie leisten sozusagen Arbeit –, steigern aber durch eine verbesserte Muskulatur gleichzeitig Ihren Grundumsatz. Deshalb hat jede vermeintliche Diät, die lediglich eine Umstellung der Ernährungsgewohnheiten berücksichtigt und den Sport außen vor lässt, meist den bekannten Jo-Jo-Effekt zur Folge. Denn: Wird lediglich die Kalorienzufuhr reduziert, wird der Körper den Stoffwechsel drosseln und sogar stoffwechselaktive Muskulatur abbauen. Fallen Sie nach einer Diät wieder in alte Ernährungsgewohnheiten zurück, werden Sie unweigerlich zunehmen, da Ihr Grundumsatz sogar geringer ist als vor der Diät. Kurzum: Aktive Menschen dürfen mehr Kalorien zu sich nehmen, ohne dass sie dabei sofort zunehmen. Man könnte sogar sagen, dass eine gut funktionierende und verbesserte Muskulatur ihnen den ein oder anderen Ernährungsfehler verzeiht.

Training, Regeneration und die richtige Ernährung sind die drei Elemente für Ihren Trainingserfolg. Nur wenn Sie allen dreien Beachtung schenken, werden Sie Ihre sportlichen Ziele erreichen. Dabei hat kein Element einen höheren Stellenwert als das andere. Nur gemeinsam können sie funktionieren. Kommt eines davon zu kurz, werden Sie nur langsam Fortschritte erzielen. Im schlimmsten Fall bleibt Ihr Ziel in unerreichbarer Ferne.

Im Folgenden möchte ich mich vor allem den ersten beiden Elementen widmen: dem Training und der Regeneration. Die Ernährung in all ihrer Komplexität darzustellen, würde hier den Rahmen sprengen. Es gibt zahlreiche gute Literatur zu richtiger und gesunder Ernährung mit tollen Rezepten. Nicht unerwähnt lassen möchte ich jedoch Eiweiß. Neben Kohlenhydraten und gesunden Fetten ist es der dritte

Testosteron – der kleine Unterschied zum Mann

Jeder weiß, dass Östrogene die weiblichen Hormone sind und Testosteron das männliche Hormon. Beide Hormone kommen zu geringen Mengen auch jeweils im anderen Geschlecht vor. Testosteron ist bei Männern zum einen hauptsächlich für die Geschlechtsentwicklung notwendig, zum anderen ist es neben der Spermienproduktion und der Körperbehaarung maßgeblich für den Muskelaufbau verantwortlich. Die Natur hat es deshalb so eingerichtet, dass Frauen mit einem gängigen Kraft- beziehungsweise Widerstandstraining nie Berge von Muskeln aufbauen können – eben weil zu wenig Testosteron vorhanden ist. Ein Krafttraining wird vielmehr die weibliche Figur betonen und wohlgeformte Muskeln hervorbringen.

wichtige Makronährstoff, der unsere gesamte Ernährung ausmacht und den unser Körper dringend benötigt. Eiweiß spielt nämlich für die Muskeln und bei der Regeneration eine wichtige Rolle.

Training – damit der Körper leistungsfähig bleibt

Das eigentliche Training dient dazu, den Körper aus seiner Komfortzone zu locken. Ihre Muskeln müssen dabei Schwerstarbeit leisten. Ebenso sind Sehnen, Bänder, Herz-Kreislauf- und Nervensystem gefragt. Nur wenn der Körper wirklich gefordert wird, spricht man in der Sportwissenschaft von einem ausreichenden Trainingsreiz, und der ist für Ihren Trainingserfolg unerlässlich. Bewegen Sie sich innerhalb Ihrer Komfortzone, ist die Trainingsintensität also lediglich moderat, wird sich Ihr Leistungsniveau nur langsam verbessern oder Sie treten sogar auf der Stelle. Das heißt, wenn Sie Ihren Körper nicht ständig neuen Trainingsreizen aussetzen, erreichen Sie ein sogenanntes Trainingsplateau, ab dem Sie keine Fortschritte mehr erzielen werden. Ein schweißtreibendes Training dient also dazu, Ihren Organismus herauszufordern, und das über ein Maß hinaus, das er vorher (noch) nicht gewohnt war. Nur so gelingt es Ihnen, Ihre Leistungsgrenze immer mehr nach oben zu verschieben. Sie werden nicht nur beim Sport fitter und leistungsfähiger, sondern spüren diese neue Energie auch im Alltag, sei es beim Treppensteigen, das leichter fällt, bei anstrengenden Hausarbeiten, die schneller von der Hand gehen, oder wenn Sie sich auf eine Sache konzentrieren müssen. Denn auch Ihr Geist profitiert enorm von Ihrer Leistungssteigerung.

Regeneration – damit der Körper auftanken kann

Ein intensives Training hinterlässt Spuren. Das bedeutet für den Körper, er benötigt auch mal eine Pause. Während dieser Erholungsphase müssen Mikrotraumen – kleine Risse in der Muskulatur – repariert, Stoffwechselendprodukte abtransportiert werden und das Nervensystem muss sich regenerieren. Diese Prozesse und noch viele andere finden nicht während des Trainings statt, sondern in der darauffolgenden Regeneration. Ihr Körper möchte auf den nächsten Trainingsreiz vorbereitet sein. Aus Sicht Ihres Körpers war dieser dem letzten Trainingsreiz nicht gewachsen. Er reagiert mit Anpassungsprozessen, und zwar über das vorherige Maß hinaus. Sie werden Ihre Leistung also beim nächsten Training nochmals steigern, da sich Ihr Körper in der Regenerationsphase dafür bereits gewappnet hat.

Gönnen Sie Ihrem Körper nach einem intensiven Training mindestens einen Regenerationstag. Hören Sie auf Ihren Körper. Haben Sie starken Muskelkater oder fühlen Sie sich noch schlapp, sind das Anzeichen dafür, dass Ihr Körper mehr Zeit zum Regenerieren benötigt. Pausieren Sie deshalb für einen weiteren Tag. Sie werden allmählich ein immer besseres Körpergefühl entwickeln und wissen, wann der richtige Zeitpunkt für einen neuen Trainingsreiz gekommen ist. An Regenerationstagen dürfen Sie sich aber trotzdem bewegen. Mit einem Spaziergang an der frischen Luft oder einer moderaten Ausdauereinheit unterstützen Sie Ihren Körper sogar bei der Regeneration. Man bezeichnet dies auch als aktive Regeneration. Sie mögen es lieber etwas ruhiger? Saunagänge oder eine wohltuende Massage an trainingsfreien Tagen sind ebenfalls hilfreich.

Eiweiß – der wichtigste Baustoff für die Muskeln

Das letzte Element – die Ernährung – schließt sich direkt an die Regeneration an. Für die Reparaturprozesse benötigt Ihr Körper das richtige Baumaterial zum richtigen Zeitpunkt. Das Thema Ernährung soll in diesem Buch jedoch nicht zu einem weiteren Hauptbestandteil werden. An dieser Stelle geht es mir hauptsächlich um die Regeneration Ihrer Muskulatur mithilfe von Eiweiß. Direkt nach dem Training sind unsere Muskeln am besten für diesen Baustein empfänglich, weil ein erhöhter Bedarf besteht. Das bedeutet konkret, dass Sie bereits direkt nach dem Training eine eiweißhaltige Mahlzeit zu sich nehmen können. Gut geeignet dafür ist ein spezieller Proteinshake. Da die Regeneration der Muskulatur jedoch mehrere Stunden oder sogar Tage in Anspruch nimmt, ist es ebenso wichtig, dass Sie über den ganzen Tag verteilt auf eine ausreichende Eiweißzufuhr achten, nicht nur direkt nach dem Training.

Tun Sie sich und Ihrem Körper etwas Gutes. Nehmen Sie nur hochwertiges Eiweiß zu sich. Ganz gleich, ob es sich dabei um Fleisch, Fisch, Meeresfrüchte, Milchprodukte, pflanzliches Eiweiß oder den Proteinshake nach dem Training handelt. Setzen Sie stets auf Qualität. Wenn Sie sich neben einer ausreichenden Eiweißzufuhr noch ausgewogen ernähren, indem Sie viel Gemüse, Obst und hochwertige Fette zu sich nehmen, ist Ihr Körper bestens für jede sportliche Zielsetzung gerüstet.

ISOMETRISCHES VERSUS DYNAMISCHES TRAINING

Mit jedem Trainingsgerät werden unterschiedliche Absichten verfolgt. So unterscheidet sich das Training mit Hanteln oder an Kraftgeräten deutlich von einem Training mit dem Miniband. Hier kann man jedoch nicht von „besser" oder „schlechter" sprechen. Es kommt vielmehr auf die Zielsetzung an. Wenn Sie beispielsweise Muskelmasse aufbauen möchten – in der Trainingslehre spricht man hier von der Hypertrophie –, dann ist ein Training mit hohen Gewichten vorzuziehen. Ist Ihr Ziel jedoch, die Kraftausdauer zu verbessern, so bietet sich ein Training mit den Bändern an.

Das Training mit den Minibändern kann sowohl isometrisch als auch dynamisch sein. Beim isometrischen Training leisten Sie reine Haltearbeit. Ihre Muskulatur ist zwar auf Spannung, sie bewegt sich jedoch nicht. Wie schon der Name verdeutlicht, ist beim dynamischen Training Bewegung im Spiel. Ich möchte Ihnen den Unterschied anhand eines Beispiels etwas genauer erklären.

Nehmen wir den Seitstütz. Dabei kommen Sie in eine Seitenlage und stützen sich mit dem Unterarm auf. Beide Beine sind gestreckt, das obere Bein ist abgespreizt. Diese Übung können Sie sowohl mit dynamischer Beinabduktion (Abduktion ist das Abspreizen) als auch isometrisch ausführen. Bei der ersten Variante wird das obere Bein gegen den Widerstand des Bands abgespreizt beziehungsweise angehoben und wieder langsam abgesenkt.

Beim Abspreizen arbeitet die Muskulatur konzentrisch, beim kontrollierten Absenken exzentrisch. „Konzentrisch" bedeutet dabei, dass sich ein Muskel während der Bewegung verkürzt, er kontrahiert beziehungsweise zieht sich zusammen. Im Fall des Beinabspreizens wäre es die Gesäßmuskulatur, die kontrahiert. Bei einer exzentrischen Bewegung wird der Muskel verlängert, während er gegen einen Widerstand abbremst. Senken Sie also das Bein ab, werden die Gesäßmuskeln wieder in die Länge gezogen. Diese beiden Phasen zusammen ergeben die dynamische Trainings-methode.

Bei der zweiten Variante, dem isometrischen Training, halten Sie das abgespreizte Bein gegen den Widerstand des Minibands in seiner Position. Hier verändert sich die Muskellän-ge nicht. So können Sie beispielsweise Ihre Gesäßmuskulatur – deren Aufgabe es unter anderem ist, das Bein abzuspreizen – sowohl dynamisch als auch isometrisch trainieren. Sie werden in beiden Fällen definitiv eine Muskel-ermüdung wahrnehmen.

Viele Übungen mit dem Miniband sind kom-plexe Ganzkörperübungen, wie auch das eben dargestellte Beinabspreizen (Abb. Seite 27). Bei der Ausführung einer Übung werden oft beide Trainingsmethoden gleichzeitig stattfinden. Während beispielsweise Ihre Gesäßmuskulatur dynamisch arbeitet, um das Bein abzusprei-zen, muss Ihre seitliche Rumpfmuskulatur iso-metrisch arbeiten, um Sie in der Position des Seitstützes halten zu können. So spüren Sie bei dieser Übung nicht nur die schon erwähnte Ermüdung in Ihrer Gesäßmuskulatur, sondern

zusätzlich noch sehr deutlich in Ihrer seitlichen Rumpfmuskulatur. Beim Training müssen Sie sich jedoch nicht für eine der beiden Metho-den entscheiden. Keine Variante ist per se die bessere. Die statische Haltearbeit ist meist etwas einfacher in der Ausführung. Sicherlich werden Sie auch schnell mit der dynamischen Trainingsmethode vertraut werden. Sie hat den Vorteil, dass nicht nur in der Muskulatur Be-wegung ist, sondern auch in den Gelenken. Sie benötigen diese Bewegung – möglichst in alle Richtungen –, um Gelenke, Bänder, Sehnen und Muskeln gesund zu erhalten. Letztendlich ist es aber die Mischung aus beiden Trainings-methoden, mit der Sie optimale Ergebnisse erzielen.

WIE EINE TRAININGSEINHEIT AUFGEBAUT WIRD

Training heißt, sich und seinen Körper zu for-dern, Stichwort: Trainingsreiz. Nur so können Sie Ihre sportlichen Ziele erreichen. Das soll jedoch nicht bedeuten, dass die Effektivität eines Trainings daran gemessen werden kann, wie erschöpft Sie sich hinterher fühlen. Auch eine Trainingseinheit benötigt eine gewisse Struktur, die klassischerweise aus drei Tei-len besteht: Mit dem Aufwärmen sorgen Sie für die notwendige Beweglichkeit in Sehnen, Bändern und Gelenken und kurbeln den Stoff-wechsel an, damit die Muskeln während der ei-gentlichen Trainingsphase gut mit Nährstoffen versorgt sind. Im Trainingsteil setzen Sie den eigentlichen Trainingsreiz für Ihr Fitnessziel. Mit abschließenden Dehnübungen leiten Sie die Regeneration ein.

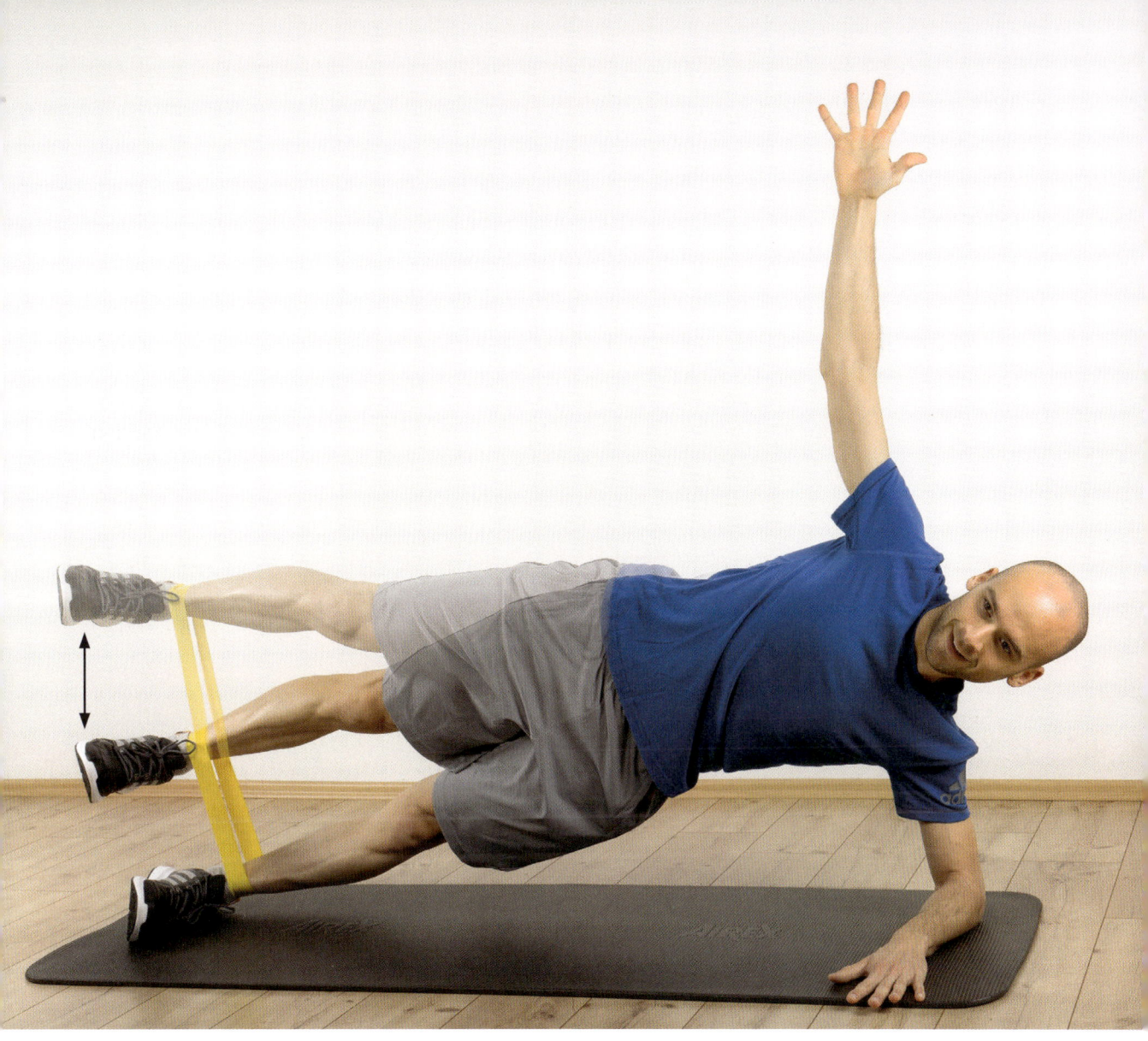

Der Seitstütz mit abgespreiztem Bein ist eine Übung, die sowohl dynamisch als auch isometrisch ausgeführt werden kann.

Aufwärmen – den Körper auf die Belastung vorbereiten

Kein Leistungssportler käme jemals auf die Idee, in einen Wettkampf zu gehen, ohne sich vor der Belastung richtig aufzuwärmen. Ein Training soll effektiv sein, aber vor allem verletzungsfrei ablaufen. Geben Sie Ihrem Körper daher 5 bis 10 Minuten Zeit, sich auf die kommende Belastung vorzubereiten. Diese kurze Spanne reicht völlig aus, damit alle beteiligten Systeme im darauffolgenden Trainingsteil optimal funktionieren. Der Stoffwechsel wird hochgefahren, die Durchblutung – vor allem in der Arbeitsmuskulatur – wird angeregt, die

Gelenke werden mit Gelenksflüssigkeit, der sogenannten Synovialflüssigkeit, versorgt, die für ein reibungsloses Gleiten der Gelenkflächen verantwortlich ist. Außerdem werden Sehnen und Bänder elastischer und Ihr Nervensystem wird aktiviert, damit das Zusammenspiel von Nerven und Muskeln optimal läuft. All diese Effekte des Aufwärmens führen zu einer besseren Belastbarkeit des gesamten Organismus.

Für das Aufwärmen stehen Ihnen zahlreiche Möglichkeiten zur Wahl. Laufen, Rad fahren, Rudern – sowohl im Freien als auch an Geräten im Fitnessstudio – werden Ihren Organismus ordentlich in Schwung bringen. Wenn Sie weder draußen noch im Studio trainieren möchten, müssen Sie sich nicht zwingend ein Ausdauergerät für zu Hause anschaffen. Auch Laufen auf der Stelle oder der klassische Hampelmann bringen Ihren Körper in Fahrt.

Bei den eben aufgezählten Möglichkeiten, sich aufzuwärmen, wird in der Trainingslehre von einer „globalen Erwärmung" gesprochen. Neben dieser ist jedoch auch eine „lokale Erwärmung" sinnvoll, bei der die einzelnen Gelenke mobilisiert werden, insbesondere diejenigen, die für die spätere Belastung von Bedeutung sind, zum Beispiel Schulter- oder Kniegelenke.

Der Trainingsteil – Wiederholungen, Sätze, Belastungszeiten

Nach dem Aufwärmen gehen Sie zur eigentlichen Trainingseinheit mit dem Miniband über. Auch dieser Teil benötigt Struktur. Es gibt verschiedene Möglichkeiten, Übungen aneinanderzureihen. Als Trainingsmethode ist für mich das Zirkelprinzip am besten geeignet.

Wiederholungen und Sätze

Wie bereits erwähnt, handelt es sich beim Training mit dem Miniband um Kraftausdauer. Die Wiederholungszahl liegt hier bei 15 bis 25 Wiederholungen je Übung. Werden Körperseiten oder -teile, beispielsweise Arme und Beine, separat voneinander trainiert, gilt die Wiederholungszahl nur für eine Seite. Dazu ein Beispiel: Bei der Beinabduktion im Stand (Seite 142) spreizen Sie das Bein gegen den Widerstand des Minibands durch die Kraft Ihrer Gesäßmuskulatur zur Seite ab. Wenn Sie beispielsweise mit dem rechten Bein beginnen, absolvieren Sie zuerst 15 bis 25 Wiederholungen mit diesem Bein, dann die gleiche Wiederholungszahl mit dem linken Bein. Das ist ein Trainingssatz. Generell empfehle ich Ihnen zwei bis drei Sätze je Übung. Nach dem ersten Satz wechseln Sie jedoch zur nächsten Übung, führen hiervon wieder einen Satz aus und kommen für den zweiten beziehungsweise dritten Satz zurück zur ersten Übung. Das ist das Prinzip eines klassischen Zirkeltrainings. Es hat den entscheidenden Vorteil, dass bei einer sinnvollen Abfolge der Übungen die Pausen zwischen den einzelnen Übungen nicht notwendig sind. Ihr Puls bleibt dadurch konstant erhöht, Ihr Herz-Kreislauf-System wird gefordert, Sie verbrennen viele Kalorien und das Training wird kurzweiliger. Viele Argumente also, die für den Aufbau nach dem Zirkelprinzip sprechen.

Belastungszeit

Bei manchen Übungen – vor allem bei den Ausdauerübungen oder bei statischen Haltepositionen – ist es sinnvoller, sich statt an der Wiederholungszahl an der Belastungszeit zu orientieren. Bei der Kraftausdauer liegt diese zwischen 50 und 120 Sekunden, die sich je nach Bewegungsgeschwindigkeit aus den angegebenen Wiederholungen ergibt. Auch bei der Belastungszeit gilt dasselbe für jede Körperseite. Sie können selbst entscheiden, ob Sie lieber mit Wiederholungszahl oder Belastungszeit trainieren möchten. Bei den meisten Übungen ist es erfahrungsgemäß einfacher, die Wiederholungen zu zählen. Für das Stoppen der Belastungszeit empfehle ich Ihnen einen speziellen Intervalltimer. Mittlerweile gibt es aber auch für Smartphones unterschiedliche Apps, die gut als Timer eingesetzt werden können.

Dehnen – die Regeneration einleiten

Auf den letzten Teil eines strukturierten Trainingsaufbaus folgt die ruhige und entspannende Komponente: das Dehnen. Sie leiten damit Ihre Regeneration ein. Für mich hat das Dehnen einen hohen Stellenwert und es sollte nicht vernachlässigt werden. Laufen Sie nicht Gefahr, nur das Training mit dem Miniband als „richtiges Training" anzusehen. Belastung und Erholung stellen eine untrennbare Einheit auf dem Weg zu Ihrem Trainingserfolg dar. Hauptziel des Dehnens ist sicherlich die Steigerung der Beweglichkeit. Das statische Dehnen eignet sich jedoch auch hervorragend dazu, das Training ausklingen zu lassen. Es beschränkt sich somit nicht nur auf die Verbesserung der Beweglichkeit, sondern sorgt gleichzeitig dafür, dass sich Ihr vegetatives Nervensystem allmählich wieder beruhigt, also Herzschlag und Atmung sich normalisieren und der Blutdruck sinkt. Nutzen Sie Dehnübungen auch

an Erholungstagen – also an trainingsfreien Tagen – als eigenständiges Regenerationsprogramm. Langfristige Effekte können Sie nur mit regelmäßigem Dehnen erzielen. Ergänzen Sie das Dehnprogramm gern mit Ihnen bekannten Dehnübungen.

Beweglicher werden

Verspüren Sie auch manchmal das Bedürfnis, sich strecken und recken zu müssen? Dann tun Sie es! Denn das Dehnen trägt schlichtweg zum Wohlbefinden bei. Mit zunehmendem Alter werden Muskeln, Sehnen und Bänder unelastischer. Umgangssprachlich spricht man gern von „verkürzten" Muskeln oder wenn es um das Befinden geht, hört man öfter die Aussage „Ich fühle mich in meiner Haut nicht mehr wohl". Dazu ist kein biblisches Alter notwendig. Oft weisen bereits junge Erwachsene deutliche

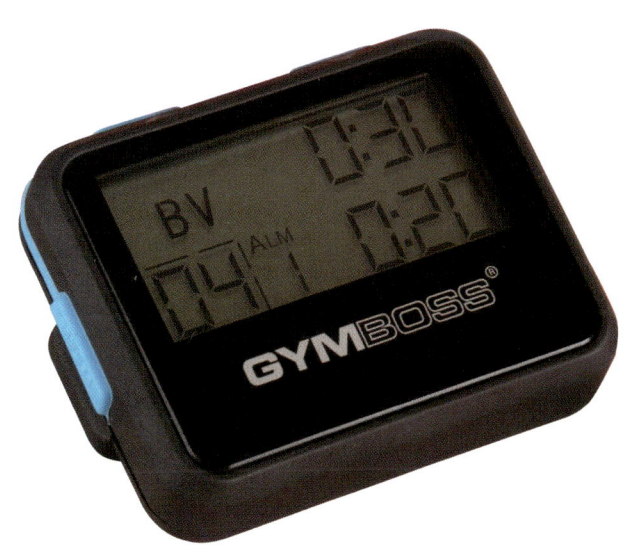

Mit einem speziellen Intervalltimer haben Sie die Belastungszeit immer im Blick.

Bewegungseinschränkungen auf. Sicherlich sollte nicht jeder das Ziel haben, einen Spagat zum Besten geben zu können. Eine gewisse Grundbeweglichkeit sollte jedoch bei jedem vorhanden sein.

Die Unbeweglichkeit ist oft den Errungenschaften der Zivilisationsgesellschaft geschuldet, denn nicht nur das zunehmende Alter spielt eine Rolle, sondern auch Bewegungsmangel, der in der heutigen Zeit oft mit einer sitzenden Tätigkeit verbunden ist. Unelastische Muskeln, Sehnen und Bänder führen unweigerlich zu Funktionseinschränkungen. Das Resultat sind abgeänderte Bewegungsmuster, die wir häufig gar nicht bewusst wahrnehmen. Diese falschen Bewegungsmuster wiederum führen zu Kompensationsmustern. Das heißt, der Körper gleicht meist mit falschen Belastungen aus, die über kurz oder lang Schmerzen verursachen. Mit regelmäßigem Beweglichkeitstraining können wir diesem Prozess entgegenwirken und verbessern dadurch die Flexibilität und Mobilität von Muskeln und Gelenken. Mit mehr Beweglichkeit arbeitet der Körper präziser, ökonomischer und gleichmäßiger, und das werden Sie sowohl im Alltag als auch beim Sport spüren.

WIDERSTAND DURCH DRUCK UND ZUG

Wie Sie bereits wissen, benötigen Sie zum Training Widerstand. Dieser (ausreichend hohe) Widerstand muss nun in Ihrer Muskulatur ankommen, damit ein Trainingsreiz ausgelöst wird. Damit Sie das Miniband wegdrücken und

auseinanderziehen können, muss es immer an zwei Körperstellen angebracht werden. Es gibt zwei Möglichkeiten, wie Widerstand entstehen kann.

Wie Sie in der gegenüberliegenden Grafik sehen können, ist bei Variante 1 die Körperstelle A fix. Sie hat somit lediglich die Aufgabe, das Miniband zu fixieren. Körperstelle B dagegen wird durch die Muskelkraft gegen den Widerstand des Minibands von A entfernt. Der Widerstand kann entweder durch Druck oder durch Zug geschehen. Dazu zwei Übungsbeispiele: Beim Boxen (Seite 68) drücken Sie mit der rechten Hand (B) das Miniband von sich weg, während Sie es mit der linken Hand (A) nah am Brustkorb halten. Beim einarmigen Rudern im Ausfallschritt (Seite 82) hingegen ziehen Sie. Das Miniband wird beispielsweise mit Ihrem linken Fuß fixiert (A), während Sie es mit der gegenüberliegenden rechten Hand (B) nach hinten ziehen.

Bei Variante 2 bewegen sich beide Körperteile – A und B – gleichzeitig voneinander weg. Ein Beispiel hierfür wäre das Seitheben (Seite 93 und 94), das sowohl vor als auch hinter dem Körper ausgeführt werden kann. Hier wird das Miniband mit beiden Händen (A und B) auseinandergezogen.

Auch bei isometrischen Übungen kann Druck oder Zug ausgeübt werden. Hier wird das Miniband zunächst auf Spannung gebracht, aber dann in dieser Position gehalten. In diesem Fall bewegen sich A und B ebenfalls voneinander weg mit dem Unterschied, dass keine Rückbewegung mehr stattfindet.

Variante 1

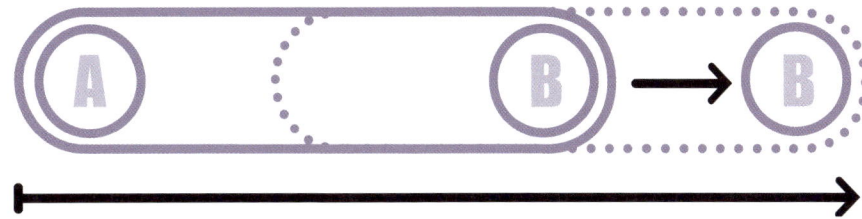

Variante 2

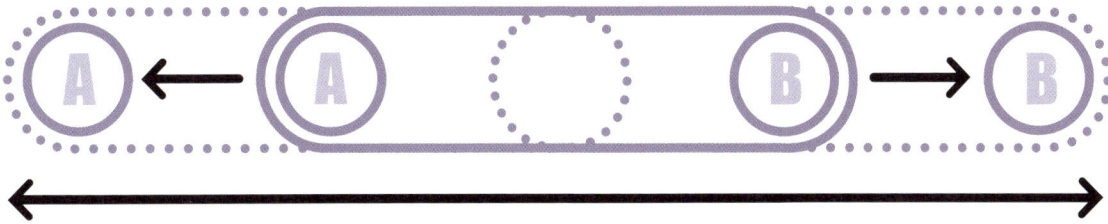

Die Grafik verdeutlicht, dass Widerstand sowohl einseitig als auch beidseitig erzeugt werden kann.

Wo das Miniband fixiert wird

Je nach Übung kann das Miniband an den unterschiedlichsten Körperstellen angebracht werden. Bei den Armen und Beinen bieten sich drei geeignete Körperstellen an. Eine weitere Möglichkeit stellt unsere Körpermitte dar, der Rumpf. Um ein Einschneiden des Minibands zu vermeiden, achten Sie darauf, dass es flächig auf der Haut oder der Kleidung aufliegt.

ISOLATIONSÜBUNGEN VERSUS GANZKÖRPERÜBUNGEN

Unser Bewegungsapparat ist ein komplexes Zusammenspiel von Muskeln, Knochen, Sehnen, Bändern und Bindegewebe. Ein dreidimensionaler Aufbau, der uns eine unglaubliche Beweglichkeit und eine Fülle an Bewegungsvarianten beschert. Unsere Muskeln sind dabei der Motor des Ganzen. Nur durch sie kann Bewegung erst stattfinden.

Sämtliche Übungen können grob in zwei Kategorien unterteilt werden: in Isolationsübungen und Ganzkörperübungen. Zur ersten Kategorie gehören Übungen, bei denen bestimmte Muskeln oder Muskelpartien gezielt trainiert werden, zum Beispiel beim Bizeps-Curl. Bei Ganzkörperübungen werden sehr viele Muskeln gleichzeitig angesprochen, die Übungen, wie zum Beispiel beim Liegestütz, beschränken sich also nicht nur auf einen bestimmten Muskel oder ein Körperteil.

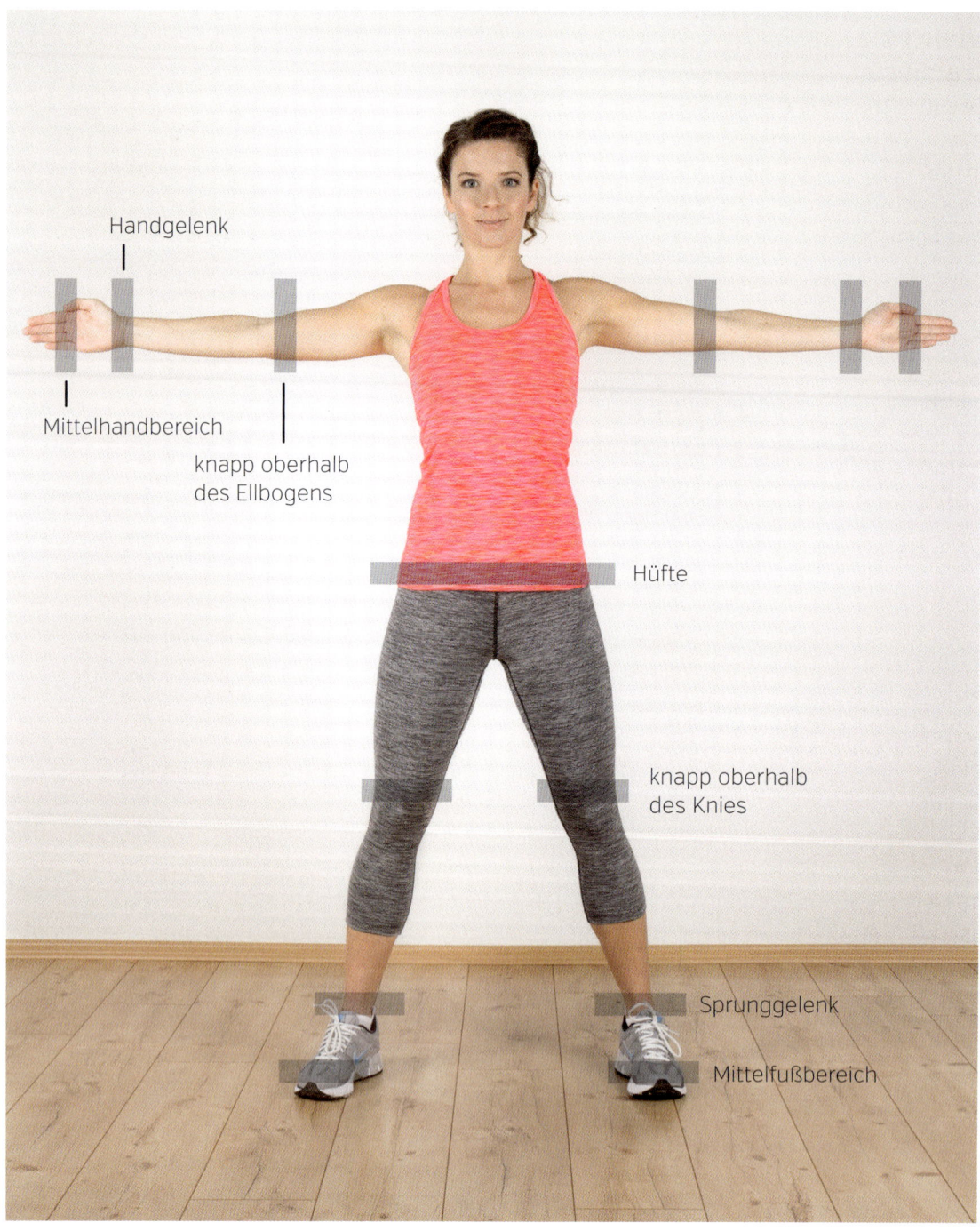

Handgelenk

Mittelhandbereich

knapp oberhalb
des Ellbogens

Hüfte

knapp oberhalb
des Knies

Sprunggelenk

Mittelfußbereich

Es gibt viele Möglichkeiten, das Miniband am Körper anzubringen.

Viele Muskeln gleichzeitig trainieren

Das Körpergewichtstraining – also das Training mit dem eigenen Körpergewicht – erfreut sich in den letzten Jahren bei Fitnesssportlern immer größerer Beliebtheit. Es handelt sich hier fast ausschließlich um Ganzkörperübungen. Klassiker in dieser Kategorie sind beispielsweise Unterarmstütz, Kniebeuge oder Liegestütz. Betrachten wir den Liegestütz etwas genauer. Diese Übung spricht sehr viele Muskelpartien gleichzeitig an. Beim Nach-oben-Drücken aus der tiefen Position müssen die Brustmuskulatur sowie der Armstrecker die Hauptaufgabe übernehmen. Während der kompletten Bewegungsausführung arbeiten jedoch Bein-, Gesäß-, Rumpf- sowie Schultermuskulatur statisch. Das heißt, dass diese Muskelpartien auf Spannung gehalten werden müssen, damit die Übung sauber ausgeführt werden kann. Somit wird aus einer vermeintlich simplen Übung, die nur mit dem eigenen Körpergewicht ausgeführt wird, plötzlich ein sehr anspruchsvolles Ganzkörpertraining.

Alle diese Übungen haben dabei eines gemeinsam: Während des Trainings werden zur gleichen Zeit mehrere Muskelpartien angesprochen. Das hat noch einen weiteren Vorteil: Auch das Zusammenspiel der einzelnen Muskeln untereinander wird verbessert. Man spricht in diesem Fall von der intermuskulären Koordination. Durch das Verbessern dieser Fähigkeit werden die Bewegungen ökonomischer und effizienter. Das Training mit dem Miniband geht gegenüber dem klassischen Körpergewichtstraining sogar noch einen Schritt weiter. Es vereint die Vorzüge des Körpergewichts-

trainings mit einem Training, bei dem zusätzlich der Widerstand von elastischen Bändern genutzt wird.

Kommen wir noch einmal zum Liegestütz zurück. An und für sich ändert sich, wenn Sie das Miniband dazunehmen, an der eigentlichen Ausführung nichts. Mit dem Miniband können Sie jedoch den Schwierigkeitsgrad um einiges steigern. In der Trainingswissenschaft spricht man hier von einer Progression. Wenn Sie beim Liegestütz das Miniband zusätzlich um Ihre Sprunggelenke fixieren und während der Bewegung ein Bein gegen den Widerstand des Minibands anheben, wird die Ausführung durch das angehobene Bein zum einen instabiler, zum anderen ist Ihre Gesäßmuskulatur im Vergleich zur „normalen" Ausführung mehr gefordert. Durch das Miniband kann also die Intensität gesteigert werden. In Kapitel 3 ab Seite 105 finden Sie dazu unterschiedliche Varianten. Sollte dennoch eine Übung mit Miniband zu schwer sein, können Sie es zum Erlernen zunächst weglassen.

Den Fokus auf einen Muskel legen

Isolationsübungen sind in der Ausführung oft weniger komplex als Ganzkörperübungen. Ein gutes Beispiel dafür ist der einarmige Bizeps-Curl (Seite 98). Hier sind lediglich diejenigen Muskeln – Armbeuger, Oberarmspeichen- und Oberarmmuskel (Bizeps) – beteiligt, deren Aufgabe es vorrangig ist, den Ellbogen zu beugen. Bei dieser Beugung wird hauptsächlich der Bizeps trainiert, die anderen Muskeln unterstützen bei der Arbeit. Das Ziel von Isolationsübungen ist es also, einen bestimmten Körperteil zu formen.

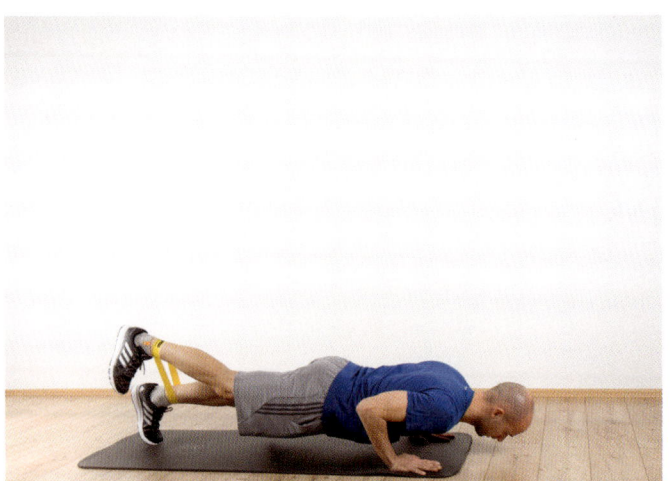

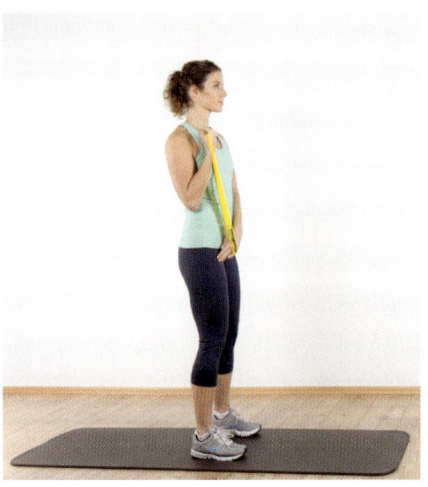

Der einbeinige Liegestütz ist ein perfektes Beispiel für eine Ganzkörperübung, die mit Miniband intensiver wird.

Der Bizeps-Curl mit Miniband ist eine klassische Isolationsübung.

VOM GLEICHGEWICHT UND DEN KLEINEN MUSKELN

Viele Übungen mit dem Miniband werden Sie immer mal wieder aus der Balance bringen und so Ihren Gleichgewichtssinn herausfordern. Bei Positionen im Einbein-, Vierfüßlerstand, Ausfallschritt oder Schwebesitz haben Sie keinen stabilen Stand oder nur eine geringe Kontaktfläche zum Boden. Solche Übungen schulen nicht nur Ihren Gleichgewichtssinn, es werden außerdem viele kleine Muskeln – vor allem entlang der Wirbelsäule – gekräftigt, da diese für die notwendige Stabilität sorgen. Diese Muskulatur wird auch als Tiefenmuskulatur bezeichnet. Bei einem herkömmlichen Krafttraining an Geräten wird dieser kaum Aufmerksamkeit geschenkt, da die gesamte Stabilisierungsarbeit durch die Maschine übernommen wird. Die kleinen Muskeln sind jedoch für die Stabilisierung eines jeden einzelnen Gelenks

unerlässlich und spielen für eine gesunde Körperhaltung eine wichtige Rolle. Wenn unser Gleichgewichtssinn und somit auch unsere Tiefenmuskulatur im Alltag nicht mehr ausreichend gefordert werden, beispielsweise durch langes Sitzen, wird sich der Körper auch in diesem Fall anpassen – hier jedoch zum Nachteil. Die Folge können Gleichgewichtsprobleme bei vermeintlich simplen Alltagsbewegungen wie etwa beim Gehen oder Treppensteigen sein. Diese Unsicherheit kann oft bei älteren Menschen beobachtet werden. Eine geringe Körperstabilität, bedingt durch eine schlechte Tiefenmuskulatur, führt beispielsweise auch häufig zu Rückenschmerzen.

Das Gleichgewicht kann jedoch ebenso wie alle anderen Fähigkeiten – dazu gehören auch Kraft und Ausdauer – trainiert werden. Übungen mit dem Miniband – vor allem jene, bei denen eine gute Balance gefordert ist – trainieren somit Ihre tief liegende Muskulatur und damit gleichzeitig Ihren Gleichgewichtssinn. Im Gegensatz zur oberflächlichen Muskulatur sind zum Training der tief liegenden Muskeln keine hohen Intensitäten notwendig. Alles, was der Körper dazu braucht, ist etwas Instabilität. Im Yoga und Pilates, aber auch in der Therapie ist man sich des Stellenwerts der Tiefenmuskulatur schon längst bewusst. Selbst im Leistungssport hat das „instabile Training" seinen festen Platz. Da der Gleichgewichtssinn eine koordinative Fähigkeit ist, werden Sie im Lauf der Zeit Fortschritte bei sich wahrnehmen und somit ebenfalls von einem verbesserten und ökonomischeren Zusammenspiel aller Muskeln – der sogenannten intermuskulären Koordination – profitieren.

WELCHES BAND FÜR WELCHE ÜBUNG?

Das gelbe Miniband, das diesem Buch beiliegt, ist der ideale Einstieg ins Training, da es die leichteste Stärke hat. Irgendwann werden Sie jedoch an einen Punkt kommen – bei manchen Übungen etwas früher als bei anderen –, an dem der Widerstand des gelben Minibands nicht mehr ausreicht. Wenn Sie feststellen, dass die Trainingsintensität nachlässt, zögern Sie nicht, auf ein stärkeres Miniband umzusteigen. Wie Sie bereits wissen, ist es wichtig, dass Ihre Muskeln ständig neuen Trainingsreizen ausgesetzt werden. Hinterfragen Sie daher immer, ob die Übung wirklich noch anstrengend genug für Sie ist. Die Wahl des richtigen Minibands hängt jedoch nicht nur von Ihrem aktuellen Trainingsniveau ab, sondern ebenso

von der Übung an sich sowie der Körperstelle, an dem das Miniband angebracht ist. Deshalb werden Sie bei den Übungen in Kapitel 3 ab Seite 68 immer mehrere Optionen bei der Wahl des Minibands vorfinden. Es gibt vier Stärken in vier Farben:

gelb = leicht
grün = mittel
blau = stark
schwarz = extra stark

Ich bin mir sicher, dass Sie relativ schnell Fortschritte erzielen werden und Sie sich aus diesem Grund rasch noch mehrere farbige Minibänder zulegen werden, auf die Sie innerhalb eines Trainings zurückgreifen können. So kann es durchaus sein, dass Sie alle vier Farben im Training nutzen werden.

Schätzen Sie Ihr aktuelles Trainingsniveau realistisch ein

Ein gut trainierter Muskel hält natürlicherweise einer höheren Belastung stand als ein untrainierter. Daher ist es bei ein und derselben Übung möglich, dass mit einer gut ausgeprägten Muskulatur ein blaues Miniband notwendig ist, um einen Trainingsreiz zu setzen. Bei einer schwach ausgeprägten Muskulatur reicht bereits ein gelbes Band aus. Sie kennen Ihren Körper und Ihr Trainingsniveau am besten und werden schnell feststellen, wann Sie auf welches Band zurückgreifen können. Durch die Anpassung der Trainingsintensität mit unterschiedlich starken Minibändern wird das Training jedem Leistungsniveau gerecht – ganz gleich, ob Einsteiger, Fortgeschrittener oder Rehasportler.

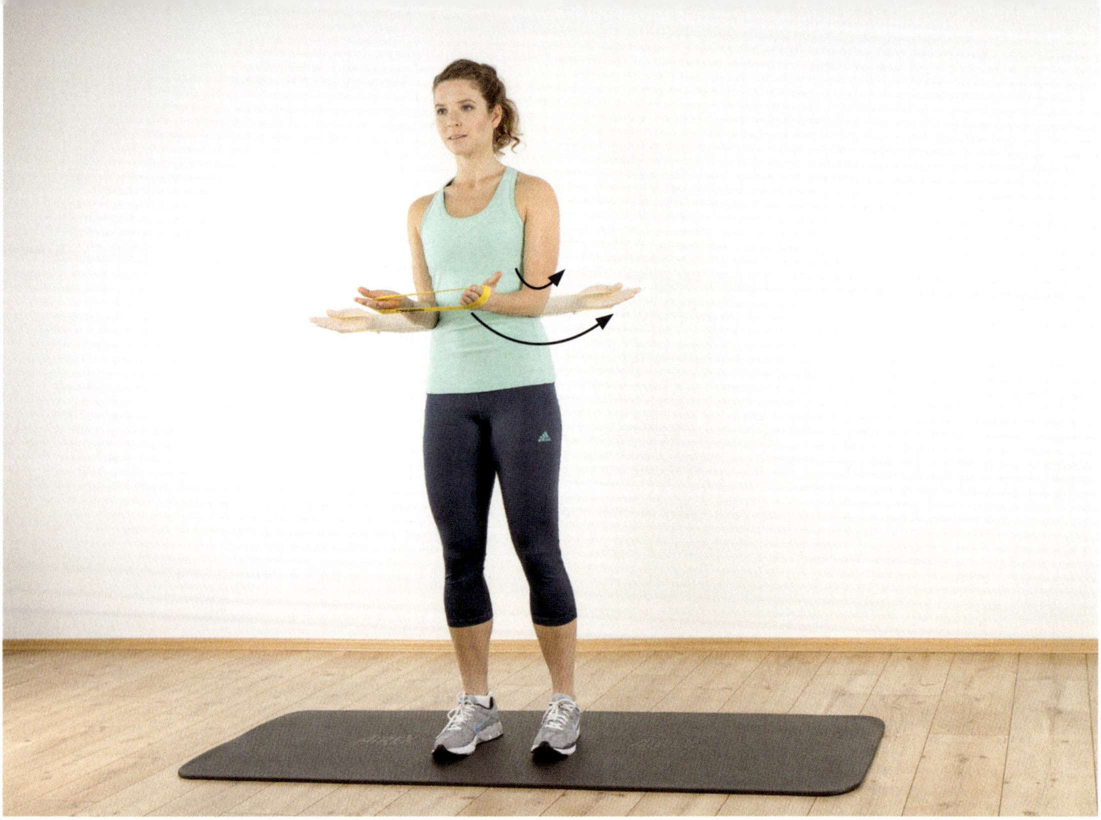

Bei der Schulteraußenrotation rotiert der Oberarmknochen im Schultergelenk nach außen.

Bei der Hüftaußenrotation rotiert der Oberschenkelknochen im Hüftgelenk nach außen.

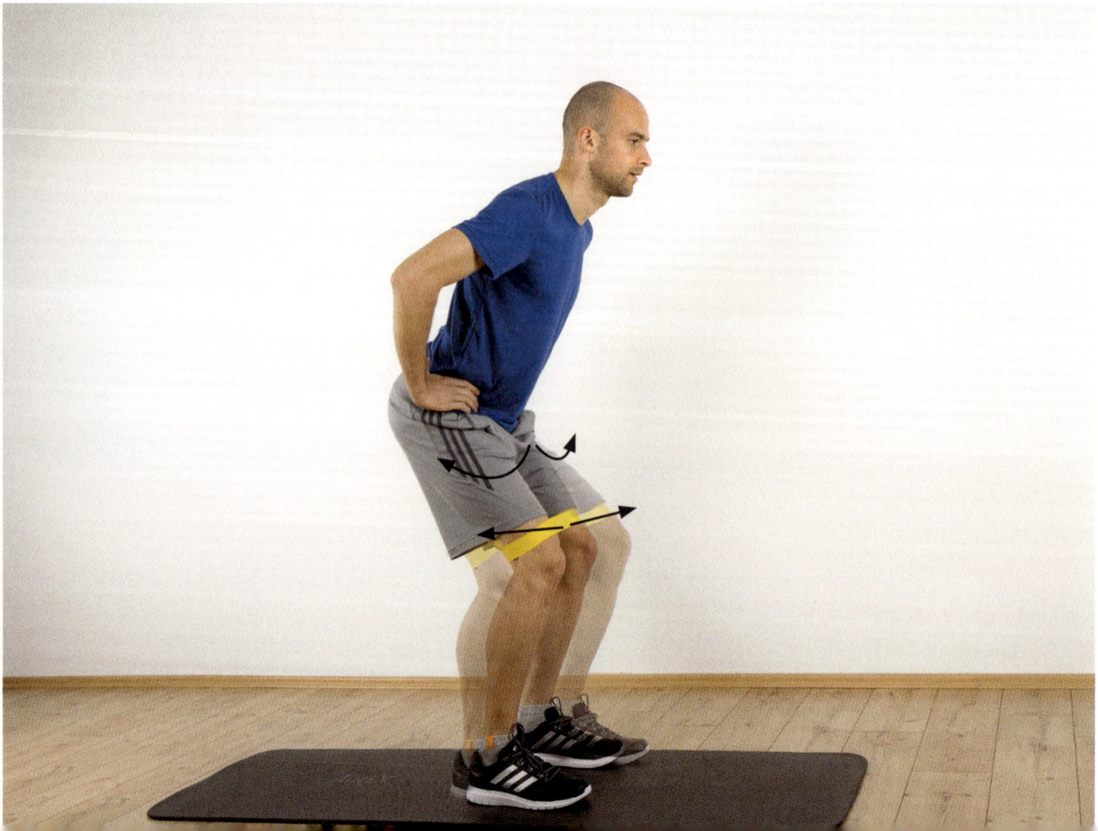

Unterschiedliche Übungen – unterschiedliche Kraftentwicklung

Es gibt generell Bewegungen, bei denen viel, und andere, bei denen weniger Kraft entwickelt werden kann. Berücksichtigen Sie diesen Aspekt bei der Wahl des Minibands. Dazu zwei Übungsbeispiele, die jeweils eine Außenrotation beinhalten:

Die erste Bewegung ist eine Schulteraußenrotation. Hier dreht sich der Oberarmknochen im Schultergelenk nach außen. Die zweite Bewegung ist eine Hüftaußenrotation, bei der der Oberschenkelknochen im Hüftgelenk rotiert. Im Prinzip sind es zwei sehr ähnliche Bewegungen. Der Unterschied besteht jedoch darin, dass Sie bei einer Hüftaußenrotation deutlich mehr Kraft aufbringen können als bei einer Schulteraußenrotation. Der Grund ist schlichtweg die viel größere und kräftigere Gesäßmuskulatur, die den Oberschenkel nach außen rotieren lässt. Die Schulterpartie dagegen ist von viel kleineren und filigraneren Muskeln umgeben, sodass hier die Kraftentwicklung wesentlich geringer ausfällt. In der Praxis bedeutet das, dass bei Schulteraußenrotationen meist das gelbe Band ausreicht. Bei einer Hüftaußenrotation können bereits Trainierte direkt auf das grüne oder das blaue Miniband zurückgreifen.

Der Abstand ist entscheidend

Das Hebelgesetz kennen Sie vielleicht noch aus dem Physikunterricht: Je länger der Hebelarm, desto größer ist das daraus resultierende Drehmoment. Aber was bedeutet diese trockene Theorie für unsere Trainingspraxis? Nehmen wir wieder ein Beispiel: Bei der fliegenden Bewegung im Stand (Seite 92) sind die Arme in der Waagrechten nach vorn ausgestreckt und werden gegen den Widerstand des Minibands nach außen geführt. Es macht einen großen Unterschied, ob sich das Miniband an den Händen, an den Unterarmen oder sogar an den Oberarmen befindet. Denn je größer der Abstand des Minibands zum Schultergelenk – das unsere Drehachse darstellt –, desto größer ist auch das daraus resultierende Drehmoment. Kurz gesagt: Je größer der Hebelarm – in diesem Fall der Abstand zwischen Miniband und Schultergelenk –, desto intensiver ist auch die Übung. Über diesen Abstand können Sie somit die Intensität der Übung steuern und sie damit gleichzeitig Ihrem Trainingsniveau anpassen. Bei der genannten fliegenden Bewegung ist die Intensität am geringsten, wenn sich das Miniband an den Oberarmen befindet, und am intensivsten, wenn es an den Händen ist. So kann der Abstand zur Drehachse, die immer ein Gelenk darstellt, jederzeit stufenlos angepasst werden. Sowohl beim Seitstütz (Seite 126) als auch bei der Beinabduktion im Stand (Seite 142) ist beispielsweise der Abstand zwischen Miniband und Hüftgelenk entscheidend.

Noch ein Punkt wäre zu beachten: Bei einem großen Hebelarm tritt oft die Situation auf, dass sich zwischen der Drehachse und dem Band weitere Gelenke befinden. Diese müssen ebenfalls stabilisiert werden. Wird also bei der fliegenden Bewegung im Stand das Miniband an den Händen fixiert, sind davon sowohl die Handgelenke als auch die Ellbogengelenke betroffen. Die Übung wird dadurch viel anspruchsvoller.

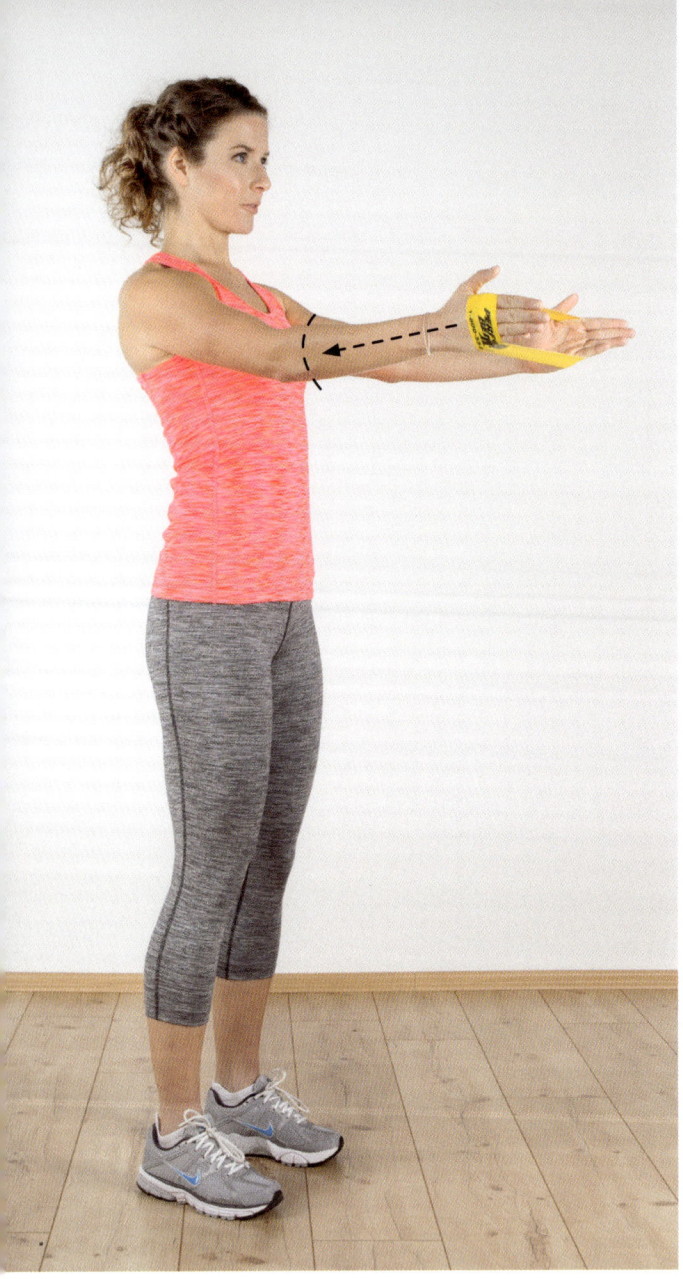

Über den Abstand des Minibands zum Schultergelenk kann die Intensität gesteuert werden.

KÖRPERHALTUNG ZEIGEN

Viele Errungenschaften der modernen Welt führen dazu, dass wir unphysiologische Körperhaltungen einnehmen und uns fal-

sche Bewegungsmuster aneignen, wie etwa durch stundenlanges Sitzen oder Bildschirmarbeit. Unphysiologisch bedeutet in diesem Fall eine Abweichung der normalen Abläufe des menschlichen Körpers. Vereinfacht ausgedrückt: Wir sind kein „Sitztier", sondern ein „Bewegungstier". Unser Körper ist dafür gebaut, sich zu bewegen, und zwar in allen drei Dimensionen. Sie werden mir sicher zustimmen, wenn ich behaupte, dass unser Alltag eher von Bewegungsmangel geprägt ist. Das geht sogar so weit, dass wir morgens mit dem Auto zur Arbeit fahren, acht Stunden vor dem Bildschirm sitzen, von dort aus mit dem Auto zum Fitnessstudio fahren und sitzend an Kraftgeräten trainieren – das ist weit entfernt von unseren natürlichen Bewegungsmustern. Zudem kann eine schlechte Körperhaltung zu zahlreichen gesundheitlichen Problemen führen.

Sie erinnern sich vielleicht an meine Aussage, dass unser Körper das Resultat der erfahrenen Kräfte ist. Auch hier trifft sie zu. Unser Alltag hinterlässt Spuren am Körper. Aus diesem Grund ist es mir umso wichtiger, dass Ihr Training mit der richtigen Körperhaltung stattfindet. Es soll einen Ausgleich zu Ihrem Alltag darstellen und Ihnen dabei sogar helfen, im wahrsten Sinne des Wortes eine bessere Figur zu machen. Die angesprochenen drei Dimensionen bedeuten, dass das Training mit dem Miniband dreidimensional stattfindet, also alle Bewegungen im Raum zulässt. Im Gegensatz zum Training an Geräten sind es jedoch freie Bewegungen. In unserem Alltag bewegen wir uns schließlich auch nicht von Maschinen geführt fort.

Viele Übungen mit dem Miniband finden im Stand oder in einer Stützposition statt. Dabei gibt es zwei Grundpositionen, auf die ich näher eingehen möchte. Sie sollen die Grundlage für eine richtige Körperhaltung darstellen. Dabei erfordert jede Übung selbstverständlich eine etwas andere Körperposition. Die folgenden Grundprinzipien können jedoch gut auf sämtliche Übungen übertragen werden.

Die stehende Position

Für die ideale Standposition beginnen wir bei den Füßen, dem tragenden Fundament: Nehmen Sie einen hüftbreiten und aufrechten Stand ein. Ihre Fußspitzen zeigen nach vorn. Sollte sich das für Sie unnatürlich anfühlen, drehen Sie die Füße minimal nach außen. Verteilen Sie Ihr Körpergewicht gleichmäßig auf beide Füße. Vermeiden Sie ein nach außen und innen Kippen der Knie, Ihre Knie sollten senkrecht über den Füßen in einer Linie sein. Halten Sie die Knie in einer natürlichen Stellung, ohne das Kniegelenk einzurasten. Nun aktivieren Sie die Bauchmuskulatur, indem Sie den Bauchnabel Richtung Wirbelsäule ziehen. Dabei richtet sich das Becken ein klein wenig auf. Sie werden es spüren! Heben Sie nun das Brustbein nach vorn oben an und lassen Sie die Schultern entspannt nach hinten unten sinken. Die Arme sind ebenfalls locker und entspannt. Ihr Blick ist nach vorn gerichtet. Stellen Sie sich nun eine unsichtbare Schnur vor, die Sie am Hinterkopf nach oben in die Länge zieht. Von der Seite betrachtet befinden sich Mittelfuß, Knie, Hüfte, Schulter und Ohr in einer Linie.

Vom Mittelfuß bis zum Scheitel sollten die wichtigsten Gelenke senkrecht übereinanderstehen.

Die Stützposition

Kommen Sie aus dem Stand nun in eine Liegestützposition. Öffnen Sie die Hände schulterbreit, sodass sich die Handgelenke direkt unter den Schultergelenken befinden. In dieser Position stellen Ihre Hände das Fundament dar. Damit dieses stabil ist, spreizen Sie Ihre Finger weit und halten Sie mit der ganzen Handfläche Kontakt zum Boden. Ihr Zeigefinger weist

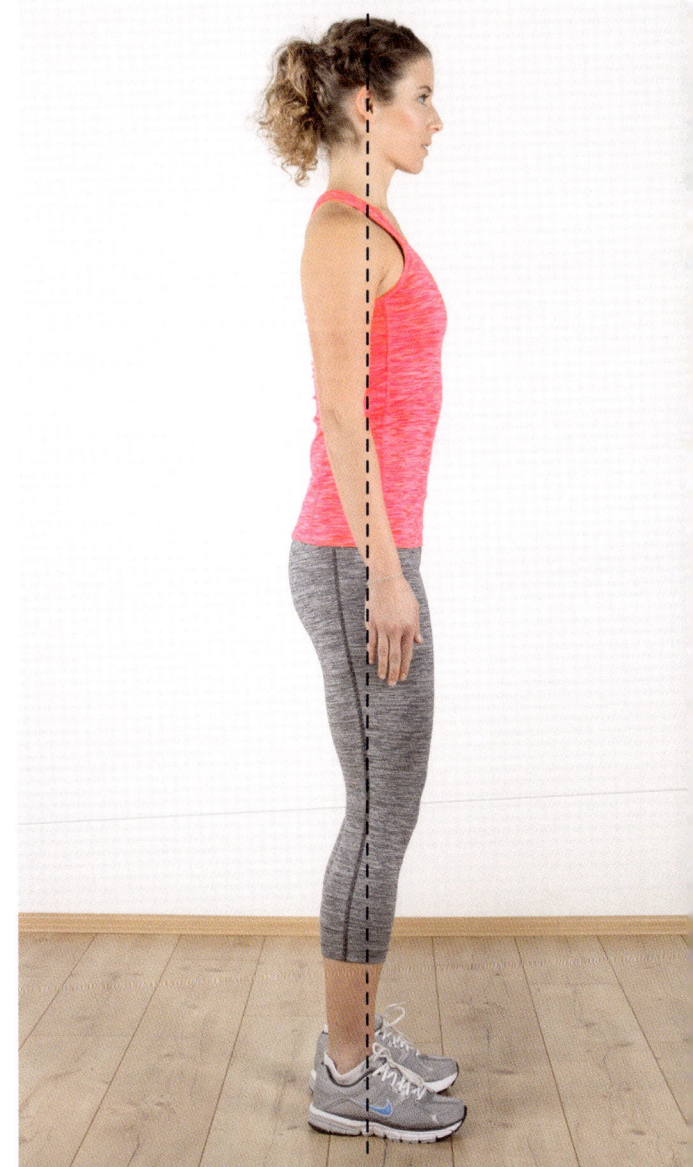

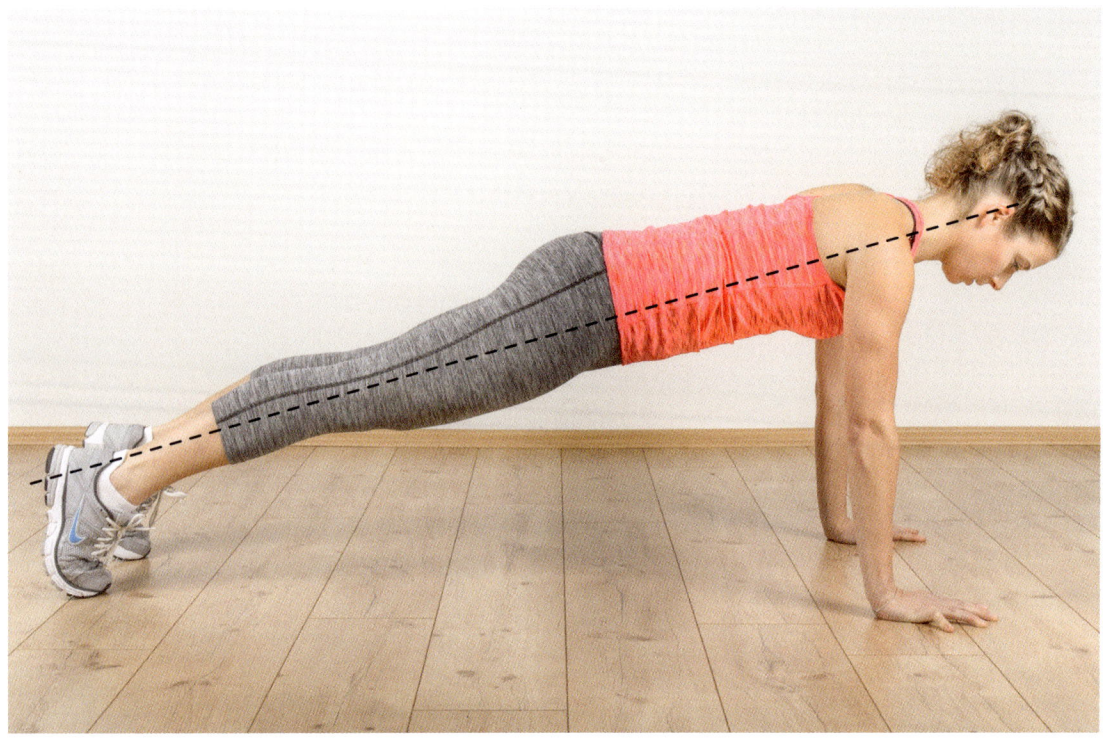

Die ideale Stützposition: Der Körper befindet sich vom Ohr bis zur Ferse in einer Linie.

dabei nach vorn. Ziehen Sie Ihre Schultern bewusst weg von den Ohren. Richten Sie Ihren Blick so nach unten, dass Ihre Halswirbelsäule gerade bleibt. Rumpf- und Gesäßmuskulatur befinden sich auf Spannung. Nur durch deren Aktivierung können Sie den Körper in einer Linie halten. Wie beim aufrechten Stand befinden sich – von der Seite betrachtet – Ferse, Knie, Hüfte, Schulter und Ohr in einer Linie. Wenn Sie Ihre Körperhaltung zu Hause überprüfen möchten, bitten Sie jemanden um Hilfe. Lassen Sie sich dazu einen Besenstiel oder einen sonstigen Stab der Länge nach auf den Rücken legen. Er sollte an drei Punkten Kontakt haben: am Steißbein, am oberen

Rücken zwischen den Schulterblättern und am Hinterkopf.

Sowohl für die stehende Position als auch für die Stützposition ist eine erhöhte Grundspannung im Körper notwendig, damit Ihre Haltung stabil ist. Bei der Stützposition gilt sie auch für sämtliche Varianten wie den Seit- und Unterarmstütz. Die Ausrichtung der Gelenke kann auf andere Stützpositionen ebenso übertragen werden. So befinden sich beim Seit- und Unterarmstütz die Ellbogen jeweils direkt unter den Schultergelenken. Im Vierfüßlerstand werden die Knie direkt unter den Hüftgelenken platziert.

Schluss mit schmerzenden Handgelenken

Schmerzende Handgelenke in Stützpositionen sind oft ein Zeichen für eine Überlastung der Bandstrukturen in diesem Bereich. Vereinfacht gesagt besteht das Handgelenk aus acht kleinen Mittelhandknochen sowie den beiden Unterarmknochen Speiche und Elle. Diese Knochen werden durch Bänder stabilisiert. Bei Stützpositionen kommt es zu einem 90-Grad-Winkel zwischen der Hand und dem Unterarm. Das Resultat ist eine starke Dehnung dieser Bänder – leider ist sie manchmal so stark, dass Schmerzen auftreten können. Ein paar einfache Tricks schaffen Abhilfe.

Trick 1: Mobilisieren Sie Ihre Handgelenke vor der Belastung, das heißt, bewegen Sie sie ordentlich durch, indem Sie beispielsweise die Handgelenke kreisen lassen (Seite 63).

Trick 2: Sollten dennoch Schmerzen während des Trainings auftreten, können Sie Stützpositionen mit geraden Handgelenken ausführen. Stützen Sie sich dazu auf den geballten Fäusten anstatt auf den Handflächen ab. Dabei haben die Mittelhandknochen Kontakt zum Boden und die Fingerseiten zeigen jeweils nach innen.

Trick 3: Diese neutrale Position der Handgelenke erreichen Sie auch annähernd durch den Einsatz von Liegestützgriffen. Aber auch Yogablöcke oder zusammengerollte Handtücher können die belastende Position für Sie angenehmer gestalten.

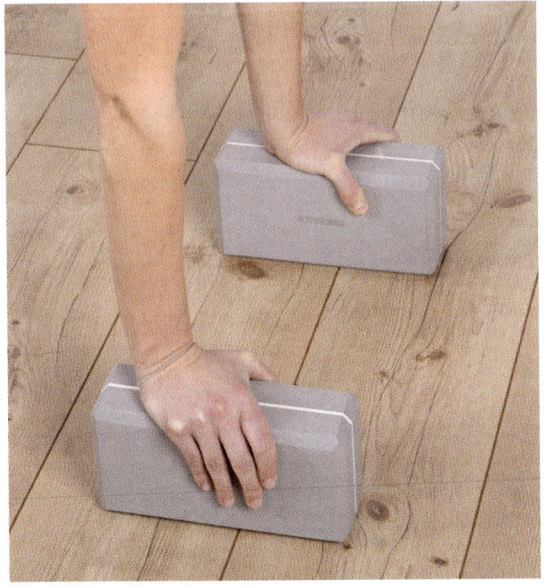 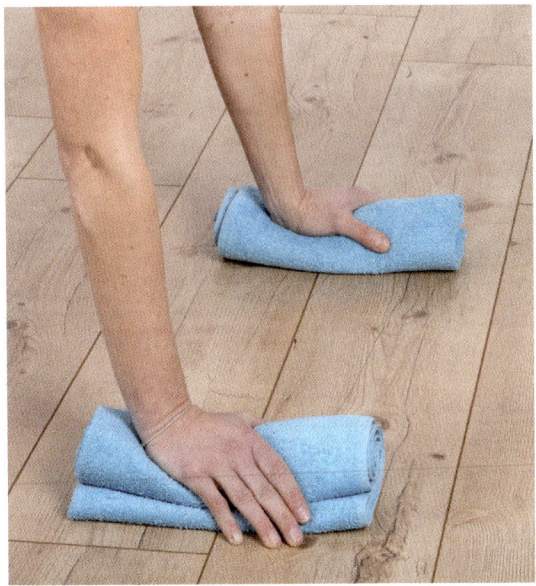

Yogablöcke oder zusammengerollte Handtücher können eine Lösung bei schmerzenden Handgelenken sein.

Unsere Wirbelsäule – Rückgrat des Trainings

So stabil sie einerseits ist, so verletzlich ist sie auch – unsere Wirbelsäule. Sie besteht aus sieben Hals-, zwölf Brust- und fünf Lendenwirbeln sowie dem Kreuz- und Steißbein. Diese einzelnen Wirbelkörper sitzen jedoch nicht kerzengerade aufeinander. Eine natürliche und gesunde Wirbelsäule weist eine doppelte S-Form auf. Von der Seite betrachtet sind die Hals- und Lendenwirbel zur Körpervorderseite hin gewölbt – diese Krümmung wird Lordose genannt. Die Brustwirbel, das Kreuz- und Steißbein bilden hingegen eine Kyphose – sie wölben sich zur Körperrückseite. Der Ausdruck „Säule" ist hier somit nicht ganz passend gewählt. Ich möchte lieber den Begriff „Wirbelkette" verwenden. Dieses Konstrukt aus Wirbelkörpern, Bandscheiben und Gelenken ist sehr beweglich und auch belastbar. Dennoch zwickt der „Rücken" bei vielen immer wieder oder es kommt zu schwerwiegenderen Problemen, wie beispielsweise zu einem Bandscheibenvorfall. Dieser ist oft die Folge einer schwach ausgeprägten Rücken- und Rumpfmuskulatur, einer Dauerbelastung durch Fehlhaltungen oder von schlichtweg stressbedingten Verspannungen. Unnötige Belastungen der Wirbelsäule können im Training jedoch vermieden werden. Bei den meisten Übungen – sowohl im Stand als auch in der Stützposition – gilt es, eine neutrale Position der Wirbelsäule aufrechtzuerhalten.

Eine stabile Mitte

Ziel des Trainings soll es aber auch sein, Ihre Muskulatur so weit zu kräftigen, dass die Wirbelsäule und somit Ihr Körper durch diese

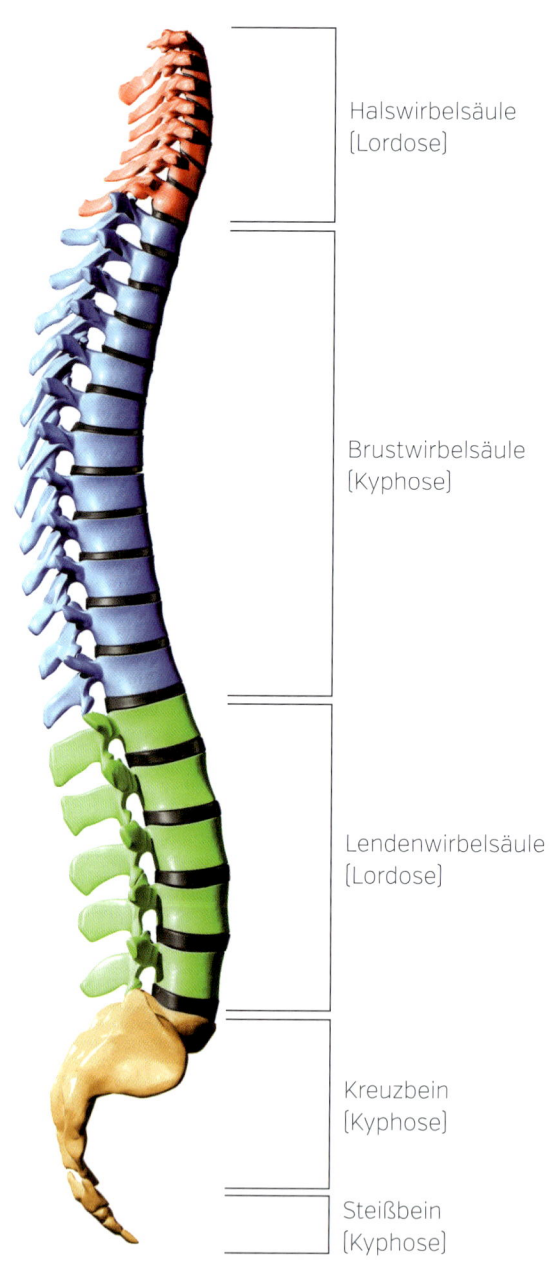

Halswirbelsäule (Lordose)

Brustwirbelsäule (Kyphose)

Lendenwirbelsäule (Lordose)

Kreuzbein (Kyphose)

Steißbein (Kyphose)

Von der Seite betrachtet stellt die natürliche doppelte S-Form die neutrale Position der Wirbelsäule dar.

gut gestützt werden. Diese Muskeln haben die Funktion ähnlich der eines Korsetts. Bei diesem Korsett spreche ich vor allem von der Rumpfmuskulatur. Stellen Sie sich diese wie einen Zylinder vor: Das Zwerchfell stellt den Deckel dar. Beim Beckenboden steckt bereits dessen Funktion im Namen – er ist der Boden des Zylinders. Zwischen Deckel und Boden befinden sich Ihre Bauchmuskulatur sowie ein Teil der Rückenmuskulatur. Dazu zählt auch die tiefe Rückenmuskulatur. Hauptaufgabe des Rumpfes ist es, die Wirbelsäule zu stabilisieren – also die neutrale Position aufrechtzuerhalten.

Die Rumpfmuskulatur hat noch eine weitere Aufgabe: Sie ermöglicht es der Wirbelsäule, sich zu beugen, zu strecken, zur Seite zu neigen und auch zu rotieren. Das sind sämtliche Bewegungen, die unsere Wirbelsäule zulässt.

Viele Übungen, die den Rumpf betreffen, erfordern alle diese Bewegungsrichtungen. Dabei gilt es, dass solche Übungen immer kontrolliert und ohne Schwung ausgeführt werden. Nur so können Sie Ihre Rumpfmuskulatur kräftigen, ohne dabei die Wirbelkette unnötigen Belastungen auszusetzen.

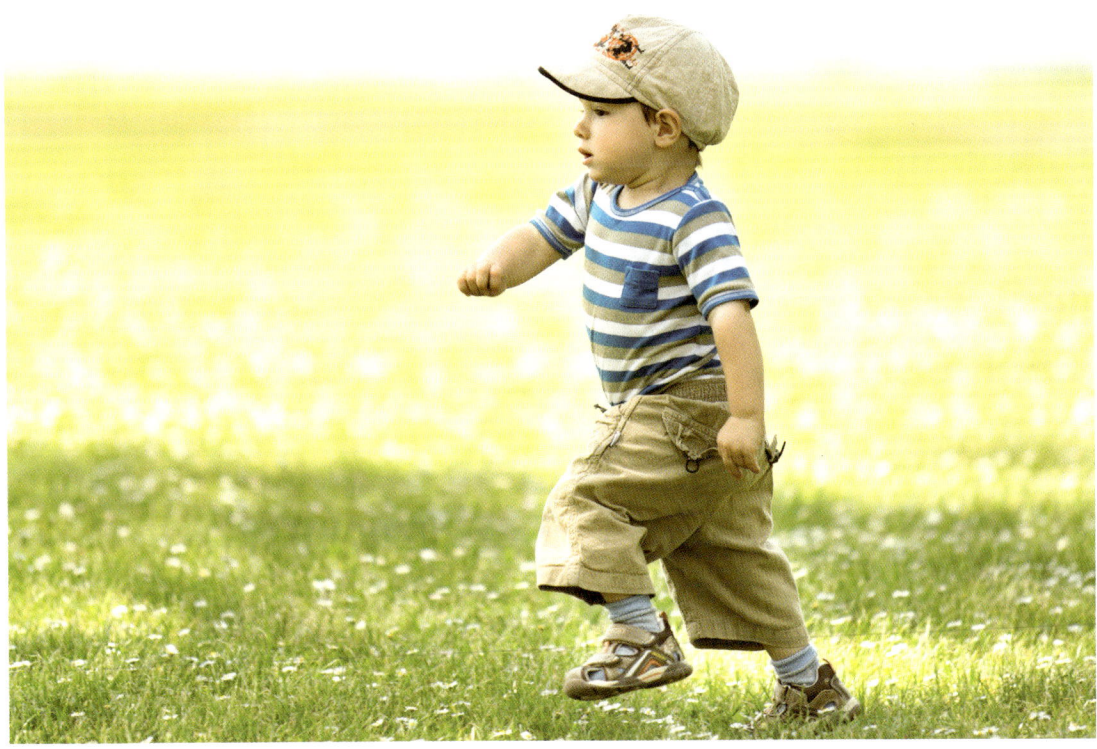

Jedes Kind bewegt sich von Natur aus in der Kreuzkoordination fort: Arme und Beine werden stets diagonal zueinander geführt.

Die Kreuzkoordination – unsere natürliche Fortbewegung

Von klein auf bewegen wir uns in einem diagonalen Bewegungsmuster: der Kreuzkoordination. Das bedeutet, dass bei jeder Bewegung Arme und Beine über Kreuz koordiniert werden. Ganz gleich, ob wir spazieren gehen oder joggen. Dasselbe gilt auch für zahlreiche Übungen, etwa beim Trippeln [Seite 68] oder dem Scherensprung [Seite 74]. Dabei bewegen wir den rechten Arm und das linke Bein gleichzeitig nach vorn, während wir den linken Arm und das rechte Bein gleichzeitig nach hinten führen. Dieses natürliche Bewegungsmuster ist uns bereits im Kleinkindalter in Fleisch und Blut übergegangen [Abb. S. 43]. Denn auch das Krabbeln findet in der Kreuzkoordination statt. Das Gegenteil zur Kreuzkoordination ist die Passkoordination. Gerade beim Erlernen neuer Übungen kann es immer wieder vorkommen, dass Sie in die Passkoordination verfallen. Sie werden aber schnell feststellen, dass sich diese Bewegung unnatürlich und unrund anfühlt. Die Kreuzkoordination ist wichtig für das Gleichgewicht sowie für eine ökonomische und gesunde Fortbewegung. Überprüfen Sie daher im Training immer wieder, ob Sie sich noch im richtigen Bewegungsmuster befinden.

DIE ATMUNG GEZIELT EINSETZEN

Wir atmen, ohne uns dessen bewusst zu sein. Das liegt daran, dass die Atmung ein autonomer Prozess ist. Das heißt, die Atemfunktion läuft völlig selbstständig ab, ohne dass wir darüber nachdenken müssten. Trotzdem ist unser Körper in der Lage, die Atmung willkürlich zu beeinflussen. Vielleicht haben Sie schon einmal bestimmte Atemtechniken ausprobiert. Sie sind beispielsweise ein wichtiger Bestandteil von Entspannungstechniken wie der Meditation, dem autogenen Training, Qigong oder Yoga.

Auch beim Training – nicht nur mit dem Miniband, sondern generell – können Sie die Atmung gezielt einsetzen. Hier ist eine „richtige" Atmung sehr nützlich, während eine „falsche" Atmung sogar schaden kann. Während des Trainings sollten Atmung und Bewegung aufeinander abgestimmt werden. Durch die richtige Atemtechnik fallen Ihnen Bewegungsausführungen viel leichter. Dabei genügt es, wenn Sie nur eine Grundregel beherzigen: Atmen Sie aus, sobald Sie einen Widerstand überwinden. Übertragen auf das Training mit dem Miniband bedeutet das, dass Sie dann ausatmen, wenn das Miniband gedehnt wird. Denn genau in diesem Moment arbeitet Ihre Muskulatur aktiv. Sie befindet sich in der konzentrischen Phase. Beim Ausatmen ist zudem die Kraftentfaltung höher als beim Einatmen. Somit wird Ihr Training viel effektiver. Stellen Sie sich dazu während des Ausatmens vor, Sie würden den Widerstand einfach wegpusten. Sobald sich das Miniband wieder zusammenzieht, atmen Sie ein. Das kontrollierte Nachgeben gegen den Widerstand beschreibt die exzentrische Phase, wie Sie bereits wissen. Bei statischen Übungen, wie dem Unterarmstütz [Seite 113], gibt es diese beiden Phasen nicht. Lassen Sie hier Ihren Atem ruhig und gleichmäßig fließen. Bei allen Übungen gilt jedoch: Halten Sie die Rumpfspannung aufrecht!

Aber wie sieht die Atmung bei Ausdauerübungen mit dem Miniband wie dem Trippeln oder Springen aus? Hier ist es nicht möglich, Atmung und Bewegung nach dem eben angesprochenen Muster aufeinander abzustimmen. Die Bewegungen sind dafür viel zu schnell. Lassen Sie in diesem Fall Ihre Atmung gleichmäßig fließen. Halten Sie jedoch trotz der Anstrengung die Atmung nicht an. Ihre Muskulatur benötigt Sauerstoff, und den bekommt sie nur durch regelmäßigen Luftaustausch. Mit zunehmender Intensität nimmt der Sauerstoffbedarf sogar noch zu. Das merken Sie daran, dass Sie beginnen, schneller zu atmen. Sobald die Belastung abnimmt, wird auch Ihre Atemfrequenz wieder ruhiger und konstanter. Integrieren Sie die richtige Atemtechnik möglichst von Anfang an in die Übungen. Sie ist ein zusätzlicher wichtiger Baustein für das Training.

Die Pressatmung – keine Option fürs Training

Gerade bei schweren Übungen oder bei hohen Widerständen besteht die Gefahr der Pressatmung. Hier wird während der Belastung, also beim Ausatmen, die Luft angehalten. Genauer gesagt, wird hier die Luft gegen die verschlossene Stimmritze gedrückt. Die Pressatmung wird bevorzugt von Gewichthebern angewendet, weil sie dadurch eine höhere Kraftentfaltung entwickeln. Dennoch ist sie für jegliches normale Training ungeeignet und sogar gefährlich, da der Blutdruck deutlich ansteigt. Für ältere Menschen oder diejenigen, die Bluthochdruck, eine Herzschwäche oder ähnliche Vorschädigungen haben, ist diese Atmung zu riskant. Deshalb hat die Pressatmung lediglich im Leistungssport ihre Daseinsberechtigung. Finden Sie Ihren eigenen gleichmäßigen und ruhigen Atemrhythmus – so sind Sie stets auf der sicheren Seite.

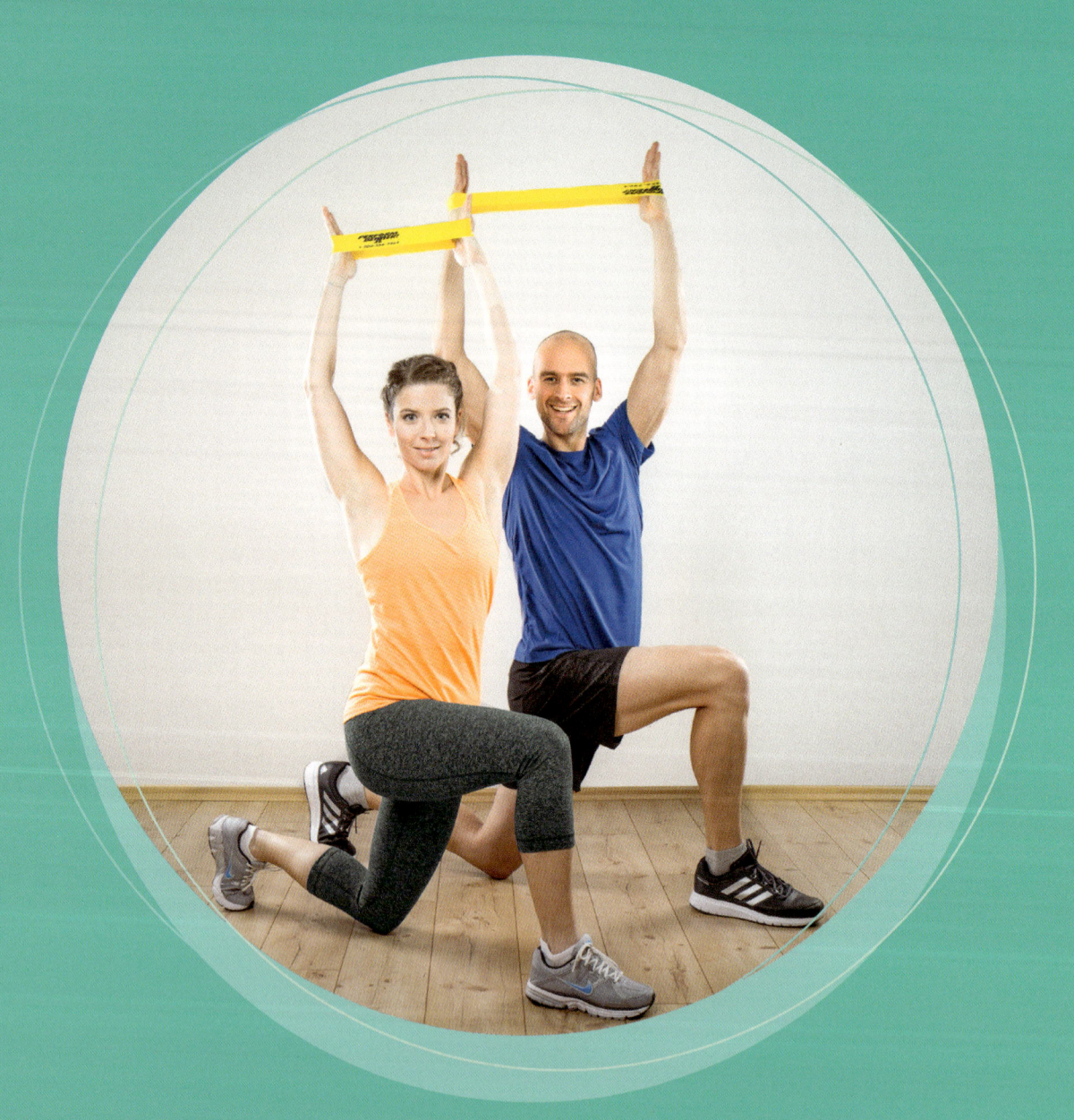

FIT MIT DEM MINIBAND

Von der Theorie zur Praxis. Rund 100 Übungen mit dem Miniband erwarten Sie – genügend Auswahl, damit Sie Ihr Training abwechslungsreich gestalten können. Vom Einsteiger bis zum ambitionierten Sportler ist für jedes Fitnesslevel etwas dabei. Ob Sie sich bei Ihren Trainingseinheiten mit Kraft- oder Ausdauerübungen auspowern möchten, bleibt Ihnen überlassen. In jedem Fall werden Sie spüren, wie dieses kleine Band Ihnen einiges abverlangen wird – vorausgesetzt, Sie geben wirklich alles. Und jetzt ran ans Miniband!

DIE VIER TRAININGSBEREICHE IM DETAIL

Damit Sie für die Zusammenstellung Ihrer individuellen Trainingspläne den Überblick behalten, habe ich alle Übungen in vier Kategorien eingeteilt: Mobilisation, Ausdauer, Kraft und Dehnen. Diese Reihenfolge entspricht auch dem Aufbau einer gut strukturierten Trainingseinheit. Orientieren Sie sich daran, wenn Sie Ihr Workout zusammenstellen.

Mobilisation: Die Übungen in dieser Kategorie habe ich so gewählt, dass sämtliche wichtigen Gelenke, die im Training gefordert werden, berücksichtigt wurden. Führen Sie deshalb alle Bewegungen wie dargestellt aus.

Ausdauer: Hier können Sie auswählen. Die Anzahl hängt von der Zeit ab, die Sie für Ihre Trainingseinheit aufwenden. Das Minimum sollten immer drei Ausdauerübungen sein.

Kraft: Den Schwerpunkt stellen die Kraftübungen dar, die ich nach Körperbereichen sortiert habe, nämlich Rücken, Schultern, Arme, Brust, Bauch und Beine. Bei der Einteilung in Körperbereiche war es mir wichtig, dass Sie während des Trainings wissen, welche Muskeln gerade beansprucht werden, und Sie diese auch spüren. So nehmen Sie Ihren Körper während der Bewegungsausführung viel bewusster wahr. Da es sich bei vielen Übungen um Ganzkörperübungen handelt, habe ich mich bei der Zuordnung der Übungen zu den Körperbereichen auf die schwerpunktmäßig zu trainierenden Muskeln konzentriert.

Dehnen: Mit den Dehnübungen wird die durch das Minibandtraining zuvor am stärksten beanspruchte Muskulatur abschließend sanft gedehnt.

Damit Sie nachvollziehen können, warum ich die Übungen in diese vier Kategorien aufgeteilt habe, möchte ich Ihnen diese noch etwas genauer vorstellen.

Mobilisation – Vorbereitung der Gelenke

Sie kennen sicherlich das Verlangen morgens nach dem Aufstehen, sich erst einmal zu strecken und sich sanft durchzubewegen. Das ist die einfachste aller Mobilisationen. Aber selbst diese hat eine Wirkung: Sie fühlen sich danach wohler. Vielleicht spüren Sie, dass es während des Streckens in den Gelenken irgendwo knackt und knirscht. Das ist völlig normal, denn nach der langen Nacht sind Ihre Gelenke sozusagen leer gesaugt.

Aber welche Rolle spielt die Mobilisation nun fürs Training? Einfach gesagt, sollen durch bestimmte Bewegungen die Gelenke, Sehnen und Bänder auf die kommende Belastung optimal vorbereitet werden. Wie Sie vielleicht wissen, stellt ein Gelenk die bewegliche Verbindung zwischen mindestens zwei Knochen dar. Diese stehen aber nicht in direktem Kontakt, sondern Gelenkknorpel dazwischen sorgen dafür, dass sie nicht aufeinanderreiben. Damit jedoch die Knorpel sanft gegeneinandergleiten können, wird bei jeder Bewegung die Synovialflüssigkeit gebildet. Sie dient als notwendiger Puffer und versorgt die Knorpel mit Flüssigkeit. Da Gelenke jedoch nur mit Muskeleinsatz bewegt werden können, werden mit der Mobilisation gleichzeitig die Bänder und Sehnen auf das Training vorbereitet.

Mit den sieben Mobilisationsübungen ab Seite 63 werden die wichtigsten Gelenke angesprochen. Dazu gehören die Hand- und Schultergelenke, die Wirbelsäule sowie die Hüft-, Knie- und Sprunggelenke. Führen Sie jede Übung für etwa 30 Sekunden aus. Teilen Sie sich diese kurze Zeitspanne so ein, dass Sie mit kleinen Bewegungen beginnen, die dann immer größer werden. Ziel ist es, den größtmöglichen Bewegungsspielraum eines jeden Gelenks auszunutzen. Neben der Versorgung Ihrer Gelenke mit Flüssigkeit führt die Mobilisation auch dazu, dass Sie insgesamt beweglicher werden. Das fühlt sich nicht nur gut an, sondern macht Ihr Training zudem effizienter.

Ausdauer – Energie für das Herz-Kreislauf-System

Mit den Ausdauerübungen bereiten Sie Ihr Herz-Kreislauf-System auf das Training vor. Hier können Sie entscheiden, ob Sie die Übungen mit oder ohne Miniband ausführen möchten – beides ist möglich. Einsteigern empfehle ich jedoch, erst einmal ohne Miniband zu starten, denn die Intensität, auch für die Muskeln, ist mit Band deutlich höher.

Die Ausdauerübungen können unterschiedlich ins Training integriert werden. Ist der Schwerpunkt Ihres Trainings die Kräftigung, wärmen Sie sich nach der Mobilisation noch mit mindestens drei Ausdauerübungen auf. Möchten Sie mehr Ausdauer integrieren, erhöhen Sie die Auswahl. Es wäre beispielsweise auch

möglich, ein 40-Minuten-Training (Mobilisation und Dehnen nicht mitgerechnet) mit 20 Minuten Ausdauer und 20 Minuten Kräftigung zu gestalten. Eine weitere Möglichkeit wäre, Ausdauerübungen zwischen die Kräftigungsübungen zu schieben. So kommt Ihr Puls zwischendurch immer wieder auf Touren, was Ihrem Herz-Kreislauf-System sehr zugutekommt. Führen Sie jede Ausdauerübung für 1 bis 2 Minuten aus. Wenn Ihnen nach mehr Power ist, erhöhen Sie ruhig auf bis zu 3 Minuten. Die Geschwindigkeit bei der Bewegungsausführung ist schnell und fließend. Sie können das Tempo jedoch auch gern variieren. So kann beispielsweise aus einem Trippeln ein weltmeisterlicher Spurt werden.

Kraft – Power für die Muskeln

Jetzt geht es um jeden einzelnen Muskel – die Kräftigungsübungen mit dem Miniband haben es in sich. Im Gegensatz zu den Ausdauerübungen ist hier die Bewegungsausführung kontrolliert und langsam. Aber werfen wir zunächst einen etwas genaueren Blick auf die einzelnen Körperbereiche. So lernen Sie den Aufbau Ihres Körpers noch besser kennen und wissen vor allem, wie Sie welchen Bereich trainieren. Anders als bei der Mobilisation und der Ausdauer orientieren Sie sich hier an Wiederholungen oder Belastungszeiten (Kapitel 2, Seite 28/29).

Die Rückenmuskulatur

Bei den Übungen für die Rückenmuskulatur handelt es sich um Zugübungen. Eine der wichtigsten Aufgaben dieser Muskulatur ist es, ein Gewicht an den Körper heranzuziehen. Stellen Sie sich beispielsweise das Tauziehen

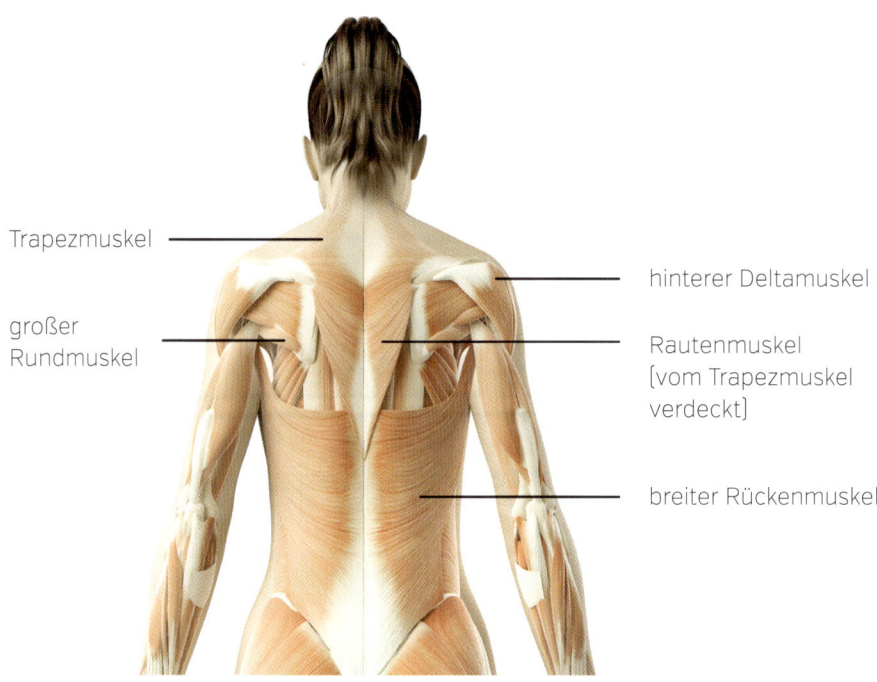

Trapezmuskel

hinterer Deltamuskel

großer Rundmuskel

Rautenmuskel (vom Trapezmuskel verdeckt)

breiter Rückenmuskel

Die Rückenmuskulatur

vor: Dabei ziehen Sie das Tau hauptsächlich mit der Kraft des breiten Rückenmuskels, des großen Rundmuskels sowie des hinteren Deltamuskels gegen den Widerstand des Gegners zu sich heran. Der breite Rückenmuskel – im Kraftsport oft als Latissimus bezeichnet – kann viel Kraft entfalten und verleiht vor allem bei Männern, die mit hohen Gewichten trainieren, dem Rücken die charakteristische V-Form. Sie werden aber schnell feststellen, dass auch Teile der Ober- und Unterarmmuskulatur dabei ermüden. Hier seien vor allem der Armbeuger, der Oberarmspeichenmuskel und der zweiköpfige Oberarmmuskel – besser bekannt als Bizeps – genannt (Grafik Seite 53). Bei Zugübungen arbeiten diese Muskeln immer mit der Rückenmuskulatur zusammen. Vielleicht

sind Sie als Kind öfter mal auf Bäume geklettert. Hier wird der Körper gegen die Schwerkraft nach oben gezogen. Auch das ist eine wichtige Funktion unserer Rückenmuskulatur. Beim Training werden beispielsweise Klimmzüge diesem grundlegenden Bewegungsmuster gerecht. Bei den Minibandübungen trainieren Sie mit dem einarmigen Latzug (Seite 85) ebenfalls das Sich-nach-oben-Ziehen.

Ihre Rückenmuskulatur ist jedoch auch für die Streckung der Wirbelsäule verantwortlich. Diese Aufgabe übernimmt der Rückenstrecker, eigentlich eine Gruppe von Muskeln. Er liegt der Wirbelsäule unmittelbar auf, bewegt und stabilisiert diese. Sie können den Rückenstrecker zwar nicht an der Körperoberfläche sehen, jedoch einen Teil von ihm ertasten: Er verläuft wulstartig auf beiden Seiten parallel entlang der Wirbelsäule. Wenn Sie Zugübungen mit dem Miniband ausführen, spüren Sie, wie sich Ihre Wirbelsäule – vor allem Ihr Oberkörper – nach vorn beugen möchte. Ihr Rückenstrecker leistet in diesem Fall Schwerstarbeit, damit genau dies nicht geschieht – er arbeitet dieser Beugung entgegen. Um ihn in seiner Arbeit zu unterstützen, ist es wichtig, bei diesen Übungen die Rumpfmuskeln auf Spannung zu halten. Zusammen mit dem Rückenstrecker können Sie so die neutrale Position der Wirbelsäule aufrechterhalten.

Denken Sie bei der Ausführung auch an die Fixierung der Schulterblätter. Ziehen Sie die Schultern nach hinten und unten. Dieses Annähern der Schulterblätter im Rücken übernehmen der Trapezmuskel und der Rautenmuskel, die ebenfalls ein Teil der Rückenmuskulatur sind, aber auch gleichzeitig für die Stabilisierung der Schulterblätter verantwortlich sind. Bei abstehenden Schulterblättern – auch als Engelsflügel bekannt – ist genau diese Muskulatur zu schwach und sollte trainiert werden.

Schultergelenk und Schultermuskulatur

Das Schultergelenk ist eines der beweglichsten Gelenke des menschlichen Körpers und verleiht unseren Armen eine unglaubliche Bewegungsvielfalt. Wir können die Arme nach vorn oder zur Seite anheben, nach oben strecken, nach hinten führen, aber auch im Schultergelenk nach innen und außen rotieren. Diese hohe Beweglichkeit und die Tatsache, dass das Schultergelenk keine knöcherne, sondern

lediglich eine geringe Bandführung hat, birgt eine gewisse Gefahr in sich: Die Schulter ist dadurch sehr verletzungsanfällig. Gerade bei Sportarten wie Tennis, Handball oder Golf, bei denen das Schultergelenk sehr stark belastet wird, kommt es immer wieder zu Verletzungen oder Schmerzen in diesem Bereich. Fast die ganze Stabilisation des Schultergelenks muss deshalb muskulär aufgebracht werden. Das unterstreicht den Stellenwert eines gezielten Trainings dieser Muskelpartie.

Viele Bewegungsmöglichkeiten erlauben natürlich auch viele Trainingsmöglichkeiten. Trainieren Sie daher die Schulter in all ihren Bewegungen. Das Miniband ist geradezu prädestiniert für Außenrotationen. Dabei wird der Oberarmknochen im Schultergelenk nach außen gedreht. Sie halten gerade dieses Buch in der Hand: Ist Ihr Oberarm dabei nach innen oder nach außen gedreht? Ich bin mir sicher, dass eine Innenrotation vorliegt. Beobachten Sie sich einmal selbst, während Sie am Schreibtisch sitzen, Gemüse schneiden oder auf dem Handy tippen. Im Alltag dominiert die Innenrotation. Das Resultat ist oft eine schlechte Körperhaltung wie ein Rundrücken sowie Schulter- und Nackenschmerzen. Umso wichtiger ist es, im Training einen Ausgleich zu schaffen und diejenigen Muskeln zu trainieren, die für die Außenrotation des Schultergelenks verantwortlich sind. Dazu gehören der Untergrätenmuskel, der kleine Rundmuskel sowie der hintere Deltamuskel. Mit der fliegenden Bewegung im Stand (Seite 92) können Sie gezielt die Muskeln zwischen den Schulterblättern – nämlich Trapez- und Rautenmuskel – kräftigen.

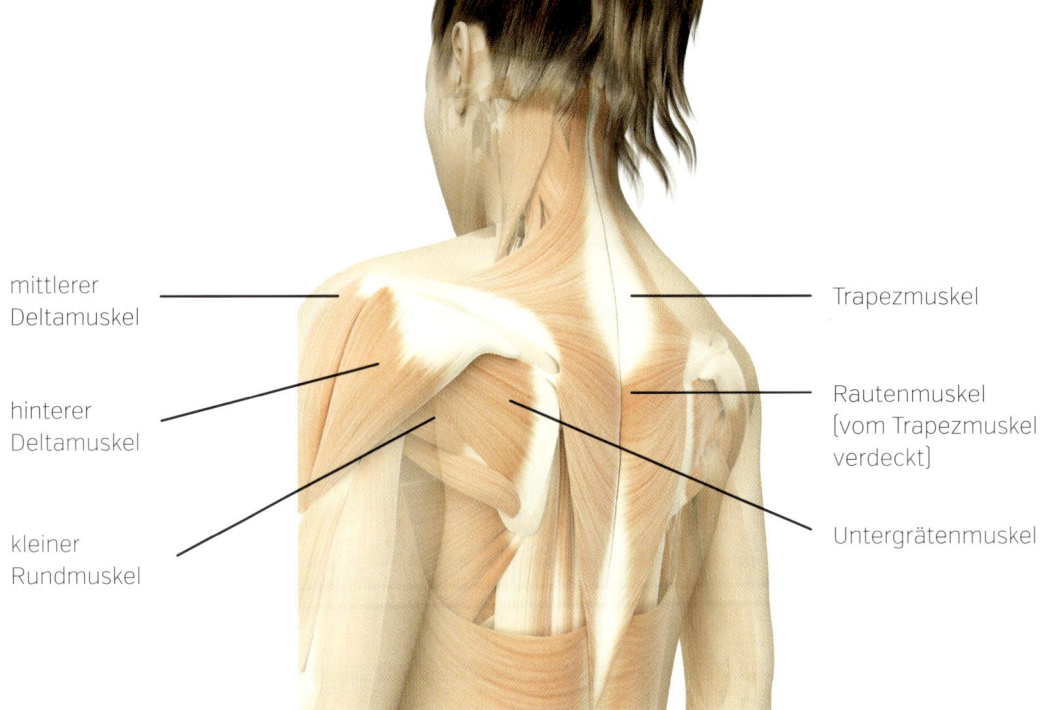

mittlerer Deltamuskel

Trapezmuskel

hinterer Deltamuskel

Rautenmuskel (vom Trapezmuskel verdeckt)

kleiner Rundmuskel

Untergrätenmuskel

Schulterrückseite und Rückenmuskulatur

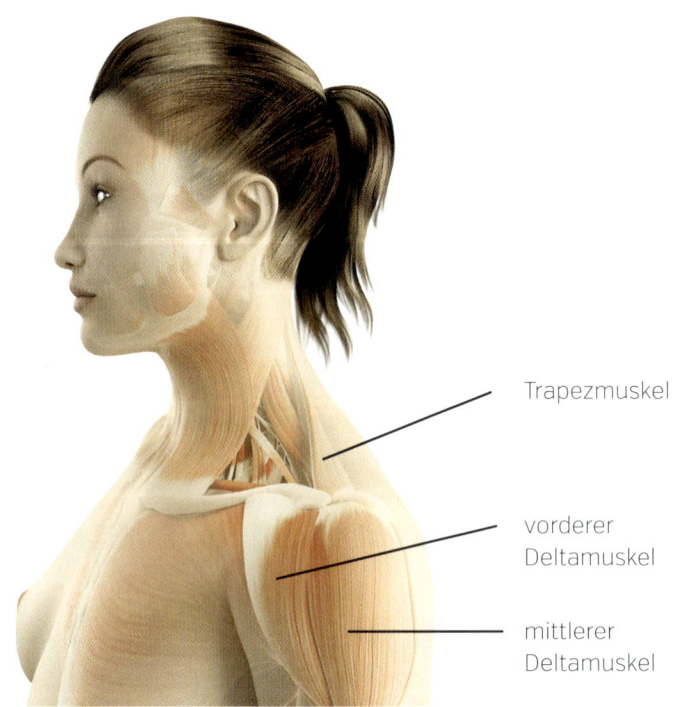

Trapezmuskel

vorderer Deltamuskel

mittlerer Deltamuskel

Die Schultervorderseite

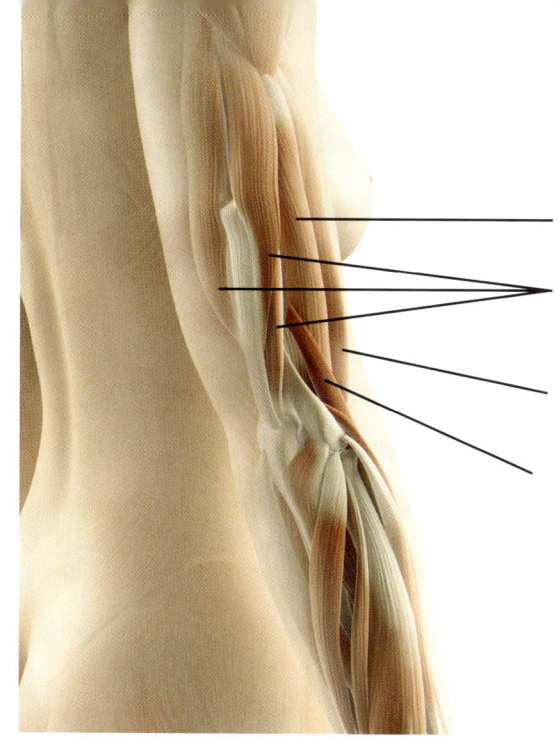

Armbeuger

dreiköpfiger Oberarmmuskel (Trizeps)

zweiköpfiger Oberarmmuskel (Bizeps)

Oberarmspeichenmuskel

Die Armmuskulatur

Der Übergang zwischen den Übungen für die Rücken- und Schultermuskulatur ist fließend. Das Training der beiden Schulterblattstabilisatoren Trapez- und Rautenmuskel in Kombination mit Übungen der Außenrotation kommt Ihrer Körperhaltung mit Sicherheit zugute. Diese Übungskombination trägt zur Aufrichtung der Wirbelsäule und somit zu einer gesunden Körperhaltung bei.

Weitere Übungen zur Schulterstabilisation sind Varianten des Seithebens, die vor allem den mittleren Deltamuskel ansprechen. Den vorderen Deltamuskel trainieren Sie mit dem Frontheben. Der gesamte Deltamuskel, bestehend aus vorderem, mittlerem und hinterem Anteil, verleiht Ihrer Schulter die charakteristische runde Form. Mit den Übungskombinationen in der Liegestützposition erreichen Sie generell mehr Stabilität im Schultergelenk. Je ausgeprägter die Schultermuskulatur ist, desto

besser kann sie von außen wirkende Kräfte aufnehmen, zum Beispiel bei einem Sturz, ohne dass Schultergelenk und Muskulatur Schaden nehmen.

Die Armmuskulatur

Mit dem Miniband können Sie sehr gut die gesamte Armmuskulatur gezielt trainieren. Dazu gehören die Muskeln, die den Ellbogen sowohl beugen als auch strecken. Zu den Beugern gehören der zweiköpfige Oberarmmuskel – der Bizeps –, der Armbeuger sowie der Oberarmspeichenmuskel. Die beiden Erstgenannten formen die Oberarmvorderseite, wobei der Armbeuger direkt auf dem Oberarmknochen aufliegt und vom Bizeps verdeckt ist. Den Oberarmspeichenmuskel können Sie gut am Unterarm ertasten, da dessen Muskelmasse auf der Oberseite des Unterarms entlangläuft. Diesen Beugemuskeln steht lediglich ein Armstrecker als Gegenspieler gegenüber,

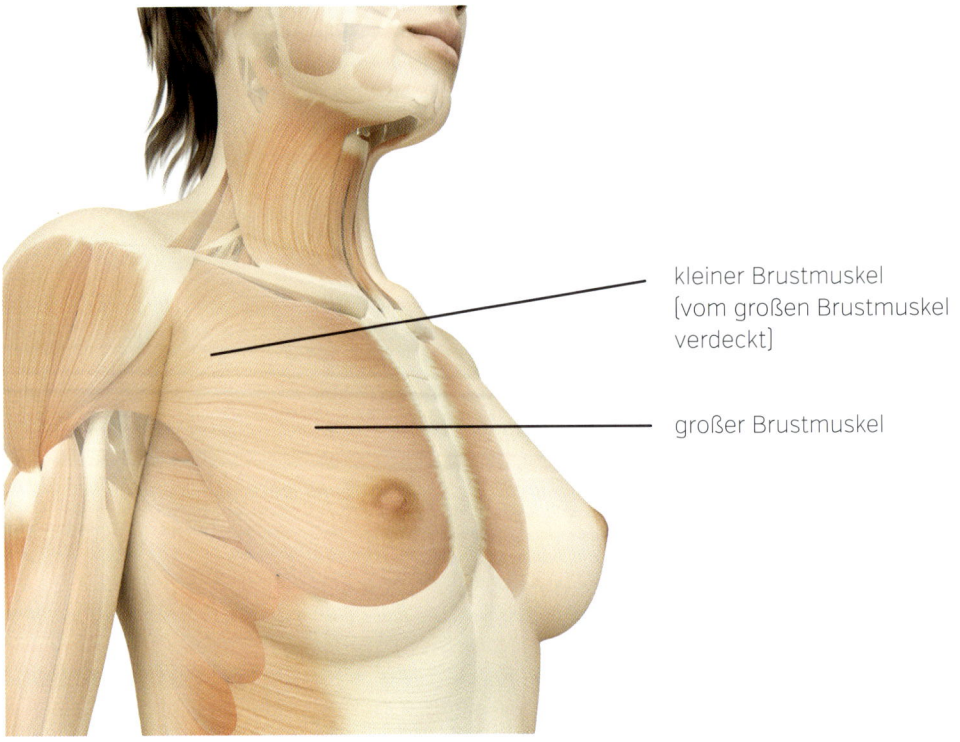

kleiner Brustmuskel
(vom großen Brustmuskel
verdeckt)

großer Brustmuskel

Die Brustmuskulatur

nämlich der dreiköpfige Oberarmmuskel, der Trizeps. Dieser bildet die Oberarmrückseite.

Es sind hauptsächlich Bizeps und Trizeps, die unseren Oberarmen die charakteristische Form verleihen. Ein gut trainierter Bizeps ist Sinnbild für Ästhetik bei vielen Männern, bei Frauen sind straffe und wohldefinierte Arme das Ziel – mit dem Miniband können Sie beides erreichen. Achten Sie darauf, dass Sie Oberarmvorder- und -rückseite ausgewogen trainieren, damit es zu keinem Missverhältnis zwischen diesen beiden Muskelpartien kommt. Das ist Voraussetzung für ein optimales muskuläres Zusammenspiel.

Die Armmuskeln trainieren Sie übrigens bei vielen anderen Übungen bereits automatisch mit. Beim Rücken habe ich Ihnen gezeigt, dass bei sämtlichen Zugübungen die Armbeuger schon kräftig mitarbeiten müssen. Genauso verhält es sich bei Druckübungen, also bei Bewegungen, bei denen Sie das Miniband von sich wegdrücken oder Ihr eigenes Körpergewicht gegen die Schwerkraft nach oben drücken. Hier trainieren Sie die Brustmuskulatur, aber auch die Armstrecker und somit die Oberarmrückseite. Wenn Sie also Zugübungen wie das einarmige Rudern im Ausfallschritt (Seite 82) oder Druckübungen wie sämtliche Liegestützvarianten in Ihren Trainingsplan integrieren, ermüden die Arme bereits vorab. Führen Sie aus diesem Grund isolierte Übungen für die Arme, bei denen Sie die ganze Kraft der Armmuskeln benötigen, etwa beim einarmigen Bizeps-Curl [Seite 98] oder beim Trizepsstrecken [Seite 103], erst am Ende Ihres Trainings aus. Ansonsten kann es durchaus sein, dass Ihnen bei den Rücken- oder Brustübungen die nötige Kraft in den Armen fehlt. Starten Sie daher Ihr Training immer zuerst mit den großen Muskelgruppen, bevor Sie zu den kleinen Muskelgruppen übergehen.

Die Brustmuskulatur
Das Gegenstück zur Rückenmuskulatur stellen Brust- und Bauchmuskeln dar. Wie bei den Armen sollten auch Körpervorder- und -rückseite ausgewogen trainiert werden, um ein muskuläres Ungleichgewicht zu vermeiden.

Widmen wir uns zunächst der Brustmuskulatur. Die wichtigsten Muskeln sind der kleine und der große Brustmuskel. Großflächig bedecken linker und rechter großer Brustmuskel den Brustkorb. Sie können den großen Brustmuskel auf der rechten Brustseite ertasten, indem Sie den rechten Arm gestreckt an Ihre Körperseite drücken. Jetzt ist der Brustmuskel angespannt. Mit der linken Hand streichen Sie nun vom Oberarm über das Schlüssel- und Brustbein bis knapp unter die Brustwarze. Der kleine Brustmuskel wird durch den großen verdeckt und kann nicht ertastet werden.

Die Aufgabe des großen Brustmuskels besteht darin, den Arm an den Körper heranzuziehen oder die Arme vor der Brust zu kreuzen. Solche Bewegungen werden hauptsächlich bei Schwimmern ausgeführt. Deshalb wird dieser Muskel auch als „Brustschwimmermuskel" bezeichnet. Sogar beim Autofahren benötigen Sie den großen Brustmuskel, weil dieser den Oberarm nach innen dreht, sobald Sie das Lenkrad nach links oder rechts bewegen. Der kleine Brustmuskel hat dabei eine stabilisierende Funktion. Er zieht das Schulterblatt kraftvoll an die Brustwand heran. Das Armkreuzen [Seite 104] mit dem Miniband ist eine hervorragende Übung, um die Brustmuskeln zu kräftigen. Auch bei den Varianten des Liegestützes ist der große Brustmuskel immer gefordert: Mit seiner Kraft drücken Sie sich aus der unteren Position nach oben, während der kleine Brustmuskel das Schulterblatt an den Brustkorb fixiert.

Bedingt durch unsere Lebensweise und die moderne Arbeitswelt sind viele von uns an den Schreibtisch gebunden. Eine schlechte Haltung ist dabei oft vorprogrammiert. Denn fehlt die entsprechende Muskelspannung, kippen die Schulterblätter nach vorn und es kann zu Verspannungen und folglich zur Verkürzung der Brustmuskulatur kommen. In Verbindung mit einer schwach ausgeprägten Rückenmuskulatur kann das langfristig zu einem Rundrücken führen. Umso wichtiger ist es, ein sinnvolles Ausgleichstraining in Kombination mit den passenden Dehn- und Mobilisationsübungen, wie ich sie in diesem Buch vorstelle, für diese Muskelpartien zu absolvieren. So vermeiden Sie nicht nur Schmerzen, sondern unterstützen gleichzeitig eine gesunde Atmung. Der große und der kleine Brustmuskel sind nämlich zusätzlich als Atemhilfsmuskulatur bei der Einatmung beteiligt.

Die Bauchmuskulatur

Ein Klassiker, um die Bauchmuskulatur zu trainieren, ist sicherlich der Crunch. Dabei geht ein wirklich effektives Bauchtraining weit über diese Übung hinaus. Lassen Sie uns deshalb einen genaueren Blick auf die gesamte Bauchmuskulatur werfen. Sie besteht aus vier wichtigen Muskelgruppen: dem geraden Bauchmuskel, dem inneren und äußeren schrägen Bauchmuskel sowie dem quer verlaufenden Bauchmuskel.

Wird der gerade Bauchmuskel regelmäßig trainiert und hat jemand wenig Bauchfett, ist der – vor allem von Männern angestrebte – klassische Waschbrettbauch gut sichtbar. Den geraden Bauchmuskel können Sie gut ertasten. Legen Sie sich dazu auf den Rücken und heben Sie Kopf und Schulterpartie an. Ertasten Sie ihn nun: Der Muskel verläuft von den unteren Rippen bis zum Schambein. Seine Aufgabe ist es, den Oberkörper nach vorn zu beugen, sein Gegenspieler ist der Rückenstrecker. Aus

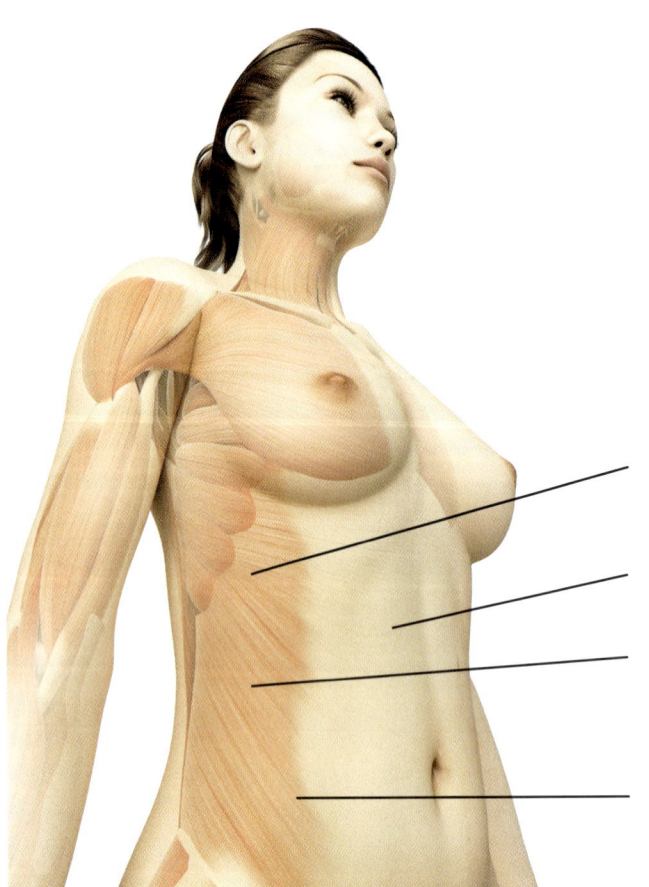

äußerer schräger Bauchmuskel

gerader Bauchmuskel

innerer schräger Bauchmuskel (vom äußeren schrägen Bauchmuskel verdeckt)

quer verlaufender Bauchmuskel (von den anderen drei Bauchmuskeln verdeckt)

Die Bauchmuskulatur

dieser Funktion, der Beugung des Rumpfes, lassen sich auch die Bauchübungen ableiten.

Der äußere schräge Bauchmuskel ist der größte und am oberflächlichsten gelegene Bauchmuskel. Um sich dessen Lage und Funktion bewusst zu werden, legen Sie beide Hände auf Ihren Bauch. Die Handballen haben Kontakt zu den unteren Rippen, die Fingerspitzen weisen schräg nach unten zum Schambein – so in etwa verläuft der äußere schräge Bauchmuskel. Wird der Muskel auf beiden Seiten gleichzeitig angespannt, wird der Rumpf nach vorn gebeugt. Kontrahiert nur eine Seite, kann der Oberkörper zur Seite geneigt werden oder zur gegenüberliegenden Seite rotieren.

Der innere schräge Bauchmuskel befindet sich direkt unter dem äußeren schrägen und wird von diesem fast vollständig bedeckt. Er lässt den Rumpf ebenfalls rotieren, zur Seite neigen oder nach vorn beugen. Der quer verlaufende Bauchmuskel zieht sich unter den schrägen Bauchmuskeln entlang. Er ist vor allem für die Bauchpresse verantwortlich, bei der der Bauch so fest angespannt wird, dass sich der Druck im Bauchinnenraum erhöht. Diese Funktion spielt unter anderem bei der Atmung oder der Geburt eine wichtige Rolle.

Die vier genannten Bauchmuskeln zusammen mit der Rückenmuskulatur – die unsere Rumpfmuskulatur ergeben – übernehmen eine bedeutende Funktion bei der Stabilisierung der Wirbelsäule. Bei jeder Übung – egal ob sie dynamisch oder statisch ausgeführt wird – wirken Kräfte auf den Rumpf ein, die umso stärker sind, wenn eine Kraftübertragung von den unteren und oberen Extremitäten stattfindet. Um unkontrollierte Bewegungen der Wirbelsäule zu vermeiden, ist eine Stabilisierung extrem wichtig. Denn eine stabile Körpermitte schützt Sie zum einen vor Verletzungen, zum anderen wären viele Bewegungen gar nicht möglich oder würden sehr unökonomisch ablaufen. Stellen Sie sich vor, Sie würden einen Ball werfen: Aus einem stabilen Stand holen Sie mit dem Arm Schwung. Sie neigen sich mit dem Oberkörper dabei etwas nach hinten. Dann schleudern Sie den Ball kraftvoll nach vorn, indem Sie explosiv Arm und Oberkörper ebenfalls nach vorn bringen. Versuchen Sie es! Sie werden spüren, wie bedeutungsvoll die Rolle der Rumpfmuskeln dabei ist. Bei den Übungen sorgen sämtliche Stützvarianten wie beispielsweise Unterarmstütz (Seite 113) oder Seitstütz (Seite 126) für die nötige Stabilität der Körpermitte.

Die Beinmuskulatur

Als Letztes folgt die Gesäß- und Beinmuskulatur. Neben den Gesäßmuskeln setzen sich die Beinmuskeln aus vier weiteren großen Muskelgruppen zusammen: Oberschenkelvorderseite, Oberschenkelrückseite, Schenkelanzieher und Unterschenkel. Das Miniband ist hervorragend geeignet, den Po zu trainieren. Für einen knackigen Hintern sind drei Gesäßmuskeln verantwortlich: großer, mittlerer und kleiner Gesäßmuskel. Wichtig dabei ist, die Funktion der Gesäßmuskulatur zu kennen. Der große Gesäßmuskel ist einerseits ein starker Streckmuskel der Hüfte. Durch ihn kann aber auch das Bein zur Seite abgespreizt oder nach außen rotiert werden. Vor allem beim seitlichen Abspreizen des Beins, auch als Abduktion bezeichnet, wird der große Gesäßmuskel vom mittleren und kleinen Gesäßmuskel unterstützt, die jedoch von ihrem großen Bruder fast vollständig verdeckt sind.

Auf der Oberschenkelvorderseite verläuft der vierköpfige Oberschenkelmuskel. Dieser setzt sich – wie der Name schon verrät – aus vier Anteilen zusammen: dem geraden, mittleren, inneren und äußeren Schenkelmuskel. Zusammen sind sie für die Streckung des Beins zuständig. Außer dem mittleren Schenkelmuskel, der von den anderen drei verdeckt ist, sind alle von außen gut zu ertasten. Eine der besten Übungen, um die Oberschenkelvorderseite zu kräftigen, ist die klassische Kniebeuge (Seite 144). Daran beteiligt ist ebenso die Gesäßmus-

kulatur, denn zusammen mit der Kraft des Beinstreckers sorgt sie dafür, sich am tiefsten Punkt der Kniebeuge wieder aufrichten zu können.

Die sogenannte ischiokrurale Muskulatur bildet die Oberschenkelrückseite und setzt sich aus drei Anteilen zusammen: dem zweiköpfigen Schenkelmuskel, dem Halbsehnenmuskel sowie dem Plattsehnenmuskel. Diese Muskeln sind für die Beugung des Knies zuständig. Gezielt trainiert werden sie beispielsweise mit dem Beinbeugen im Stand (Seite 139).

Die vierte wichtige Muskelgruppe des Beins stellen die Schenkelanzieher dar, auch als Adduktoren bezeichnet. Sie bilden die

Die Beinvorderseite

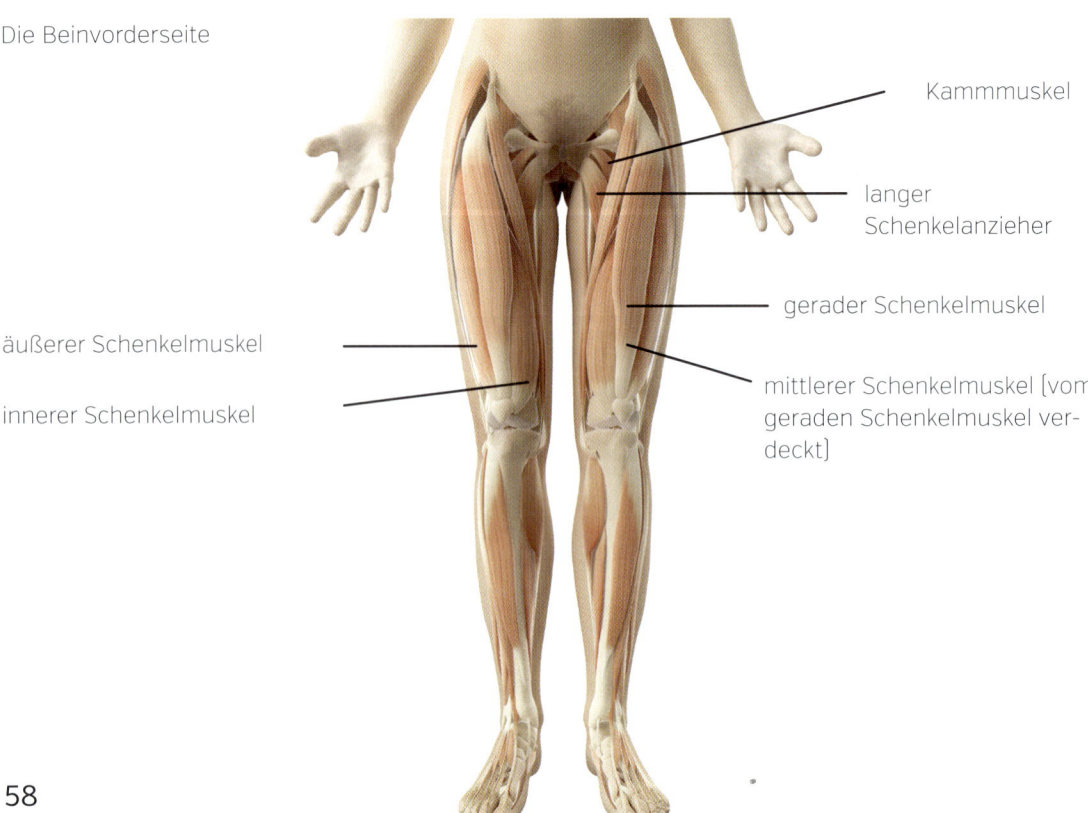

Kammmuskel

langer Schenkelanzieher

gerader Schenkelmuskel

mittlerer Schenkelmuskel (vom geraden Schenkelmuskel verdeckt)

äußerer Schenkelmuskel

innerer Schenkelmuskel

Oberschenkelinnenseite. Es wird zwischen oberflächlicher, mittlerer und tiefer Adduktorengruppe unterschieden. Sie alle bestehen aus zahlreichen Muskeln, die an den unterschiedlichsten Funktionen bei der Bewegung des Beins beteiligt sind. Eine der wichtigsten Aufgaben der oberflächlichen Adduktoren ist das Heranführen des Beins zur Körpermitte. Andere Adduktoren wiederum sind beispielsweise an der Beugung des Oberschenkels im Hüftgelenk oder an der Außenrotation des Oberschenkels beteiligt. Zwei Vertreter der oberflächlichen Adduktoren sind der Kammmuskel und der lange Schenkelanzieher. Mit der Beinadduktion sowohl in Seitenlage [Seite 156] als auch im Stand [Seite 141] trainieren Sie gezielt die Oberschenkelinnenseite.

Die wichtigsten Muskeln der oberflächlichen hinteren Unterschenkelmuskulatur sind Zwillingswadenmuskel und Schollenmuskel. Ersteren können Sie gut ertasten, indem Sie sich auf die Fußspitzen stellen. Dann nämlich ist er angespannt. Zusammen mit der ischiokruralen Muskulatur beugt er kraftvoll das Knie. Schollen- und Zwillingswadenmuskel sind aber auch bei der Beugung des Sprunggelenks beteiligt. Jedes Mal, wenn Sie sich vom Boden abdrücken, wie beispielsweise beim Storchengang [Seite 138] oder beim seitlichen Ausfallschritt mit Kniebeuge [Seite 146], sind diese beiden Muskeln aktiv. Sie werden diese Muskeln aber auch bei manchen Ausdauerübungen mit dem Miniband spüren, etwa beim Springen [Seite 69] oder Trippeln [Seite 68].

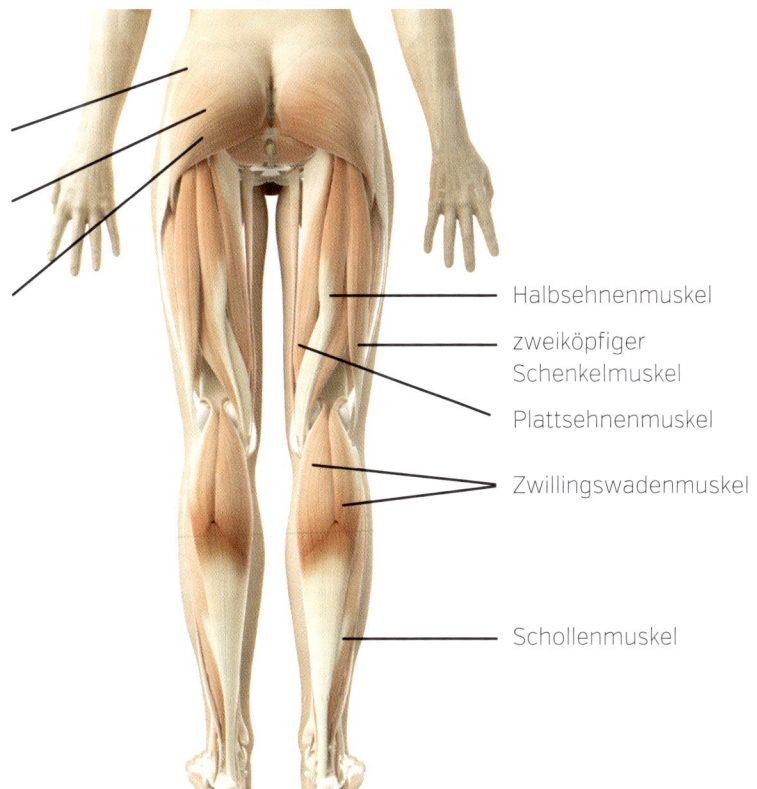

Die Beinrückseite

mittlerer Gesäßmuskel

großer Gesäßmuskel

kleiner Gesäßmuskel
(von den anderen beiden
Gesäßmuskeln verdeckt)

Halbsehnenmuskel

zweiköpfiger
Schenkelmuskel

Plattsehnenmuskel

Zwillingswadenmuskel

Schollenmuskel

Dehnung – von der Fußsohle bis zum Kopf

Bei den ausgewählten Übungen habe ich sowohl die wichtigsten Muskelgruppen berücksichtigt als auch diejenigen Muskelpartien wie Oberschenkelaußenseite, Gesäß und Schulterpartie, die beim Training mit dem Miniband besonders beansprucht werden. Zudem werden bei jeder Dehnung mehrere Muskelketten gleichzeitig angesprochen. Betrachten wir dazu zwei Dehnübungen etwas genauer: Bei der Vorbeuge im Stand (Seite 166) beginnt die Dehnung bei der Fußsohle, läuft über Wade, Oberschenkelrückseite und Gesäß, weiter entlang des gesamten Rückenstreckers und endet am Hinterkopf. Hier wird die gesamte rückwärtige Linie angesprochen. Besonders intensiv ist der Dehnreiz in der Kniekehle und auf der Oberschenkelrückseite. Bei der diagonalen Dehnung (Seite 169) beginnt die Dehnung an der Oberschenkelaußenseite, läuft über das Gesäß, den seitlichen Rumpf, die Brustmuskulatur und entlang des gesamten Arms.

Jede Dehnung wird statisch ausgeführt und für 30 bis 60 Sekunden gehalten. Sie können jede Übung bis zu dreimal wiederholen. Wenn Sie schon etwas geübter sind, variieren Sie die Positionen. Bei der Schulter-Nacken-Dehnung (Seite 164) können Sie beispielsweise den Kopf, anstatt ihn zur Seite zu neigen, auch leicht nach vorn Richtung Brustbein absenken. Mit jeder noch so kleinen Veränderung werden Sie einen etwas anderen Dehnreiz wahrnehmen.

Generell ist beim Dehnen Ihre Körperwahrnehmung gefragt. Gehen Sie nur so weit in die Dehnung, wie Ihr Körper es zulässt. Sie soll nicht schmerzen, aber spürbar sein. Lassen Sie die Atmung ruhig und gleichmäßig fließen. Nutzen Sie diesen Übungsteil als Entspannung. Schließen Sie auch gern die Augen, um sich noch mehr zu fokussieren. Lassen Sie sich mit jeder Ausatmung etwas tiefer in die Dehnposition sinken, denn Ihre Muskulatur wird sich dadurch von selbst entspannen.

DER ÜBUNGSAUFBAU – EINFACH UND ÜBERSICHTLICH

Alle Übungen sind so sortiert und gekennzeichnet, dass sich jeder Trainierende für sein Fitnesslevel schnell zurechtfindet.

Drei Schwierigkeitsgrade

Sämtliche Übungen innerhalb der Körperbereiche sind nach Schwierigkeitsgrad sortiert. Bei dieser Unterteilung habe ich sowohl den Anspruch der Ausführung als auch die dazu notwendige Kraft berücksichtigt. Selbstverständlich können Sie innerhalb der Übung die Intensität durch die Wahl der Bandfarbe steuern.

Als Einsteiger beginnen Sie immer mit den einfachen Übungen. Erst wenn Sie die Bewegungsausführung beherrschen und dabei die Trainingsprinzipien in Kapitel 2 – die richtige Körperhaltung im Training sowie eine saubere Ausführung – beachten, können Sie zur nächsthöheren Intensitätsstufe wechseln. Der Schwierigkeitsgrad (Intensität) ist wie folgt mit Punkten gekennzeichnet:

●○○ = leicht (Einsteiger)

●●○ = mittel (Fortgeschrittene)

●●● = schwer (ambitionierte Sportler und Profis)

Vier Bandstärken

Da nicht nur die Übung an sich, sondern auch die Wahl des richtigen Minibands maßgeblich über die Intensität entscheidet, gebe ich Ihnen bei jeder Übung eine Empfehlung zur Bandstärke, gekennzeichnet durch vier Ringe in den Farben Gelb, Grün, Blau und Schwarz.

Viele Übungen können mit mehreren Bandstärken ausgeführt werden. Einsteiger wählen die leichteste angegebene Bandfarbe. Wenige Übungen erfordern zwei Minibänder gleichzeitig, angegeben durch die Zahl „2" vor dem entsprechend farbigen Ring. Die empfohlene Bandfarbe gilt hier für beide Minibänder. Fortgeschrittene und Einsteiger, die sich bereits sicher fühlen, können von der Empfehlung auch abweichen und zwei unterschiedliche Bandfarben einsetzen, zum Beispiel ein gelbes Miniband an den Handgelenken und ein grünes Miniband an den Sprunggelenken. Es gibt folgende Bandstärken:

⭕ = leichte Intensität

⭕ = mittlere Intensität

⭕ = starke Intensität

⭕ = extra starke Intensität

Beanspruchte Muskulatur

Eine stilisierte Grafik bei jeder Übung zeigt Ihnen an, welche Muskeln Sie auf der Körper-

vorder- beziehungsweise -rückseite trainieren. Die beanspruchte Muskulatur ist farbig gekennzeichnet.

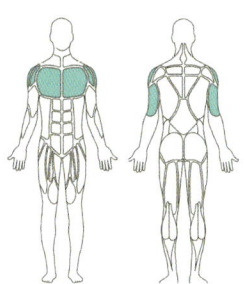

Wo die entsprechenden Muskeln genau liegen, wie sie heißen und welche Funktion sie haben, finden Sie bei den entsprechenden anatomischen Illustrationen auf den Seiten 50 bis 59.

Weitere Tipps und Hinweise

Bei vielen Übungen verrate ich Ihnen ein paar Kniffe und Tricks, wie Ihnen die Bewegungsausführung noch besser gelingt. Zusätzlich gebe ich Ihnen zu zahlreichen Übungen nützliche Informationen mit auf den Weg, was es beispielsweise zur Körperhaltung oder zum Tempo der Übungsausführung zu beachten gibt.

DIE ÜBUNGEN

Handgelenke kreisen

Nehmen Sie einen aufrechten Stand ein. Die Füße sind hüftbreit geöffnet. Winkeln Sie die Unterarme an und halten Sie die Oberarme locker an der Körperseite. Dann kreisen Sie die Handgelenke. Nutzen Sie dabei den kompletten Bewegungsumfang aus. Wechseln Sie nach etwa 15 Sekunden die Bewegungsrichtung.

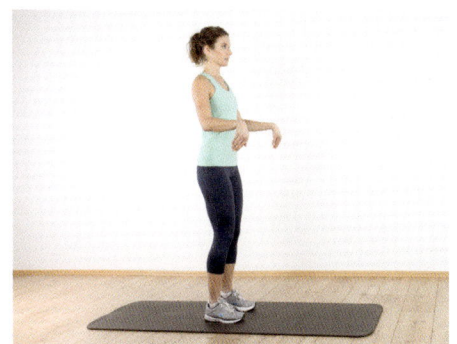

Schulterkreisen

1. Nehmen Sie einen aufrechten Stand ein. Die Füße sind hüftbreit geöffnet. Lassen Sie die Arme locker hängen. Beginnen Sie nun, die Schultern nach hinten zu kreisen, indem Sie sie zuerst nach oben ziehen.
2. Dann ziehen Sie die Schultern über hinten unten wieder nach vorn oben. Lassen Sie während des Kreisens Kopf und Halswirbelsäule aufrecht. Der Blick ist nach vorn gerichtet.

1.

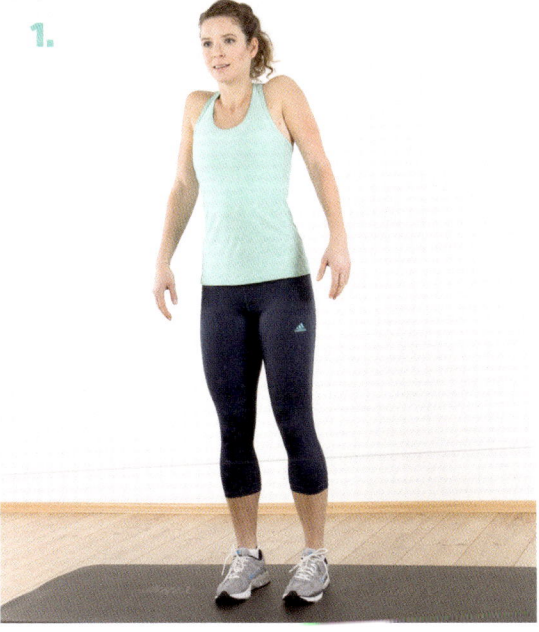

2.

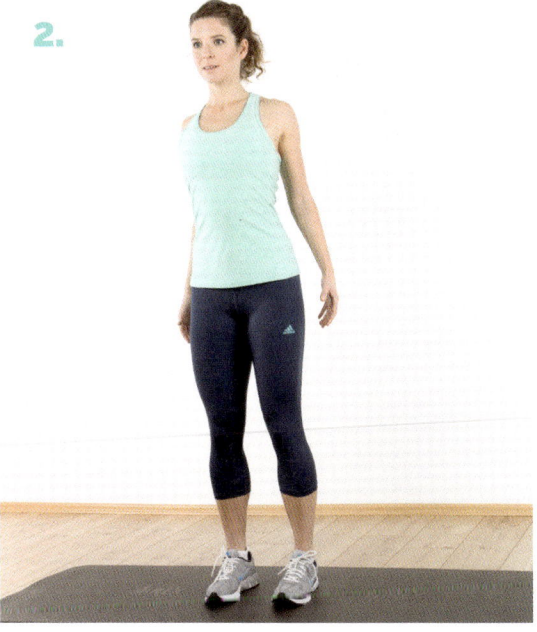

Armkreisen

1. Nehmen Sie einen aufrechten Stand ein. Die Füße sind hüftbreit geöffnet. Strecken Sie die Arme und halten Sie sie etwas auf Spannung. Beginnen Sie nun, die Arme zu kreisen, indem Sie sie zuerst nach vorn oben ziehen.

2. Dann ziehen Sie die Arme in einem großen Bogen über den Kopf. Wenn es für Sie angenehmer ist, öffnen Sie die Arme gern etwas weiter. Lassen Sie am höchsten Punkt Kopf und Halswirbelsäule aufrecht.

3. Ziehen Sie dann die Arme nach hinten unten und setzen Sie die Kreise fort.

1.

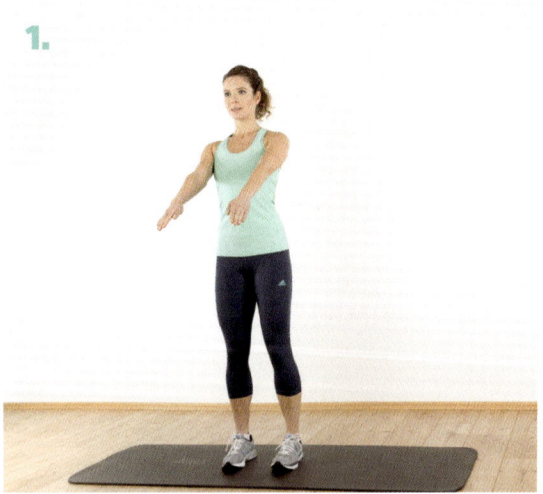

2.

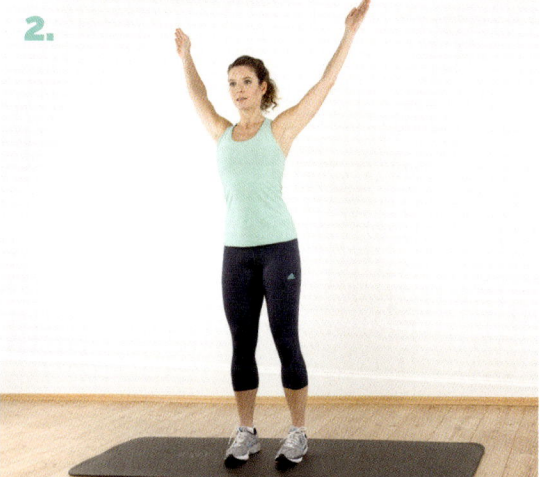

3.

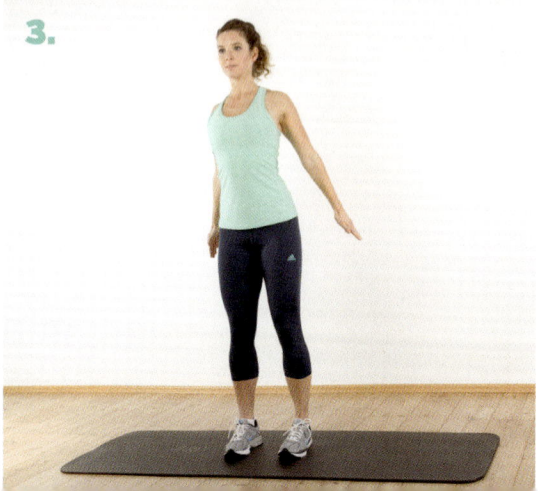

Wirbelsäulenmobilisation

1. Nehmen Sie einen hüftbreiten Stand ein. Beugen Sie leicht die Knie und schieben Sie das Gesäß nach hinten. Legen Sie die Hände so auf den Oberschenkeln ab, dass die Daumen nach innen weisen. Strecken Sie den Rücken und richten Sie den Blick nach vorn.

2. Beugen Sie nun die komplette Wirbelsäule, indem Sie den Rücken runden. Ziehen Sie das Kinn Richtung Brustbein. Drehen Sie die Hände so, dass alle Finger nach innen weisen und die Ellbogen dabei nach außen drehen. Beziehen Sie auch das Becken mit ein und kippen Sie es nach hinten, damit die Lendenwirbelsäule rund wird. Führen Sie das Beugen und Strecken in fließendem Wechsel aus.

Hinweise: Bleiben Sie unterhalb der Hüfte stabil. Lassen Sie die Knie maximal auf Höhe der Fußspitzen oder dahinter. Die Bewegung kommt aus der Wirbelsäule.

1.   **2.**

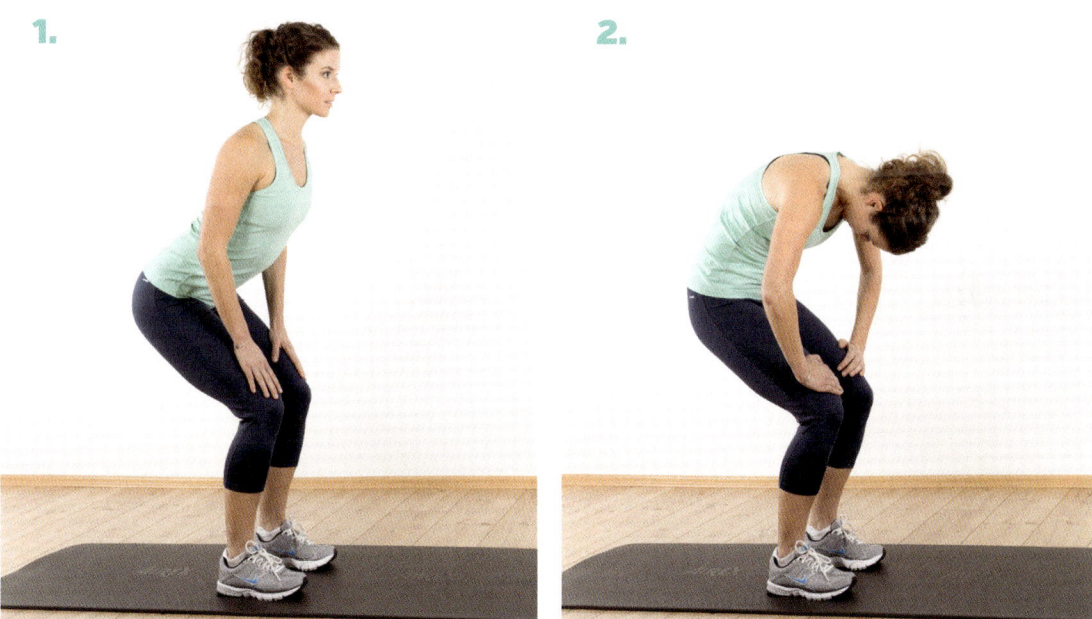

Einarmige Wirbelsäulenrotation

1. Nehmen Sie einen hüftbreiten Stand ein. Beugen Sie leicht die Knie und schieben Sie das Gesäß nach hinten. Legen Sie die linke Hand auf dem linken Oberschenkel ab. Strecken Sie den Rücken und heben Sie den rechten Arm gestreckt etwas nach vorn an. Die Handfläche zeigt zum Körper.

2. Führen Sie den rechten Arm nun nach hinten oben. Der Blick wandert dabei mit der rechten Hand mit. Am höchsten Punkt zeigt die Handfläche vom Körper weg. Kommen Sie dann wieder über den gleichen Weg zurück in die Ausgangsposition. Führen Sie die Wirbelsäulenrotation pro Seite für 30 Sekunden aus.

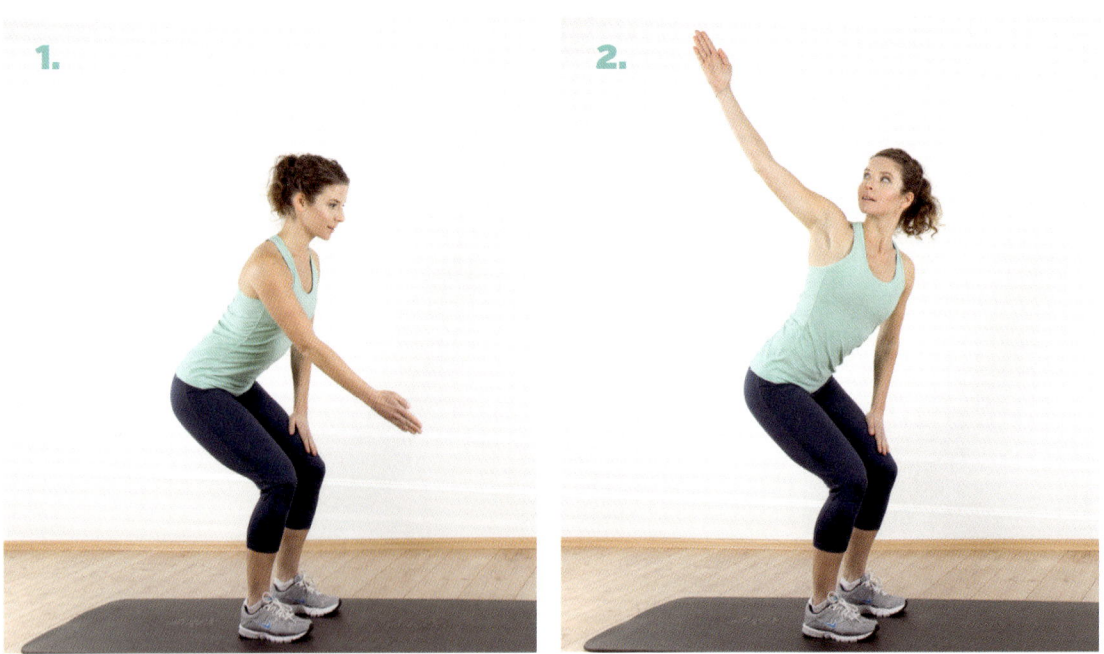

Beckenkreisen

Nehmen Sie einen schulterbreiten Stand ein, die Fußspitzen zeigen nach vorn. Legen Sie die Hände an die Hüften. Dann beschreiben Sie mit dem Becken möglichst große Kreise. Lassen Sie die Knie leicht gebeugt. Wechseln Sie nach etwa 15 Sekunden die Richtung.

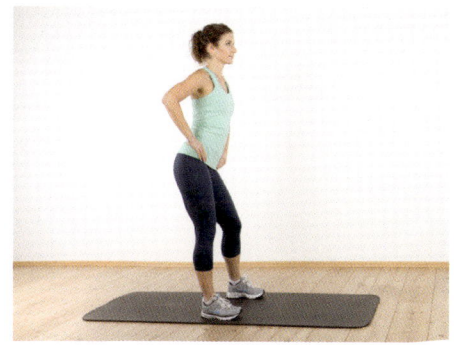

Dynamische Kniebeuge

1. Nehmen Sie einen schulterbreiten und aufrechten Stand ein. Die Fußspitzen zeigen nach vorn. Der Blick ist ebenfalls nach vorn gerichtet.
2. Führen Sie eine Kniebeuge aus, indem Sie in eine möglichst tiefe Hocke kommen. Schieben Sie dabei das Gesäß nach hinten und heben Sie gleichzeitig die Arme bis Schulterhöhe nach vorn an. Der Rücken bleibt gestreckt. Dann richten Sie sich wieder in den Stand auf.

Hinweis: Lassen Sie am tiefsten Punkt die Knie maximal auf Höhe der Fußspitzen oder dahinter.

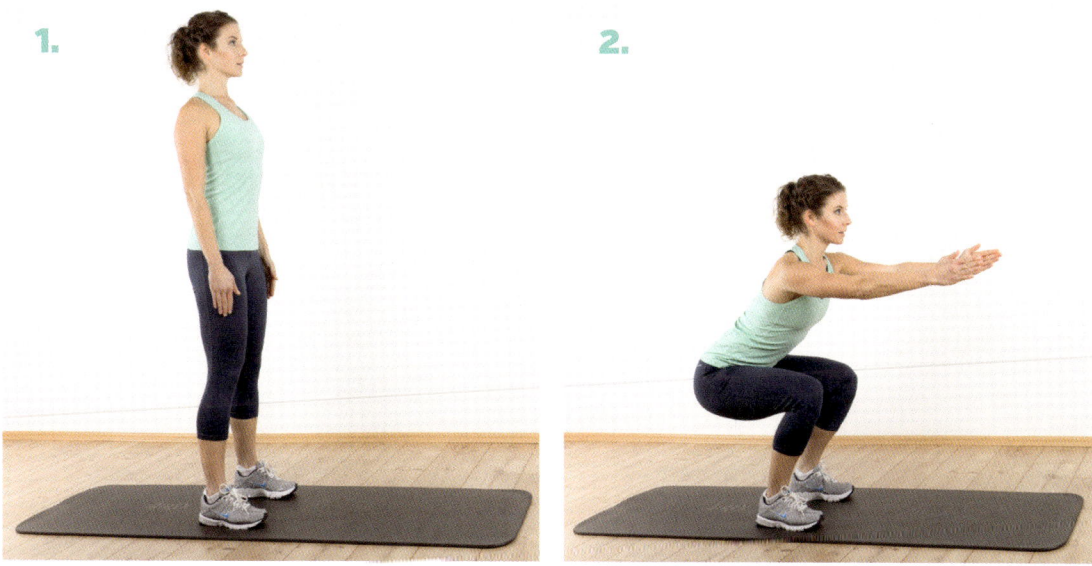

1.

2.

Boxen

Nehmen Sie einen mehr als schulterbreiten, aufrechten Stand ein. Die Fußspitzen zeigen nach vorn, die Knie sind leicht gebeugt. Greifen Sie mit beiden Händen das Miniband. Jetzt beginnen Sie zu boxen, indem Sie die Arme in einem zügigen Tempo abwechselnd zur linken und rechten Seite strecken. Drehen Sie dabei den Oberkörper mit, aber lassen Sie das Becken stabil. Boxen Sie für mindestens 1 Minute.

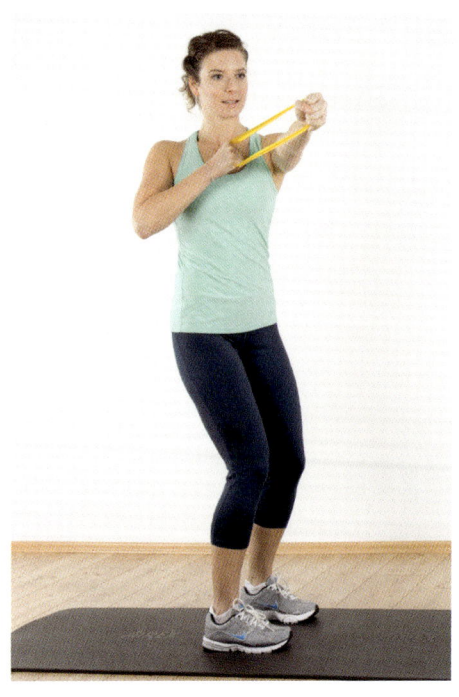

Trippeln

Platzieren Sie das Miniband knapp oberhalb der Sprunggelenke und nehmen Sie einen schulterbreiten Stand ein. Die Fußspitzen zeigen nach vorn, die Knie sind leicht gebeugt. Beginnen Sie jetzt auf der Stelle in einem zügigen Tempo zu trippeln. Lassen Sie dabei den Rücken gestreckt. Nehmen Sie die Arme gegengleich mit. Trippeln Sie für mindestens 1 Minute.

Hinweis: Die ganze Fußarbeit beruht beim Trippeln auf dem Vorfuß.

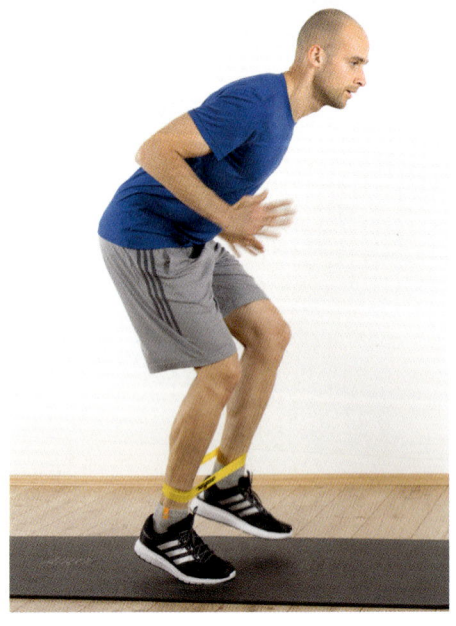

Springen

1. Platzieren Sie das Miniband knapp oberhalb der Sprunggelenke und nehmen Sie einen schulterbreiten Stand ein. Die Fußspitzen zeigen nach vorn. Beugen Sie leicht die Knie und schieben Sie das Gesäß nach hinten. Neigen Sie den Oberkörper aus der Hüfte etwas nach vorn, lassen Sie den Rücken gestreckt.
2. Beginnen Sie nun, auf der Stelle in einem zügigen Tempo beidbeinig zu springen. Lassen Sie bei jedem Sprung die Fersen angehoben. Springen Sie für mindestens 1 Minute.

Hinweis: Die ganze Fußarbeit beruht beim Springen auf dem Vorfuß.

1.

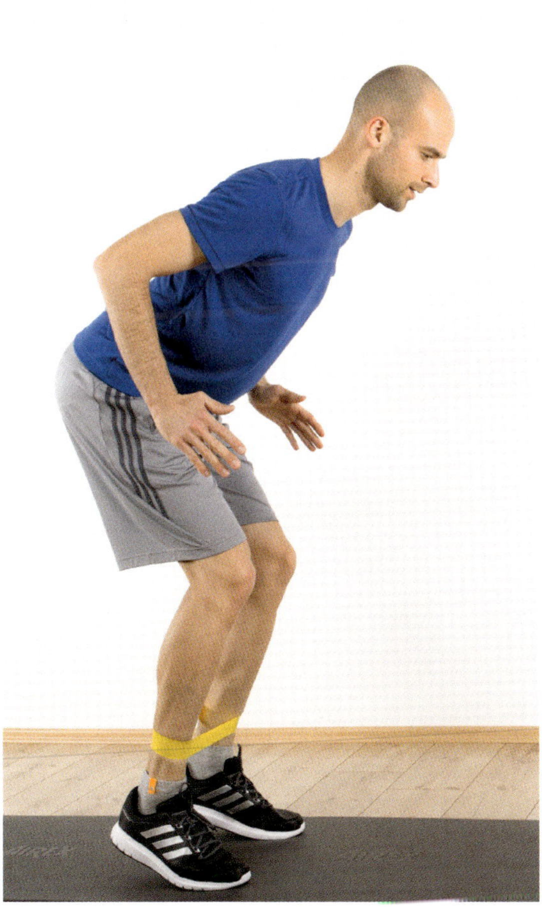

2.

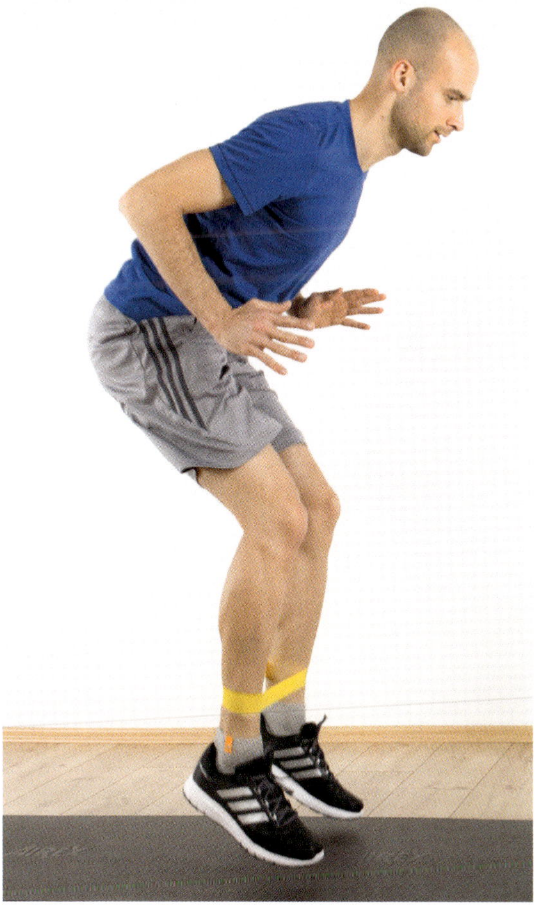

Skaten

1. Platzieren Sie das Miniband knapp oberhalb der Sprunggelenke und nehmen Sie einen hüft-breiten Stand ein. Die Fußspitzen zeigen nach vorn. Verlagern Sie das Gewicht auf das linke Bein und setzen Sie die rechte Fußspitze mit gestrecktem Bein nach außen ab. Das linke Knie ist leicht gebeugt, der Oberkörper etwas nach vorn geneigt und der Rücken gestreckt. Halten Sie die Arme so, als würden Sie jeden Moment losskaten.
2. Ahmen Sie jetzt in einem zügigen Tempo die Bewegung des Skatens nach. Setzen Sie die Fuß-spitzen jeweils in einem schnellen Wechsel nach außen. Nehmen Sie die Arme gegengleich mit. Skaten Sie für mindestens 1 Minute.

1.

2.

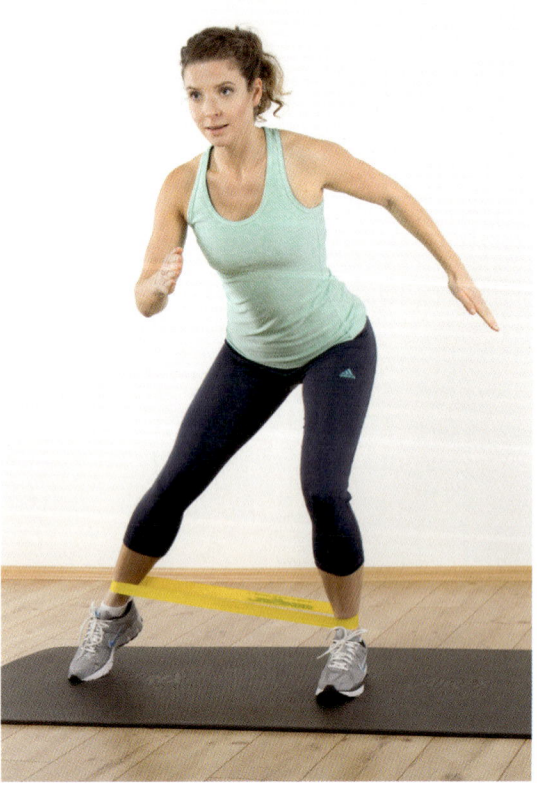
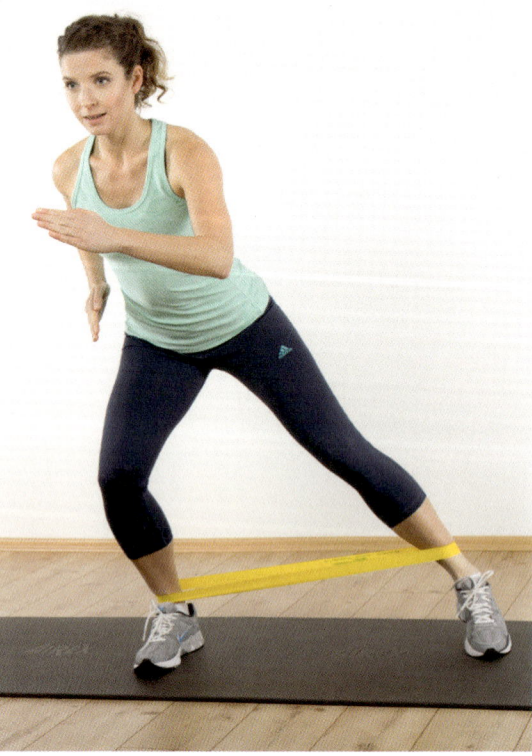

Hampelmann

1. Platzieren Sie das Miniband knapp oberhalb der Sprunggelenke. Nehmen Sie einen hüftbreiten Stand ein, sodass das Band leicht auf Zug ist. Die Arme sind locker seitlich am Körper. Aus dieser Position springen Sie in eine weite Grätsche und heben die Arme über den Kopf.
2. Springen Sie aus der Grätsche sofort wieder in den hüftbreiten Stand. Lassen Sie die Fersen angehoben und landen Sie jeweils auf den Fußballen. Springen Sie für mindestens 1 Minute.

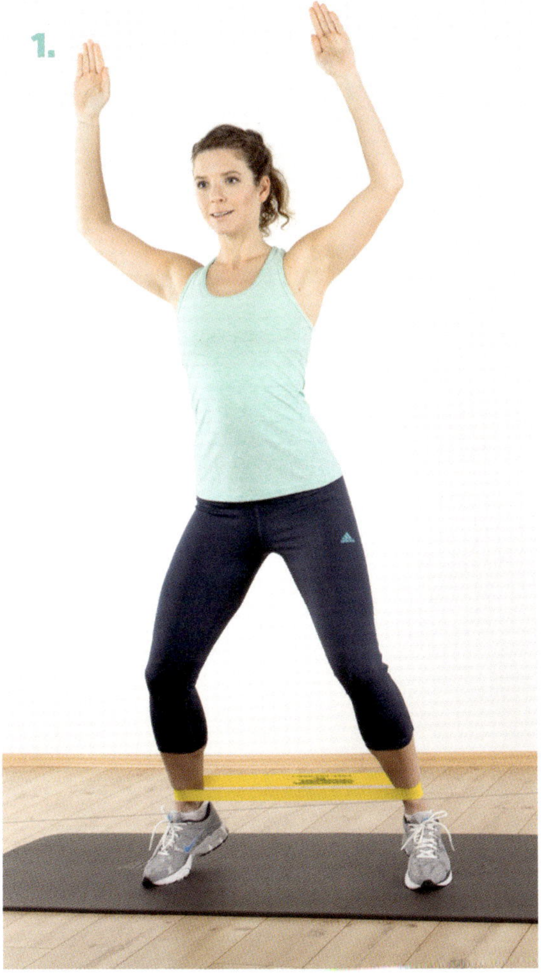

1.

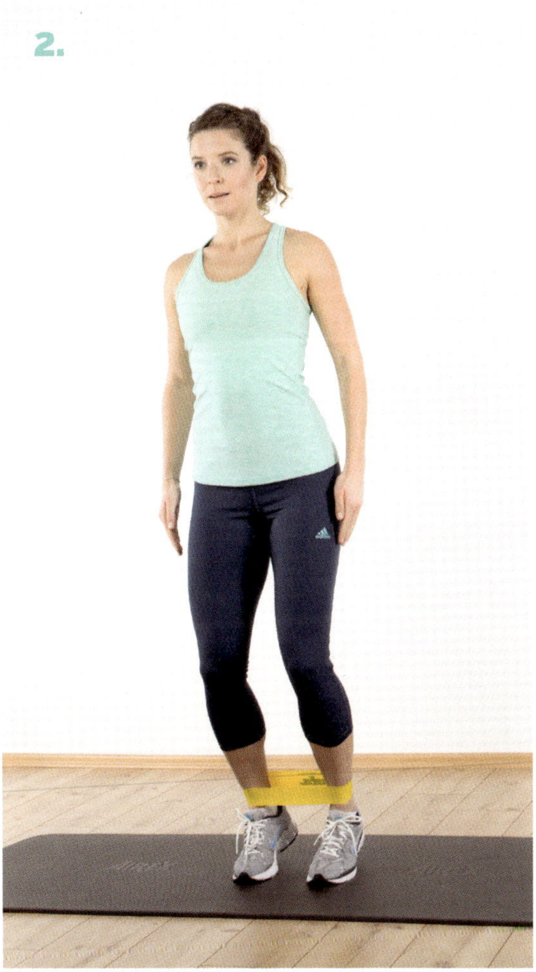

2.

Twist

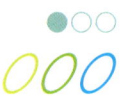

1. Platzieren Sie das Miniband knapp oberhalb der Sprunggelenke und nehmen Sie einen schulterbreiten Stand ein. Die Knie sind leicht gebeugt, die Fußspitzen zeigen nach vorn.
2. Springen Sie nun hoch.
3. Drehen Sie während des Sprungs den Unterkörper zur linken Seite und landen Sie so, dass Unterkörper und Fußspitzen nach links zeigen. Der Oberkörper bleibt in Blickrichtung nach vorn gerichtet.
4. Aus dieser Position springen Sie wieder hoch und rotieren mit dem Unterkörper zur anderen Seite.
5. Landen Sie so, dass Unterkörper und Fußspitzen jetzt nach rechts zeigen, Oberkörper und Blick sind weiterhin nach vorn gerichtet. Führen Sie den Twist in einem zügigen Tempo für mindestens 1 Minute aus.

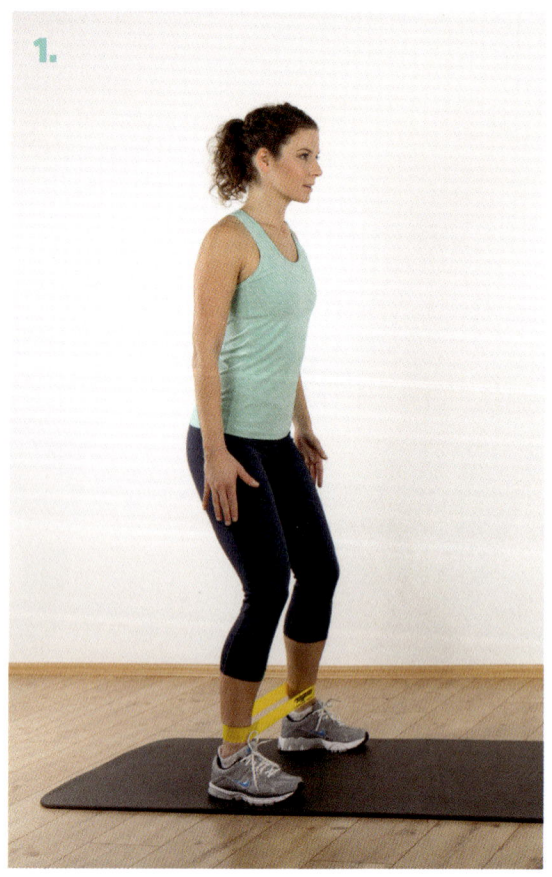

1.

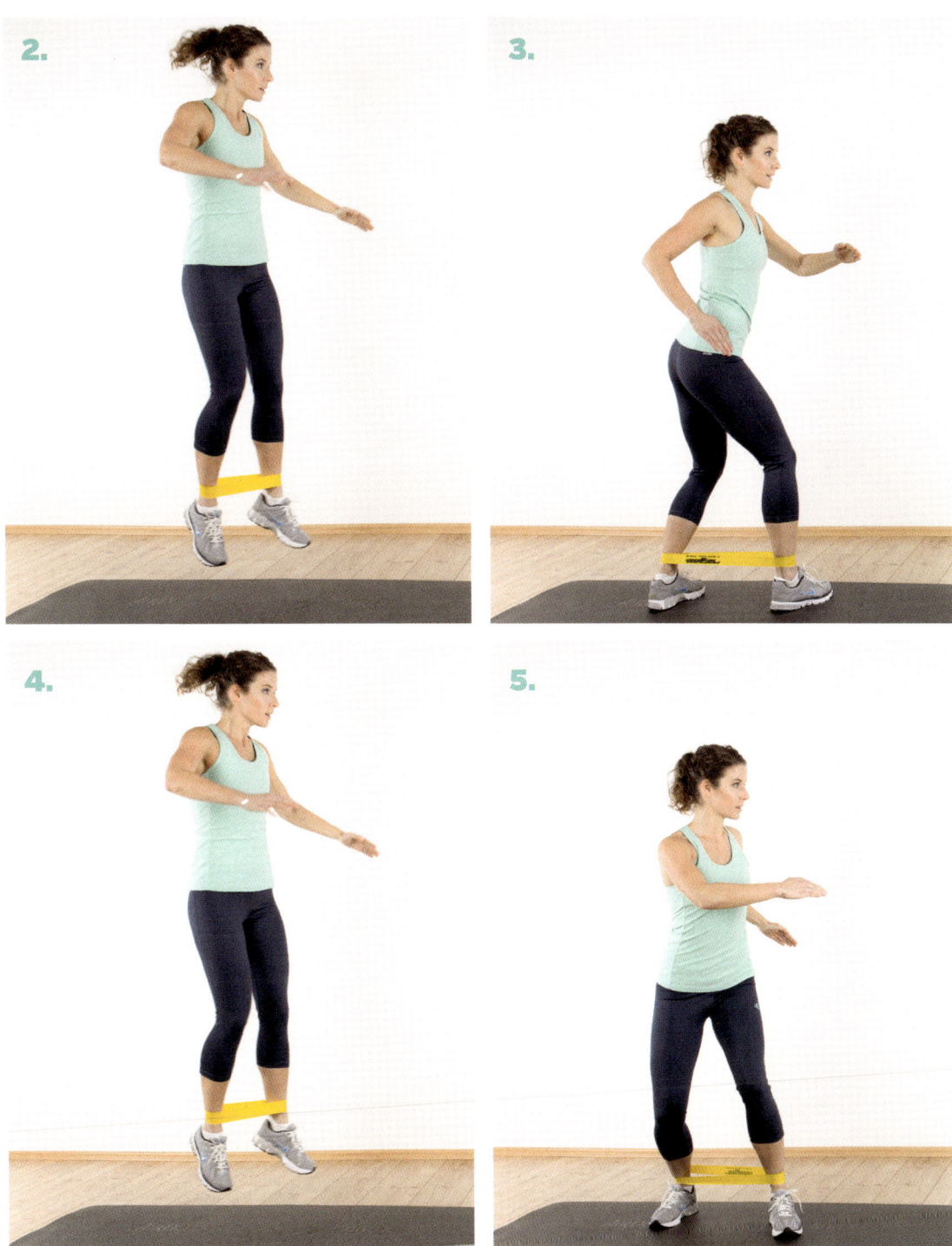

Scherensprung

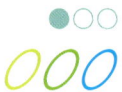

1. Platzieren Sie das Miniband knapp oberhalb der Sprunggelenke und machen Sie einen Ausfallschritt. Der rechte Fuß ist vorn, die Fußspitzen zeigen ebenfalls nach vorn. Die Ferse des linken Fußes ist angehoben, beide Knie sind gebeugt. Halten Sie die Arme gegengleich.
2. Führen Sie jetzt einen Sprung aus und wechseln Sie dabei in der Luft die Beinstellung.
3. Landen Sie wieder im Ausfallschritt mit dem linken Fuß vorn und dem rechten hinten. Nehmen Sie die Arme gegengleich mit. Führen Sie den Scherensprung im Wechsel für mindestens 1 Minute aus.

Hinweise: Achten Sie bei der Fußstellung besonders auf den hinteren Fuß. Er sollte unbedingt gerade ausgerichtet sein, vor allem beim Landen. Ansonsten sind sowohl das Sprung- als auch das Kniegelenk unnötig hohen Belastungen ausgesetzt.

1.

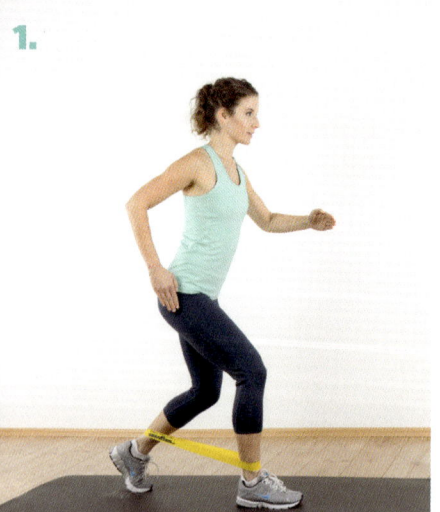

2.

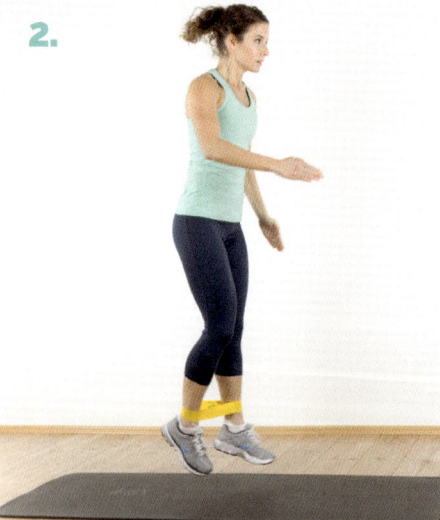

3.

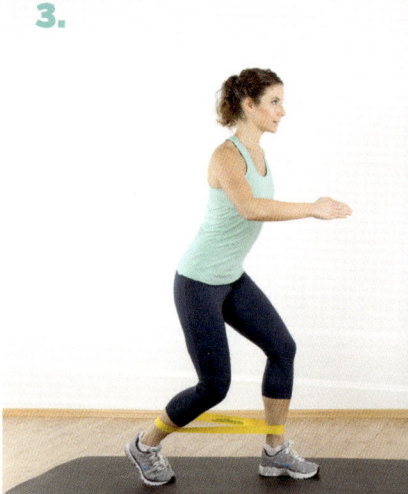

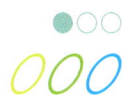

Kniebeugensprung

1. Platzieren Sie das Miniband knapp oberhalb der Sprunggelenke und nehmen Sie einen aufrechten, hüftbreiten Stand ein. Halten Sie die Arme locker vor der Brust. Die Fußspitzen zeigen nach vorn.
2. Springen Sie aus dem Stand in eine weite und möglichst tiefe Kniebeuge. Schieben Sie dabei das Gesäß weit nach hinten und lassen Sie den Rücken gestreckt. Springen Sie sofort wieder in den Stand zurück. Führen Sie den Kniebeugensprung für mindestens 1 Minute aus.

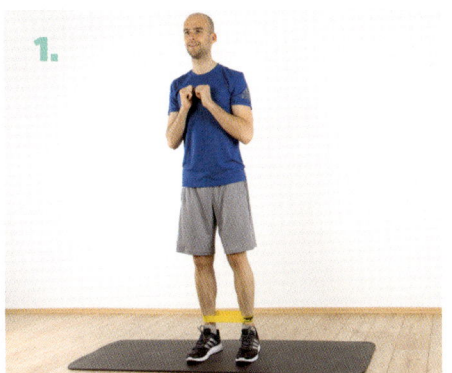
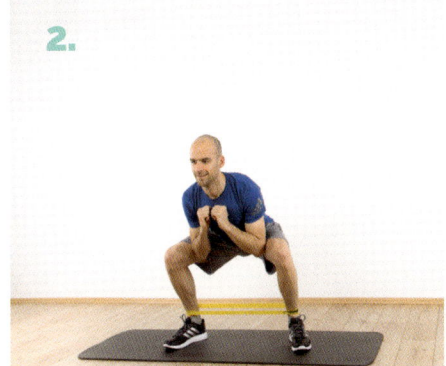

Marschieren

Platzieren Sie das Miniband im Mittelfußbereich der Füße, sodass Sie auf dem Band stehen. Nehmen Sie einen aufrechten, hüftbreiten Stand ein. Beginnen Sie jetzt, auf der Stelle zu marschieren, indem Sie die Knie im Wechsel so hoch wie möglich ziehen, als wollten Sie Riesenschritte vollziehen. Nehmen Sie die Arme gegengleich mit. Marschieren Sie für mindestens 1 Minute.

Hinweise: Lassen Sie den Oberkörper während der Bewegungsausführung aufrecht und stabil. Halten Sie den Rumpf auf Spannung.

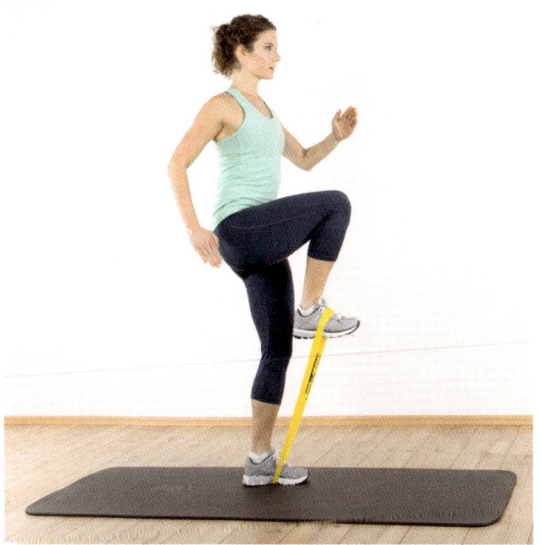

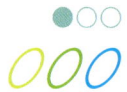

Seitliches Marschieren

1. Platzieren Sie das Miniband knapp oberhalb der Sprunggelenke und nehmen Sie einen hüftbreiten Stand ein. Die Fußspitzen zeigen nach vorn. Die Knie sind leicht gebeugt. Der Rücken ist gestreckt. Legen Sie die Hände an die Hüften.
2. Jetzt führen Sie mit dem rechten Fuß einen großen Schritt zur rechten Seite aus.
3. Schließen Sie mit dem linken Fuß den Schritt sofort wieder zum hüftbreiten Stand.
4. Führen Sie jetzt mit dem linken Fuß einen großen Schritt nach links aus.
5. Schließen Sie mit dem rechten Fuß den Schritt sofort wieder zum hüftbreiten Stand. Marschieren Sie in einem zügigen Tempo für mindestens 1 Minute von Seite zu Seite.

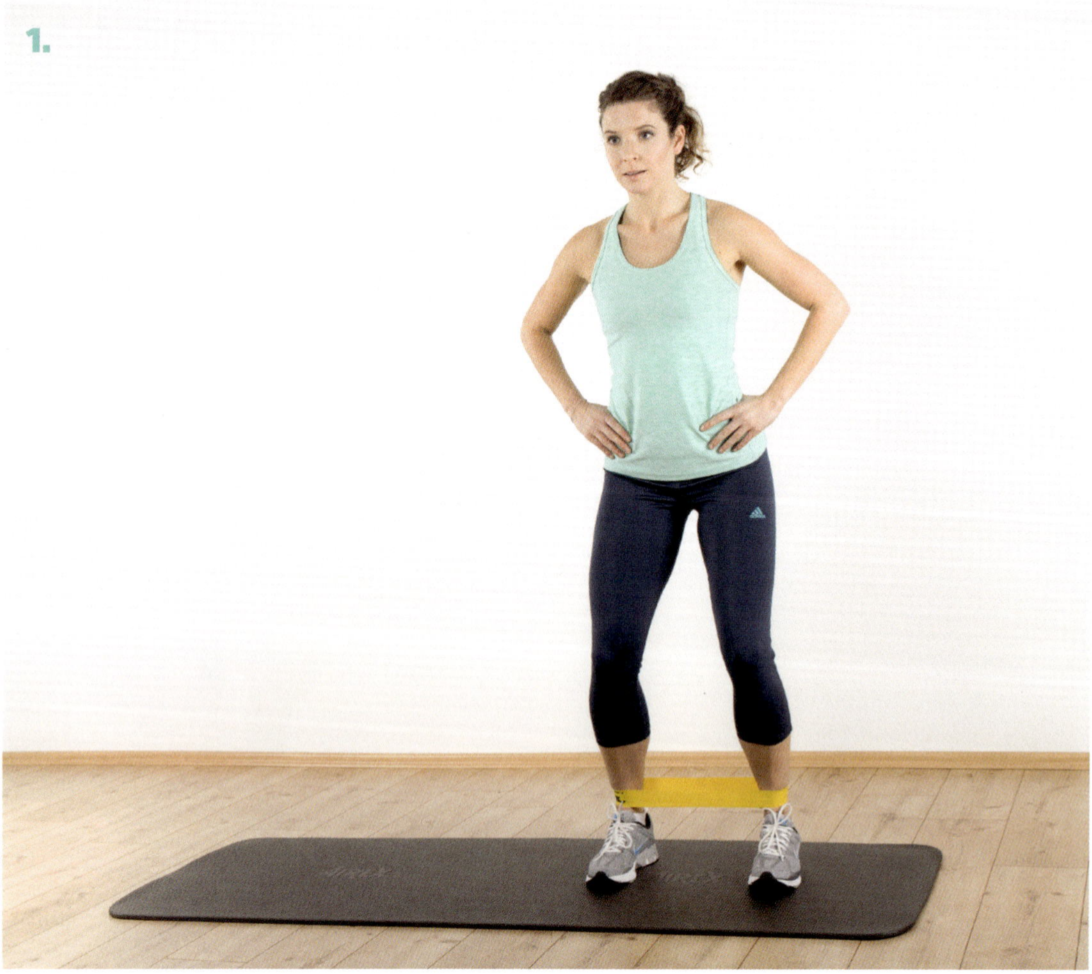

1.

2.

3.

4.

5.

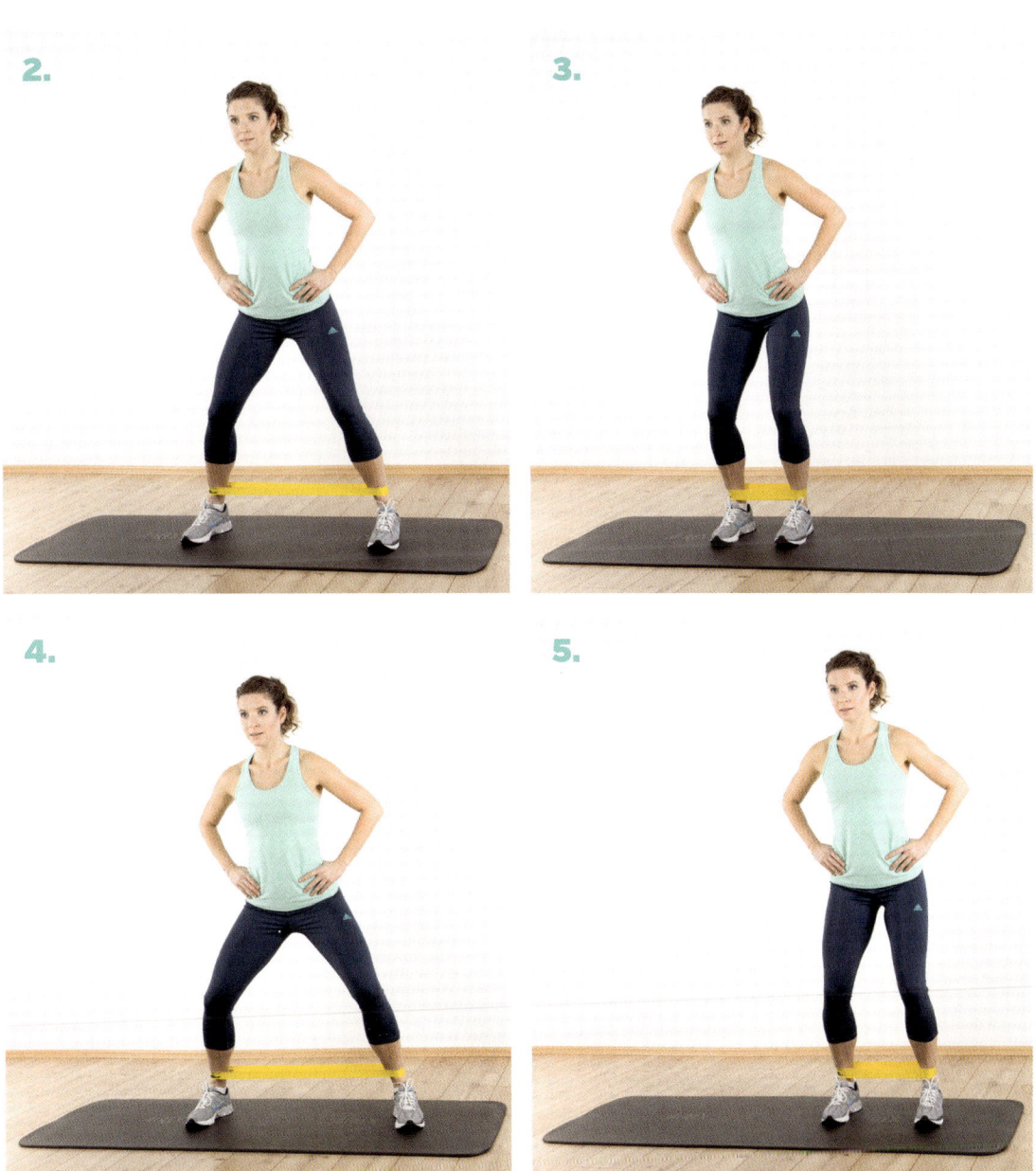

Kniesprung

1. Nehmen Sie einen aufrechten, hüftbreiten Stand ein. Die Fußspitzen zeigen nach vorn. Platzieren Sie das Miniband im Mittelhandbereich der Hände. Strecken Sie die Arme nach oben, sodass sich die Oberarme neben den Ohren befinden. Bringen Sie das Miniband durch einen leichten Druck nach außen auf Zug.

2. Ziehen Sie jetzt das rechte Knie explosiv so hoch wie möglich und drücken Sie sich dabei mit dem linken Fuß vom Boden ab, sodass Sie mit dem linken Bein einen leichten Strecksprung vollziehen. Gleichzeitig führen Sie die Arme zum hochgezogenen rechten Knie nach unten. Sobald Sie wieder im Stand mit nach oben gestreckten Armen sind, schließen Sie sofort die nächste Wiederholung mit dem anderen Bein an. Führen Sie die Übung in schnellem Wechsel für mindestens 1 Minute aus.

Hinweise: Halten Sie das Miniband während der Bewegungsausführung konstant auf Zug. Bleiben Sie aufrecht und stabil.

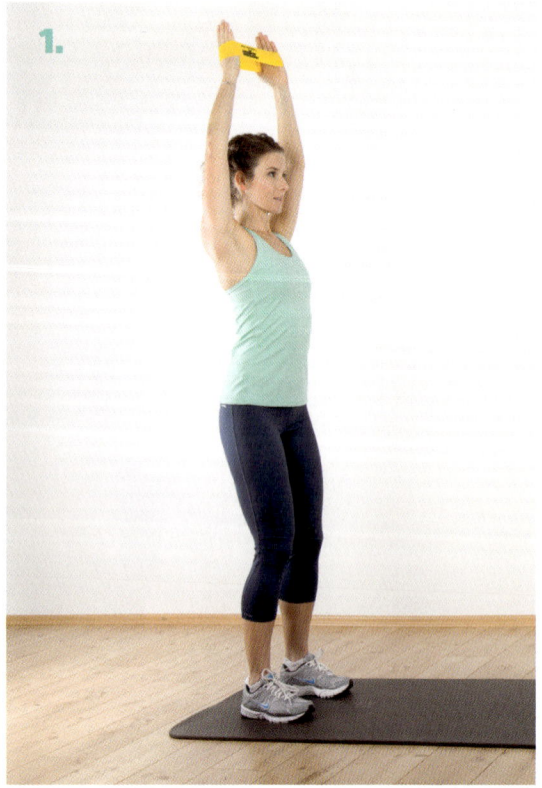

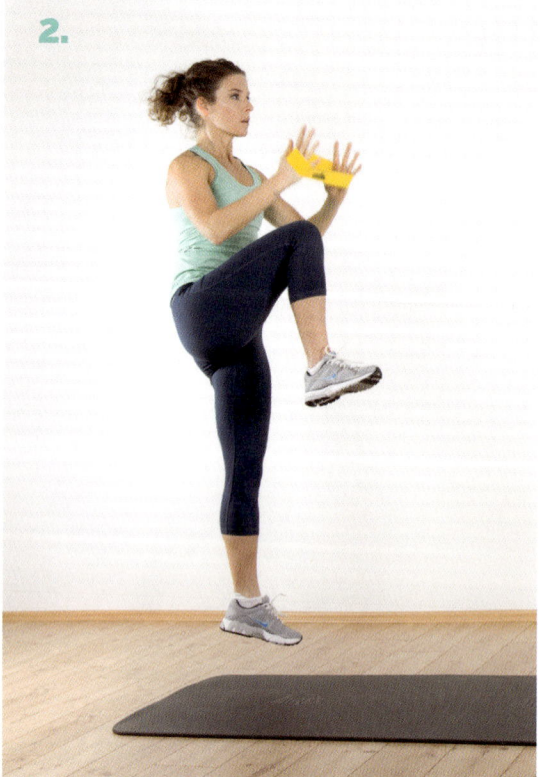

Antippen

1. Platzieren Sie das Miniband knapp oberhalb der Sprunggelenke und öffnen Sie die Füße hüftbreit. Beugen Sie leicht die Knie und verlagern Sie das Gewicht auf das linke Bein. Tippen Sie jetzt kurz mit der rechten Fußspitze etwa eineinhalb Schrittlängen nach vorn auf, so als wollten Sie einen Schritt nach vorn machen.
2. Tippen Sie dann sofort nach hinten auf und nehmen Sie die Arme mit jedem Wechsel gegengleich mit. Führen Sie das Antippen pro Bein für mindestens 30 Sekunden in einem zügigen Tempo aus.

Hinweise: Beide Knie bleiben während der Bewegungsausführung leicht gebeugt. Halten Sie den Rücken gestreckt.

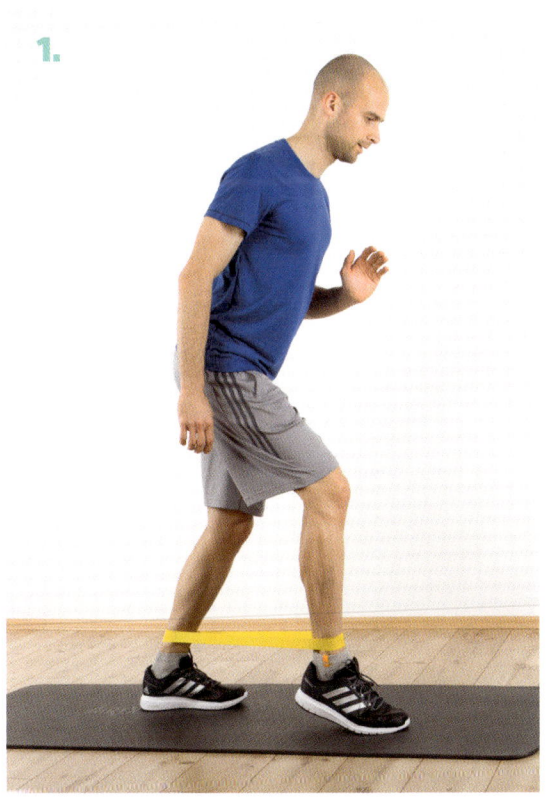

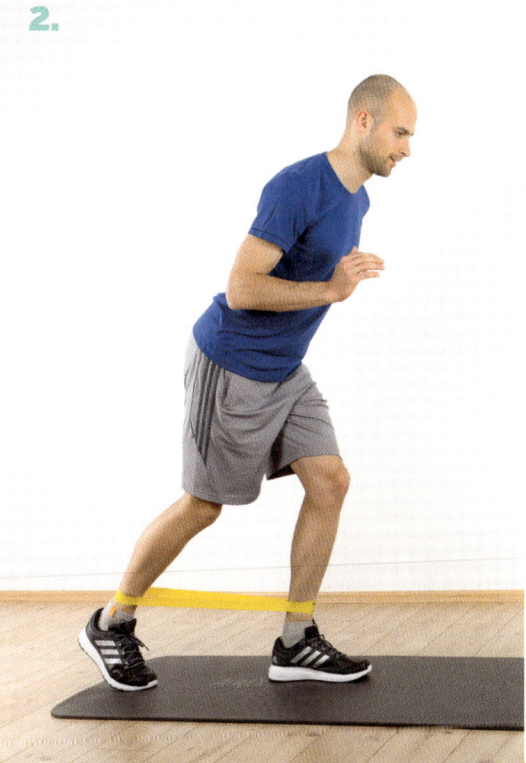

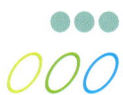

Liegestützsprung

1. Platzieren Sie das Miniband knapp oberhalb der Sprunggelenke. Nehmen Sie einen aufrechten, hüftbreiten Stand ein, sodass das Band leicht auf Zug ist. Die Arme sind seitlich locker am Körper.
2. Kommen Sie dann in eine tiefe Hocke und platzieren Sie die Hände in einem schulterbreiten Abstand direkt vor den Füßen.
3. Aus dieser Position springen Sie in die Liegestützposition nach hinten.
4. Führen Sie einen Liegestütz aus, indem Sie die Arme beugen und den Körper absenken.
5. Drücken Sie sich wieder nach oben.
6. Springen Sie dann mit den Füßen wieder nach vorn in die tiefe Hocke.
7. Richten Sie sich auf und schließen Sie sofort einen Strecksprung an. Beginnen Sie nun von vorn und wiederholen Sie den Liegestützsprung in einem zügigen Tempo für mindestens 1 Minute.

Hinweise: Wenn Sie den Liegestützsprung zum ersten Mal ausführen, achten Sie zunächst auf eine saubere Ausführung, bevor Sie das Tempo steigern. Es genügt vollkommen, wenn Sie beim Liegestütz nur die halbe Strecke nach unten nehmen. In 1 Minute sind bei zügigem Tempo mindestens zehn Wiederholungen zu schaffen.

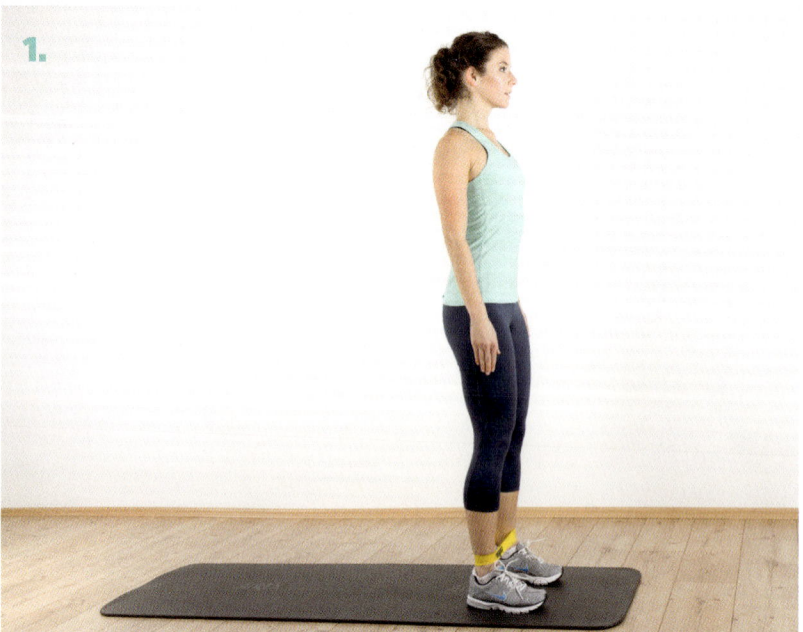

1.

2.

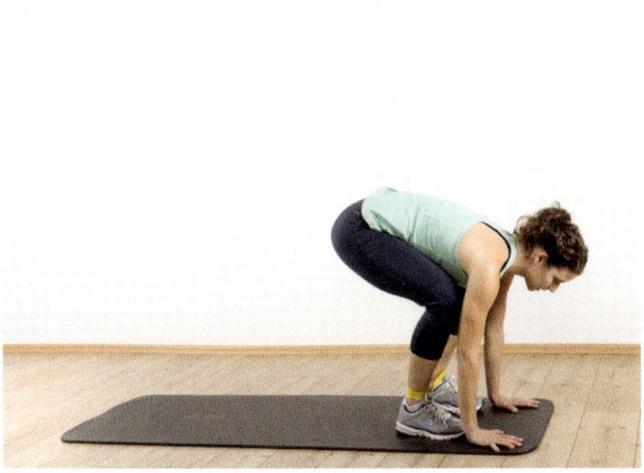

3.

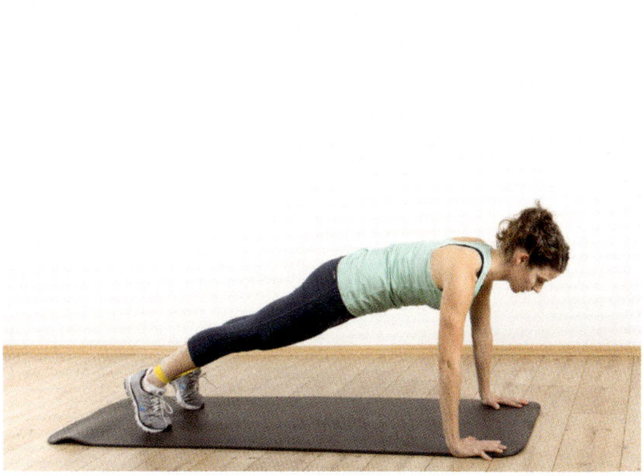

4.

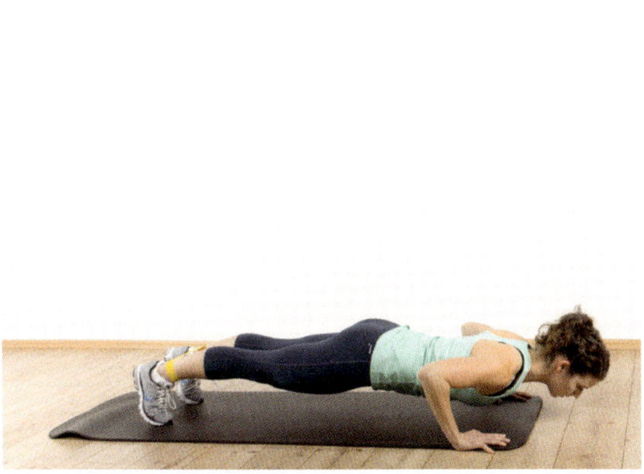

5.

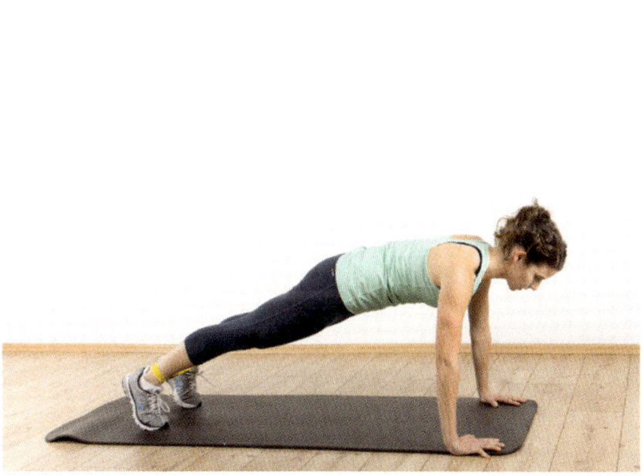

6.

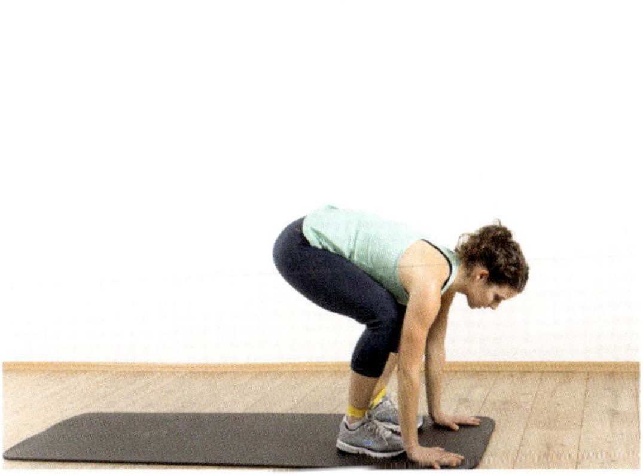

7.

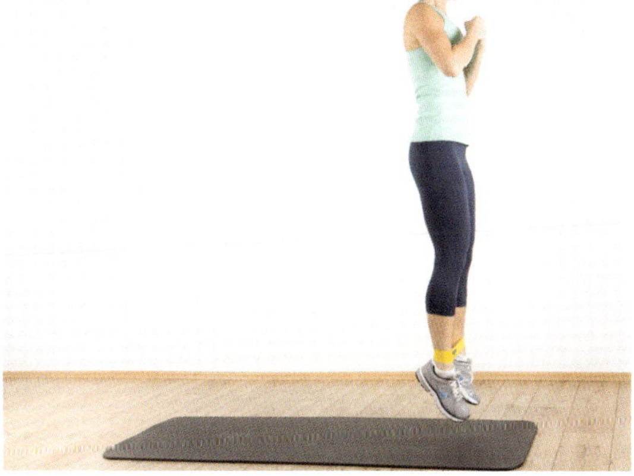

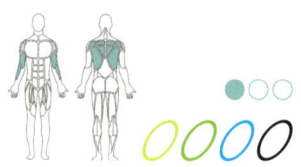

Einarmiges Rudern im Ausfallschritt

1. Machen Sie mit dem rechten Fuß einen Ausfallschritt nach vorn. Das rechte Knie befindet sich direkt über dem Sprunggelenk. Setzen Sie das linke Knie ab. Stellen Sie sich mit dem rechten Fuß auf das Miniband und umgreifen Sie es mit der rechten Hand. Bringen Sie das Miniband auf Zug. Lassen Sie den Oberkörper aufrecht und behalten Sie die normale physiologische Krümmung der Wirbelsäule bei. Die linke Hand können Sie entweder in der Hüfte abstützen oder den Arm locker hängen lassen.

2. Ziehen Sie die rechte Hand nach oben, beugen Sie dabei den Ellbogen und führen Sie den Arm nah am Oberkörper. Bringen Sie das Miniband auf maximale Spannung. Dann strecken Sie den Arm wieder, lassen das Miniband aber auf Zug.

1.

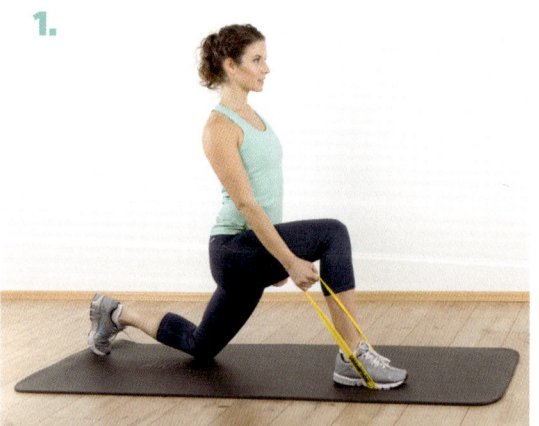

2.

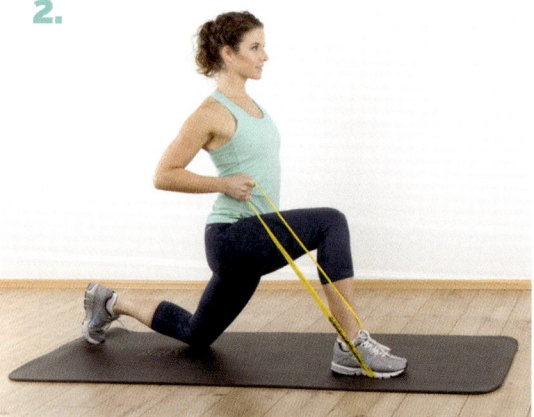

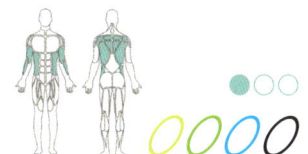

Einarmiges Rudern mit Rotation

1. Kommen Sie in eine aufrechte, sitzende Position und strecken Sie das rechte Bein aus. Beugen Sie das linke Bein und legen Sie die linke Fußsohle so an die rechte Oberschenkelinnenseite an, dass die Fußspitze ungefähr auf Höhe der Kniekehle endet. Fixieren Sie das Miniband knapp oberhalb des linken Sprunggelenks, umgreifen Sie es mit der rechten Hand, bringen Sie es auf Zug und drehen Sie die Handfläche zum Körper. Halten Sie den angewinkelten Arm nah am Oberkörper. Platzieren Sie die linke Hand direkt neben dem Gesäß. Blicken Sie geradeaus.
2. Ziehen Sie die rechte Hand nach oben, beugen Sie dabei den Ellbogen und führen Sie den Arm nah am Oberkörper. Drehen Sie gleichzeitig den Oberkörper nach rechts. Der Blick geht über die Schulter nach hinten. Drehen Sie sich kontrolliert wieder zurück in die Ausgangsposition.

Hinweise: Halten Sie während der Bewegungsausführung die Schultern tief und den Oberkörper aufrecht. Nur so ist eine effektive Rotation der Wirbelsäule möglich.

1.

2.

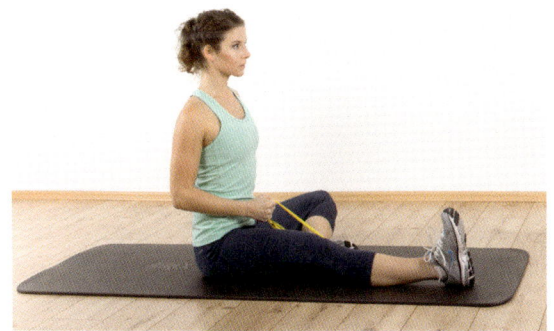

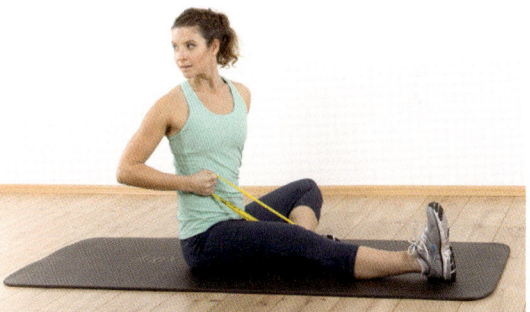

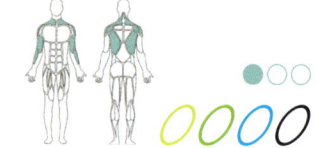

Einarmiges Rudern in Rückenlage

1. Kommen Sie in die Rückenlage und strecken Sie das rechte Bein aus. Führen Sie das linke Bein durch das Miniband und stellen Sie den linken Fuß neben dem rechten Knie auf. Das Miniband befindet sich knapp oberhalb der Kniekehle und wird durch den Oberschenkel fixiert. Greifen Sie es mit der rechten Hand und bringen Sie es auf Zug. Legen Sie den Kopf entspannt auf dem Boden ab. Der linke Arm ist ebenfalls abgelegt.

2. Ziehen Sie die rechte Hand Richtung Schulter. Beugen Sie den rechten Ellbogen, sodass er auf Schulterhöhe endet und sich der Oberarm knapp über dem Boden befindet. Dann strecken Sie den Arm wieder.

1.

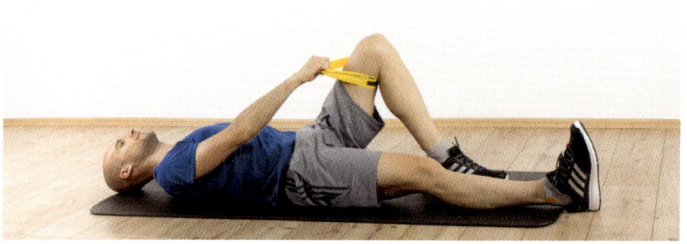

2.

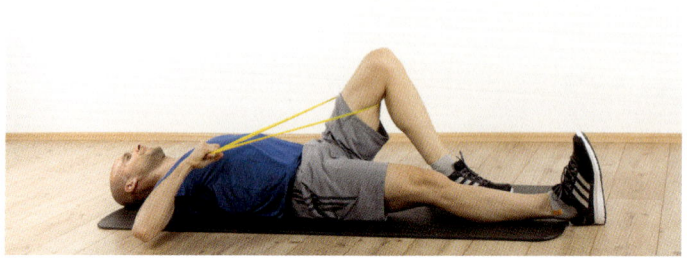

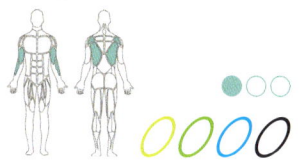

Einarmiger Latzug

1. Nehmen Sie einen aufrechten, hüftbreiten Stand ein. Platzieren Sie das Miniband im Mittel-handbereich der Hände und strecken Sie die Arme über den Kopf. Die Ellbogen sind leicht gebeugt, die Schultern tief. Die Handflächen zeigen nach vorn. Bringen Sie das Miniband auf Zug. Für einen stabilen Stand spannen Sie den Rumpf an.
2. Ziehen Sie die rechte Hand so weit wie möglich zur Seite nach unten. Lassen Sie dabei den linken Arm stabil in seiner Position. Dann strecken Sie den Arm wieder nach oben, lassen das Miniband aber auf Zug.

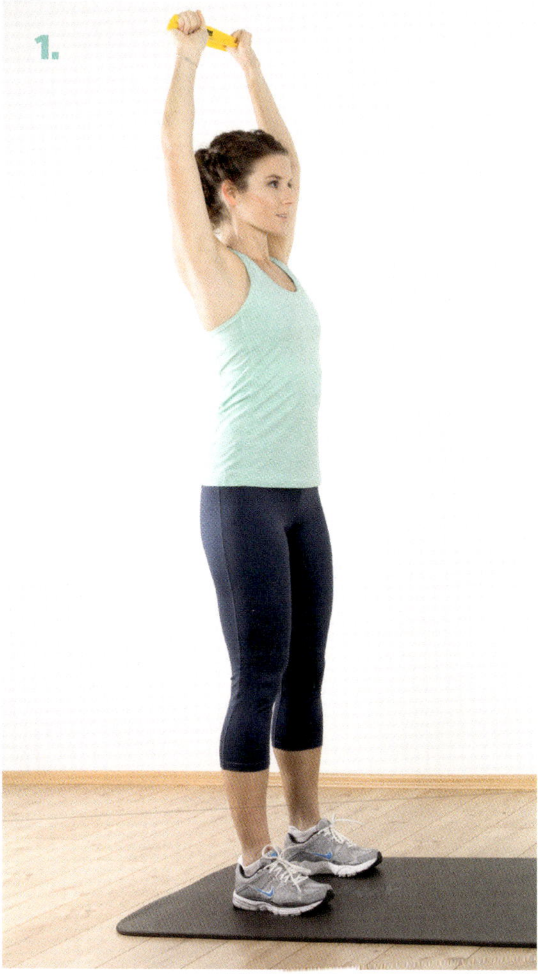

1.

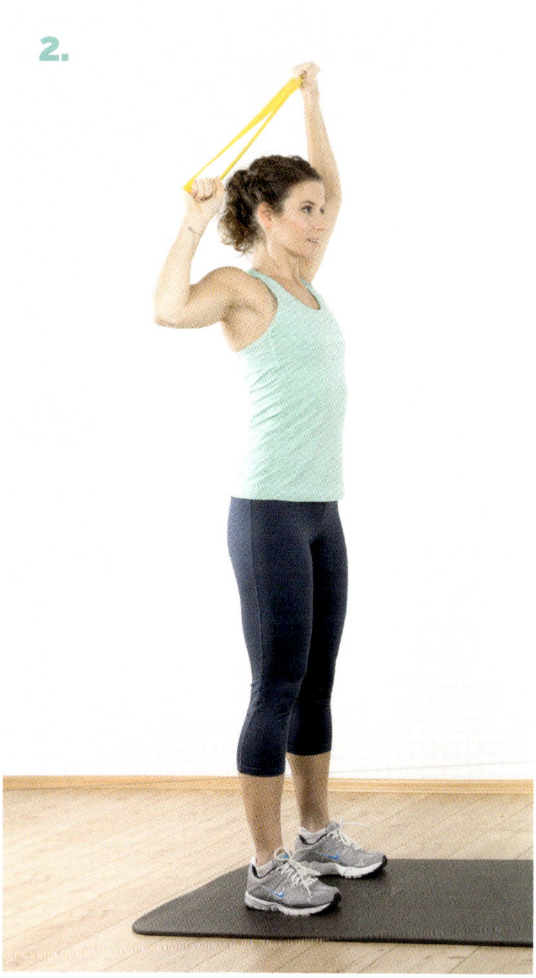

2.

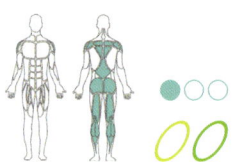

Paddeln

1. Kommen Sie in die Bauchlage und strecken Sie die Beine aus. Platzieren Sie das Miniband im Mittelhandbereich der Hände und fixieren Sie es mit den Daumen. Strecken Sie die Arme aus, drehen Sie die Handflächen zum Körper und bringen Sie das Miniband auf Zug. Der Kopf ist angehoben, der Blick nach unten gerichtet. Bringen Sie den Rumpf auf Spannung, vor allem die Rückenmuskeln. Dann heben Sie Arme und Beine wenige Zentimeter vom Boden ab und beginnen, diagonal zu paddeln. Zuerst heben Sie rechtes Bein und linken Arm an.
2. Dann wechseln Sie fließend zu linkem Bein und rechtem Arm.

Hinweise: Das Tempo können Sie bestimmen. Führen Sie die Bewegung anfangs etwas langsamer, aber trotzdem fließend aus, um ein Gefühl für die Körperstabilität zu bekommen. Steigern Sie sich zu einem moderaten Tempo, aber achten Sie immer auf kontrollierte Bewegungen.

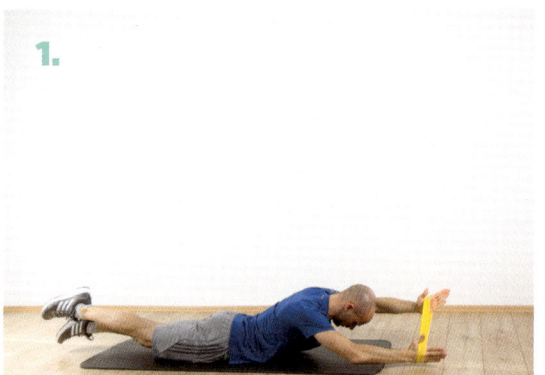

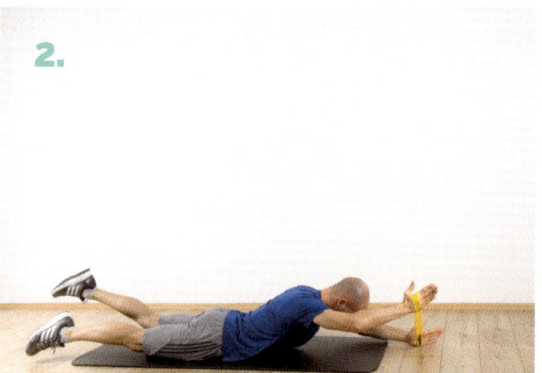

Variante: Paddeln mit zwei Minibändern

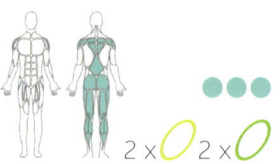

Nehmen Sie die Bauchlage mit gestreckten Armen und Beinen ein. Platzieren Sie das zweite Miniband knapp oberhalb der Sprunggelenke und bringen Sie es auf Zug. Heben Sie Arme und Beine an und beginnen Sie mit der Paddelbewegung im Wechsel.

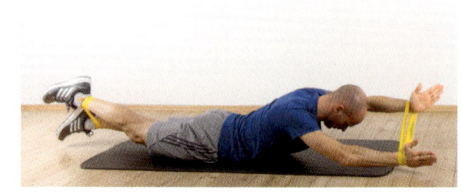

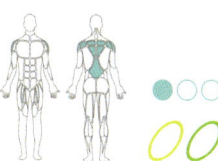

Oberkörperheben

1. Kommen Sie in die Bauchlage und strecken Sie die Beine aus. Platzieren Sie das Miniband im Mittelhandbereich der Hände und fixieren Sie es mit den Daumen. Strecken Sie die Arme aus, drehen Sie die Handflächen zum Körper und bringen Sie das Miniband auf Zug. Der Kopf ist angehoben, der Blick nach unten gerichtet. Bringen Sie den Rumpf auf Spannung, vor allem die Rückenmuskeln, und heben Sie die Arme wenige Zentimeter vom Boden ab.
2. Dann ziehen Sie Oberkörper und Arme so weit wie möglich nach oben. Senken Sie sich wieder bis kurz vor Bodenkontakt ab.

Hinweis: Achten Sie darauf, dass Sie die Wirbelsäule lang lassen, vor allem den Nackenbereich.

1.

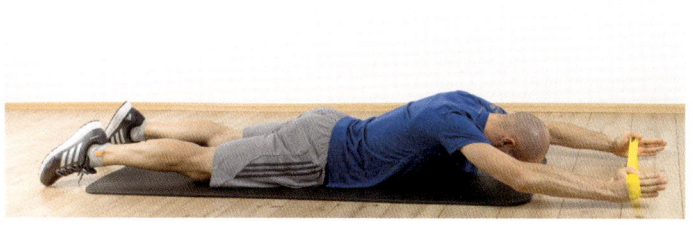

2.

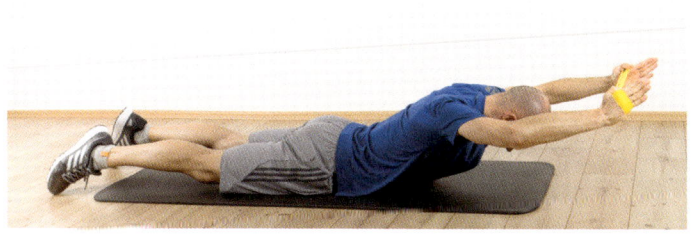

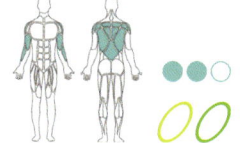

Oberkörperheben mit Latzug

1. Kommen Sie in die Bauchlage und strecken Sie die Beine aus. Platzieren Sie das Miniband im Mittelhandbereich der Hände und fixieren Sie es mit den Daumen. Strecken Sie die Arme aus, drehen Sie die Handflächen zum Körper und bringen Sie das Miniband auf Zug. Der Kopf ist angehoben, der Blick nach unten gerichtet. Bringen Sie den Rumpf auf Spannung, vor allem die Rückenmuskeln, und heben Sie die Arme wenige Zentimeter vom Boden ab.

2. Dann ziehen Sie Oberkörper und Arme so weit wie möglich nach oben.

3. Am höchsten Punkt führen Sie einen Latzug aus, indem Sie die Hände weit nach außen öffnen, sodass das Miniband maximal auf Spannung ist, und die Ellbogen bis auf Schulterhöhe beugen. Dann strecken Sie die Arme wieder und senken sich bis kurz vor Bodenkontakt ab.

1.

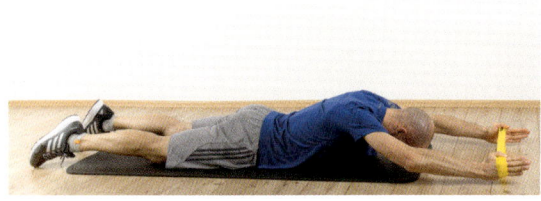

2.

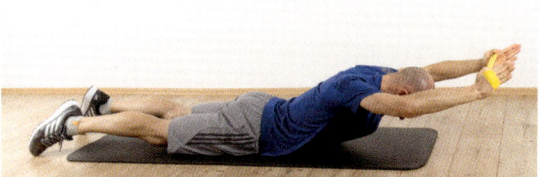

3.

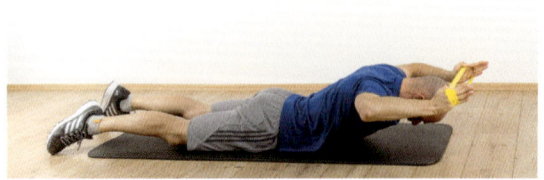

Oberkörper- und Beinheben

1. Kommen Sie in die Bauchlage und strecken Sie die Beine aus. Platzieren Sie das Miniband im Mittelhandbereich der Hände und fixieren Sie es mit den Daumen. Strecken Sie die Arme aus, drehen Sie die Handflächen zum Körper und bringen Sie das Miniband auf Zug. Der Kopf ist angehoben, der Blick nach unten gerichtet. Bringen Sie den Rumpf auf Spannung, vor allem die Rückenmuskeln, und heben Sie Arme und Beine wenige Zentimeter vom Boden ab.
2. Ziehen Sie nun Oberkörper, Arme und Beine so weit wie möglich nach oben. Senken Sie sich dann wieder bis kurz vor Bodenkontakt ab.

Hinweis: Achten Sie darauf, dass Sie die Wirbelsäule lang lassen, vor allem den Nackenbereich.

1.

2.

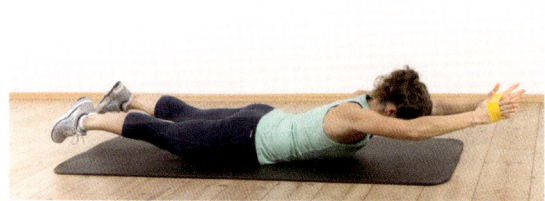

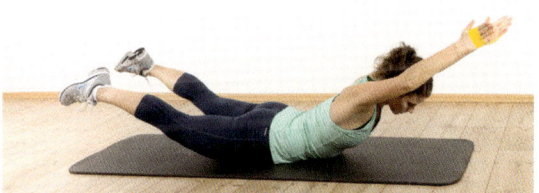

Variante: Oberkörper- und Beinheben mit zwei Minibändern

Nehmen Sie die Bauchlage mit gestreckten Armen und Beinen ein. Platzieren Sie das zweite Miniband knapp oberhalb der Sprunggelenke und bringen Sie es auf Zug. Heben Sie nun Oberkörper, Arme und Beine an und senken Sie sich wieder bis kurz vor Bodenkontakt ab.

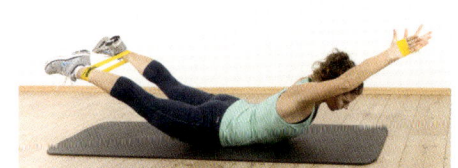

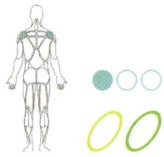

Schulteraußenrotation

1. Nehmen Sie einen aufrechten, hüftbreiten Stand ein. Platzieren Sie das Miniband im Mittelhandbereich der Hände und fixieren Sie es mit den Daumen. Beugen Sie die Ellbogen um 90 Grad, sodass die Unterarme waagrecht zum Boden sind, und halten Sie die Oberarme eng am Oberkörper. Bringen Sie das Miniband auf Zug, drehen Sie die Handflächen nach oben und spannen Sie den Rumpf an.

2. Halten Sie den Oberkörper aufrecht und drehen Sie die Oberarme nach außen, indem Sie die Unterarme zu den Seiten führen und das Miniband auf maximale Spannung bringen. Führen Sie die Unterarme zurück in die Ausgangsposition.

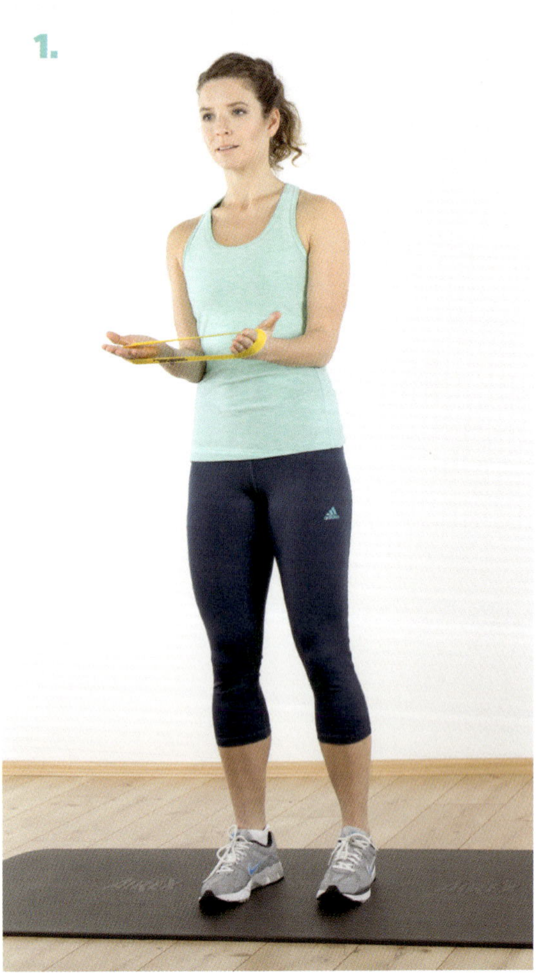

1.

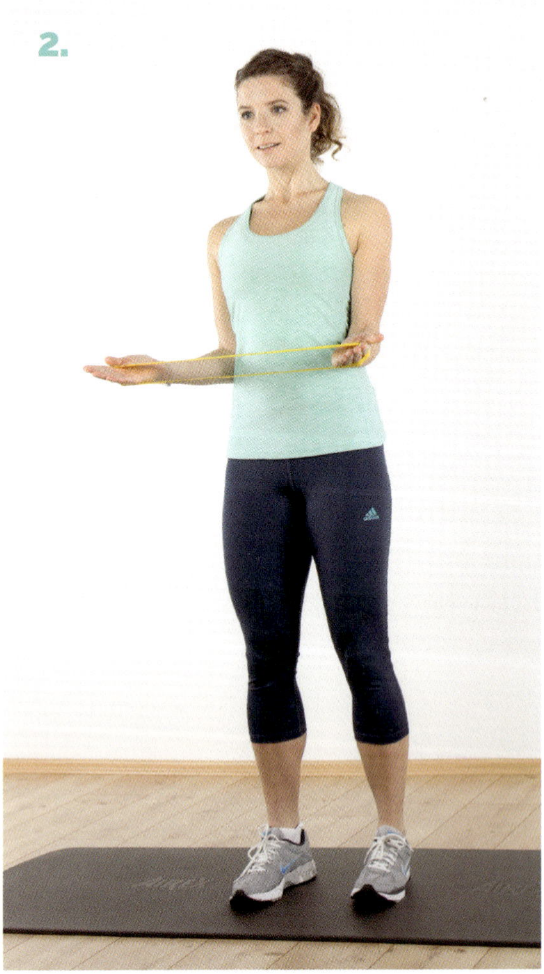

2.

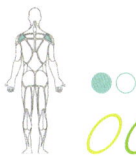

Variante: Schulteraußenrotation in Rückenlage

1. Kommen Sie in die Rückenalge und stellen Sie die Füße auf. Platzieren Sie das Miniband im Mittelhandbereich der Hände und fixieren Sie es mit den Daumen. Halten Sie die Oberarme eng am Oberkörper und legen Sie sie auf dem Boden ab. Winkeln Sie die Arme an, sodass die Unterarme senkrecht nach oben weisen. Drehen Sie die Handflächen zueinander, bringen Sie das Miniband auf Zug und spannen Sie den Rumpf an.
2. Drehen Sie die Oberarme nach außen, indem Sie gleichzeitig beide Unterarme zur Seite führen. Halten Sie dabei mit den Oberarmen den Kontakt zum Oberkörper. Dann drehen Sie die Arme zurück in die Ausgangsposition.

1.

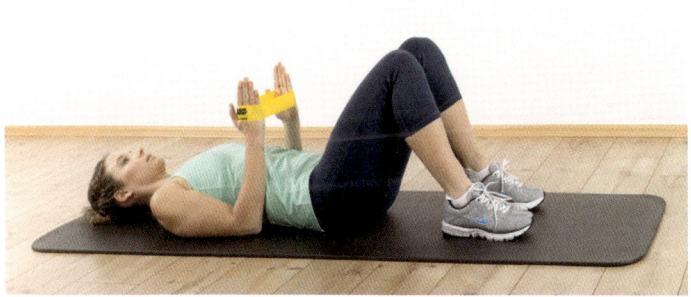

2.

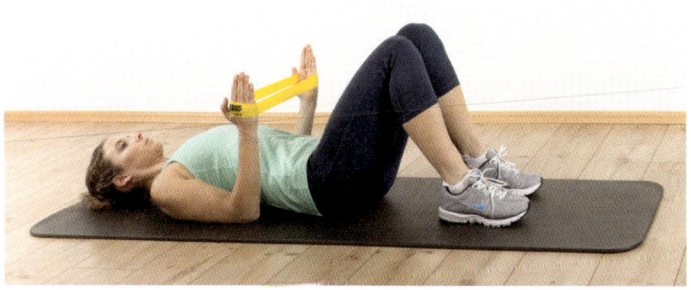

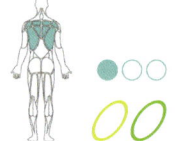

Fliegende Bewegung im Stand

1. Nehmen Sie einen aufrechten, hüftbreiten Stand ein. Platzieren Sie das Miniband im Mittel-handbereich der Hände und fixieren Sie es mit den Daumen. Strecken Sie die Arme auf Schul-terhöhe nach vorn aus – die Ellbogen sind leicht gebeugt – und drehen Sie die Handflächen zueinander. Ziehen Sie die Schultern tief, bringen Sie das Miniband auf Zug und spannen Sie den Rumpf an.
2. Halten Sie den Oberkörper aufrecht und führen Sie die gestreckten Arme so weit wie möglich nach außen. Dann schließen Sie die Arme wieder so weit, dass das Miniband auf Zug bleibt.

1.

2.

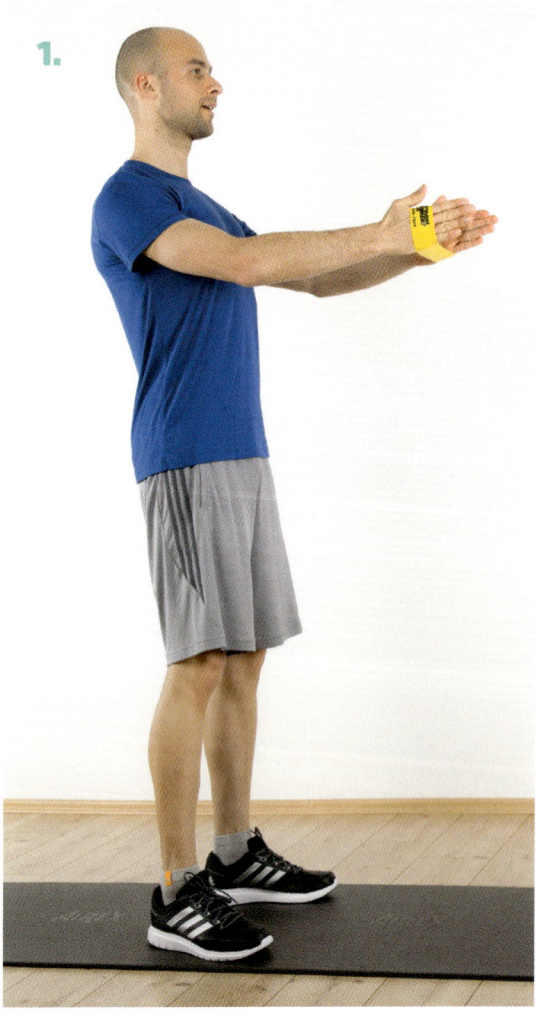

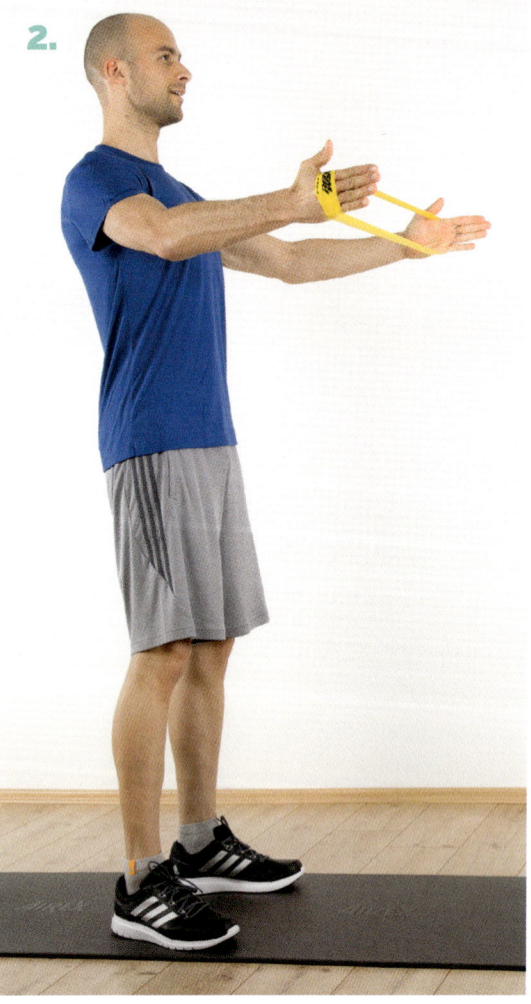

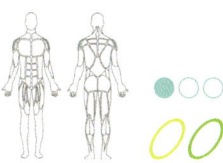

Seitheben vorn

1. Nehmen Sie einen aufrechten, hüftbreiten Stand ein. Platzieren Sie das Miniband im Mittelhandbereich der Hände und fixieren Sie es mit den Daumen. Strecken Sie die Arme nach unten – die Ellbogen sind leicht gebeugt –, drehen Sie die Handflächen zueinander und bringen Sie das Miniband auf Zug. Ziehen Sie die Schultern tief und spannen Sie den Rumpf an.

2. Halten Sie den Oberkörper aufrecht und heben Sie beide Arme gleichzeitig so weit wie möglich zur Seite an. Dann senken Sie die Arme wieder ab, lassen das Miniband aber auf Zug.

1.

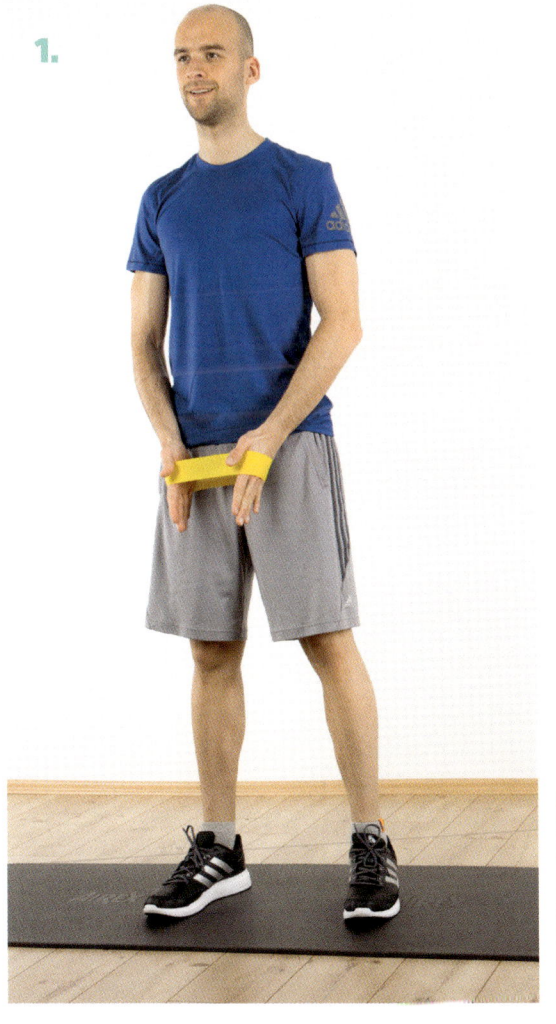

2.

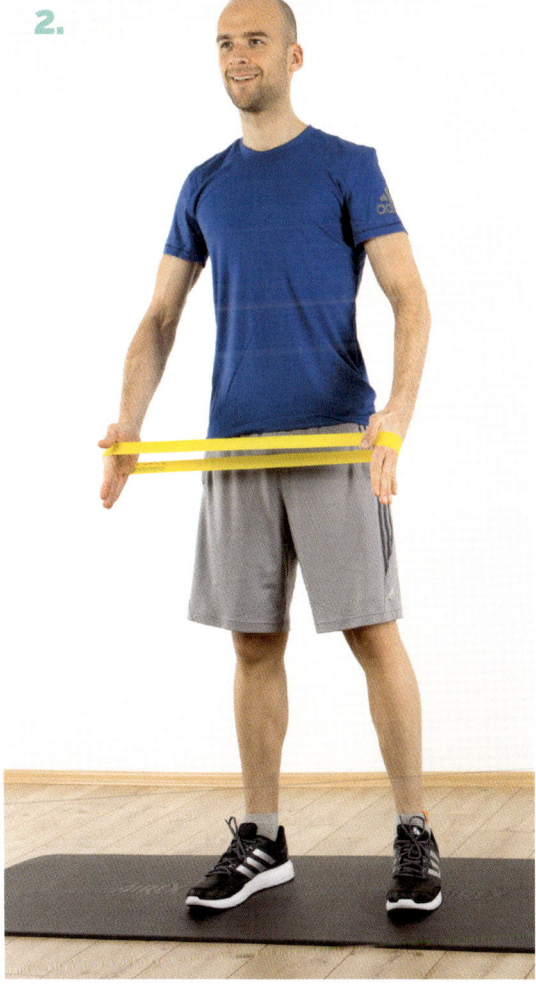

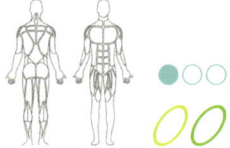

Seitheben hinten

1. Nehmen Sie einen aufrechten, hüftbreiten Stand ein. Führen Sie beide Arme hinter den Körper, platzieren Sie das Miniband im Mittelhandbereich der Hände und fixieren Sie es mit den Daumen. Lassen Sie die Ellbogen leicht gebeugt, drehen Sie die Handflächen zueinander und bringen Sie das Miniband auf Zug. Ziehen Sie die Schultern nach hinten unten und spannen Sie den Rumpf an.
2. Halten Sie den Oberkörper aufrecht und heben Sie beide Arme gleichzeitig so weit wie möglich zur Seite an. Dann senken Sie sie wieder so weit ab, dass das Miniband auf Zug bleibt.

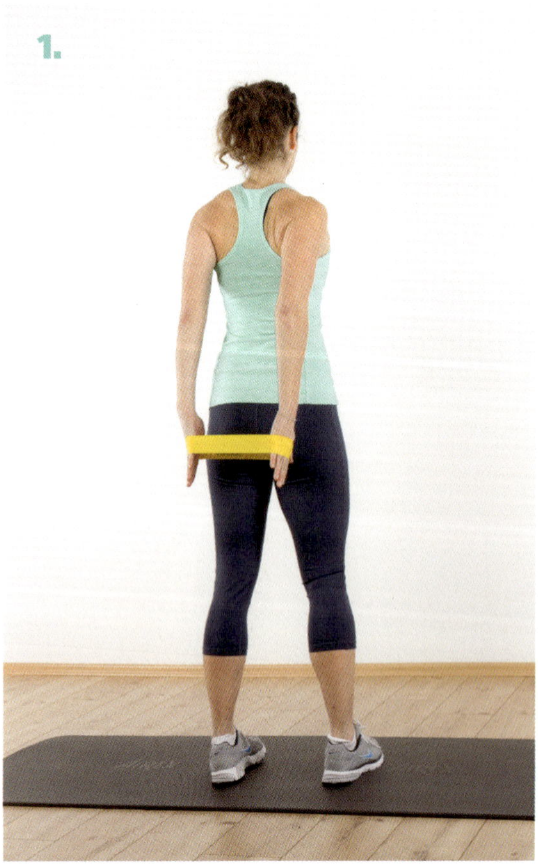

1.

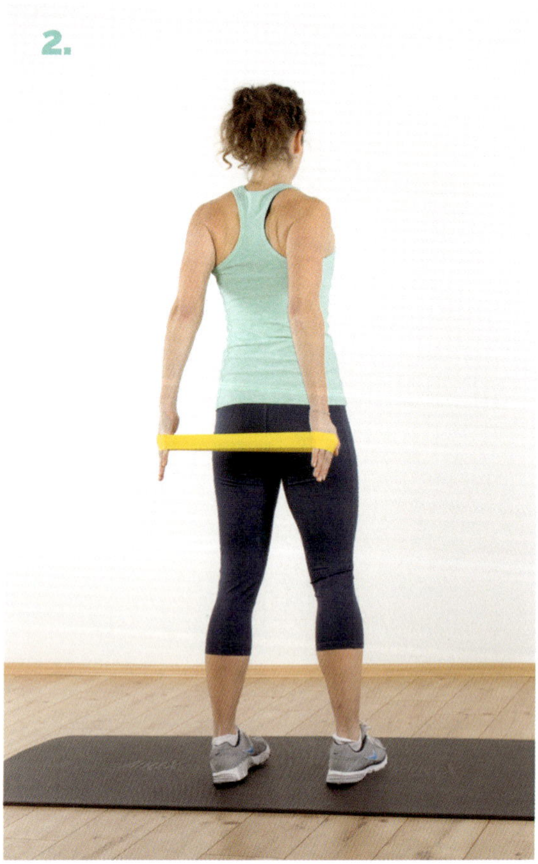

2.

Armheben

1. Nehmen Sie einen aufrechten, hüftbreiten Stand ein. Platzieren Sie das Miniband knapp oberhalb der Ellbogen. Heben Sie die Arme angewinkelt auf Schulterhöhe nach vorn an, sodass die Unterarme nach oben zeigen. Drehen Sie die Handflächen zueinander. Die Ellbogen sind schulterbreit geöffnet, damit das Miniband auf Zug ist. Ziehen Sie die Schultern tief und spannen Sie den Rumpf an.
2. Halten Sie den Oberkörper aufrecht und führen Sie die angewinkelten Arme parallel möglichst weit nach oben. Lassen Sie die Arme am höchsten Punkt leicht gebeugt. Dann senken Sie sie wieder in die Ausgangsposition ab.

Hinweis: Achten Sie darauf, dass die Ellbogen während der Bewegungsausführung den gleichen Abstand behalten.

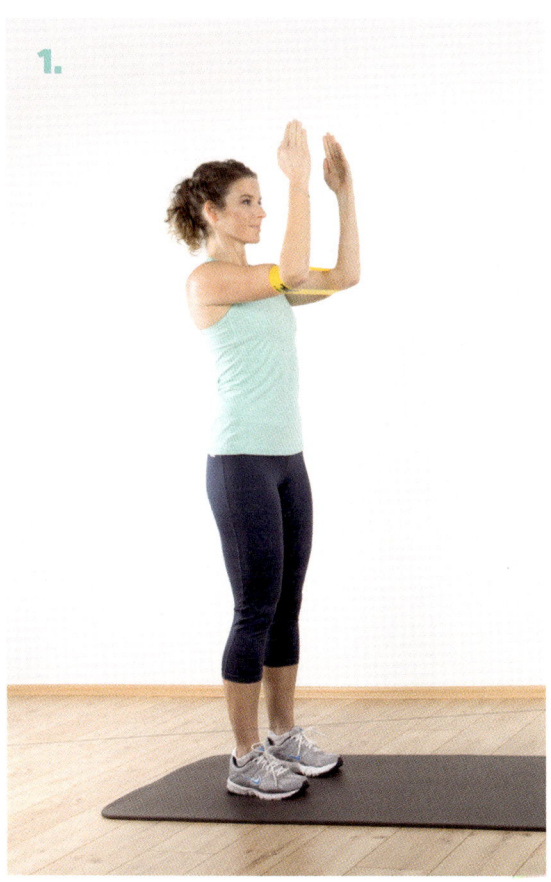
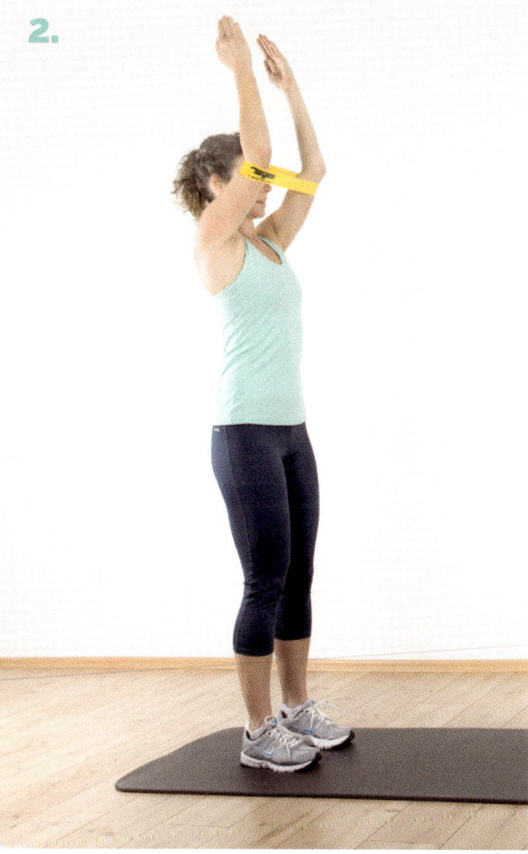

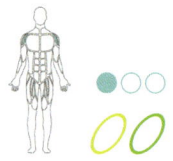

Frontheben im Wechsel

1. Nehmen Sie einen aufrechten, hüftbreiten Stand ein. Platzieren Sie das Miniband um die Handgelenke und strecken Sie die Arme waagrecht nach vorn aus. Ballen Sie die Hände zu leichten Fäusten und drehen Sie die Fingerseiten zueinander. Die Arme sind schulterbreit geöffnet, damit sich das Miniband auf Zug befindet. Spannen Sie den Rumpf an.
2. Halten Sie den Oberkörper aufrecht und führen Sie gleichzeitig den rechten Arm gestreckt nach unten, den linken nach oben und bringen Sie so das Miniband auf maximale Spannung.
3. Wechseln Sie in einer fließenden Bewegung die Armstellung.

Hinweise: Die Arme bleiben während der Bewegungsausführung gestreckt. Halten Sie die Schultern tief.

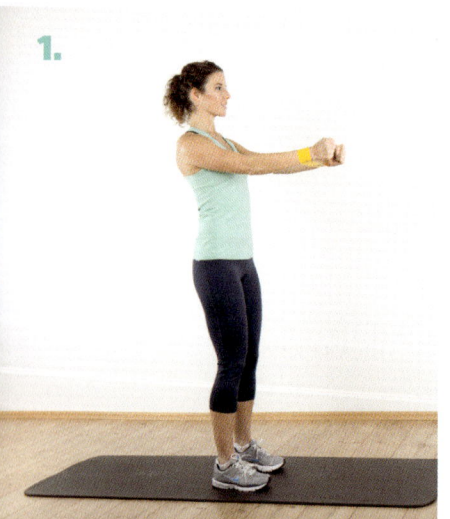
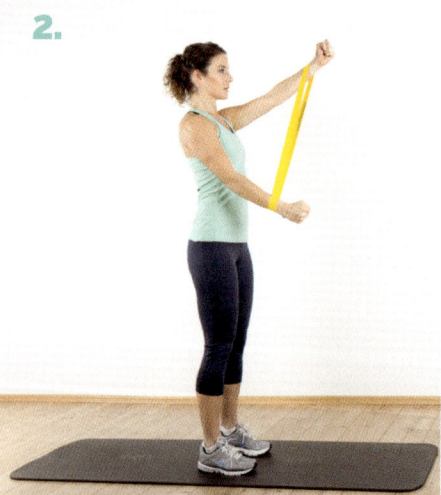
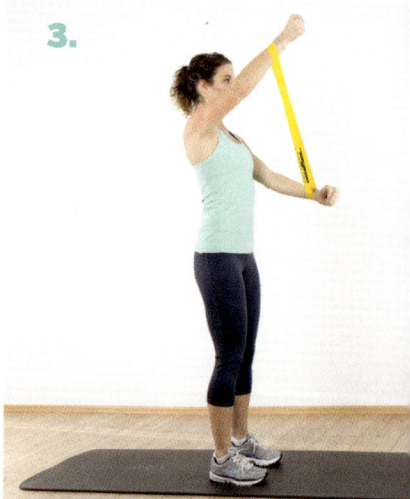

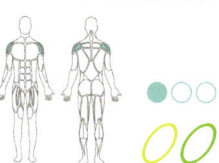

Scheibenwischer

1. Stellen Sie sich mit einer Armlänge Abstand frontal vor eine Wand. Platzieren Sie das Miniband um die Handgelenke. Dann legen Sie die Handflächen mit gespreizten Fingern versetzt an die Wand: Die linke Hand befindet sich auf Schulterhöhe, die rechte Hand 20 bis 30 Zentimeter weiter oben. Das Miniband ist maximal auf Zug.

2. Beginnen Sie nun, mit der rechten Hand die Bewegung eines Scheibenwischers nachzuahmen, während die linke Hand das Miniband fixiert. Setzen Sie mit gestrecktem Arm die rechte Hand zuerst nach außen.

3. Dann setzen Sie die rechte Hand möglichst weit nach unten, bleiben aber aufrecht im Oberkörper. Den Rückweg nehmen Sie über die Seite wieder nach oben zur Ausgangsposition und beginnen von vorn.

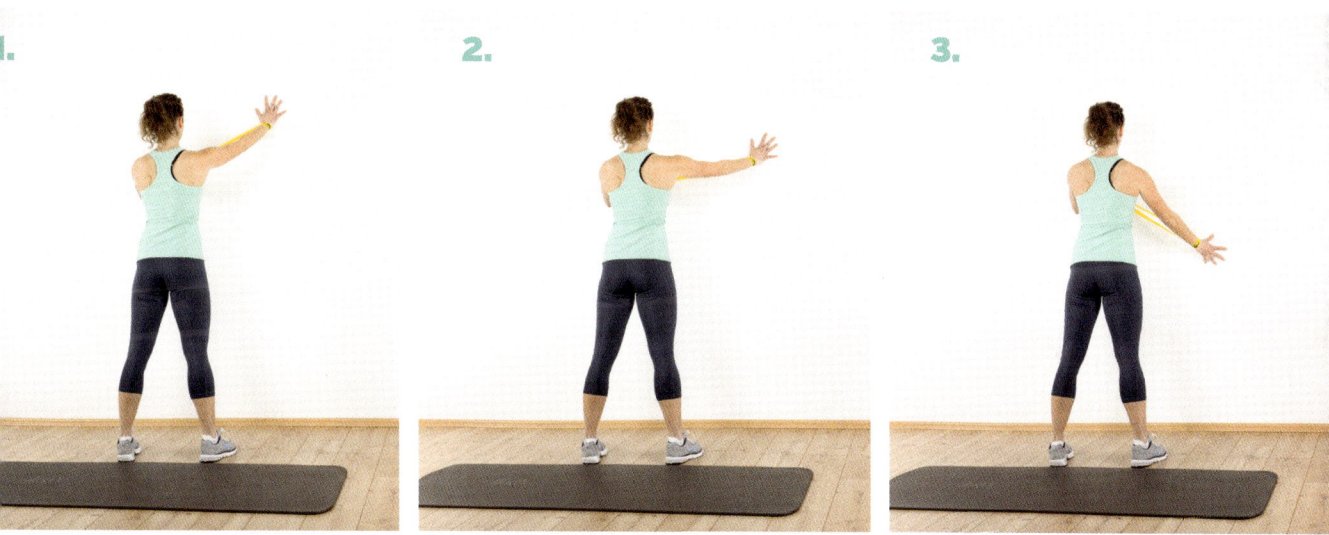

1. **2.** **3.**

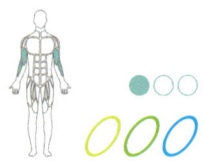

Einarmiger Bizeps-Curl

1. Nehmen Sie einen aufrechten, hüftbreiten Stand ein. Platzieren Sie das Miniband im Mittelhandbereich der Hände. Strecken Sie den linken Arm nach unten und fixieren Sie das Miniband sowohl mit dem Daumen als auch mit der Hand am Körper. Winkeln Sie den rechten Unterarm um 90 Grad nach vorn an, drehen Sie die Handfläche nach oben und ballen Sie die rechte Hand zur Faust. Beide Oberarme sind eng am Oberkörper. Das Miniband ist auf Zug. Für einen stabilen Stand spannen Sie den Rumpf an.

2. Beugen Sie nun den rechten Unterarm so weit wie möglich Richtung Oberarm, sodass das Miniband maximal gespannt wird. Senken Sie den Arm wieder langsam und kontrolliert bis zur Waagrechten ab.

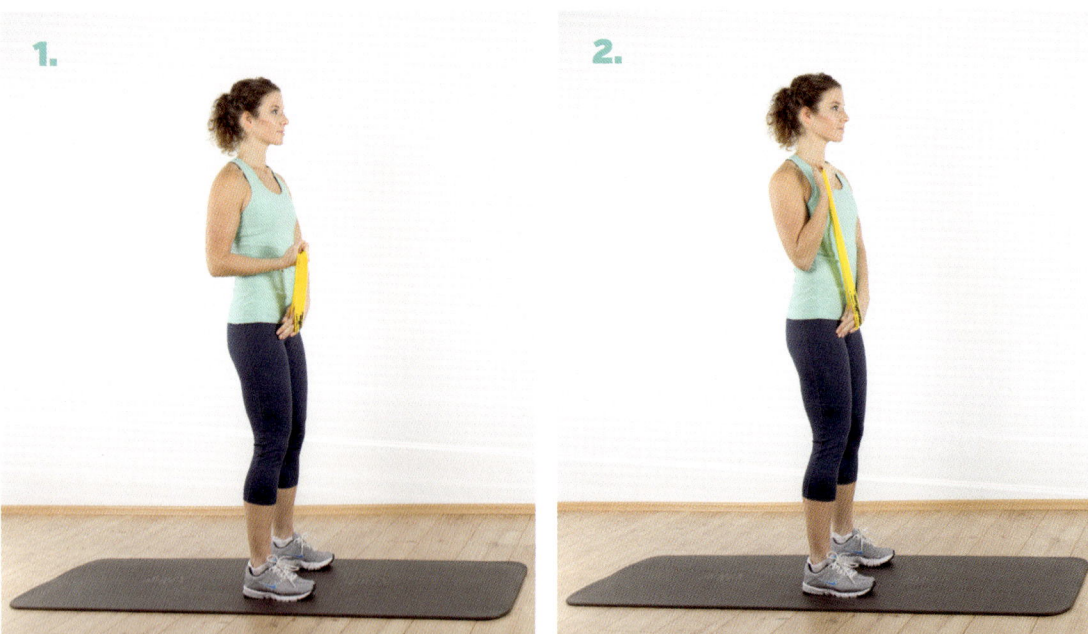

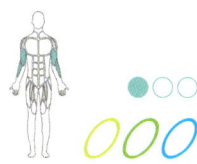

Hammer-Curl im Wechsel

1. Nehmen Sie einen aufrechten, hüftbreiten Stand ein. Platzieren Sie das Miniband im Mittel-handbereich der Hände und fixieren Sie es mit den Daumen. Drehen Sie die Handflächen zuei-nander, winkeln Sie die Unterarme um 90 Grad nach vorn an und halten Sie das Miniband auf Zug. Die Oberarme sind eng am Oberkörper. Für einen stabilen Stand spannen Sie den Rumpf an.

2. Führen Sie nun mit den Unterarmen abwechselnd einen Hammer-Curl aus. Beugen Sie den rechten Unterarm so weit wie möglich Richtung Oberarm, während Sie den linken Unterarm gleichzeitig nach unten strecken. In einer fließenden Bewegung wechseln Sie dann die Rich-tung: linken Unterarm beugen, rechten Unterarm strecken.

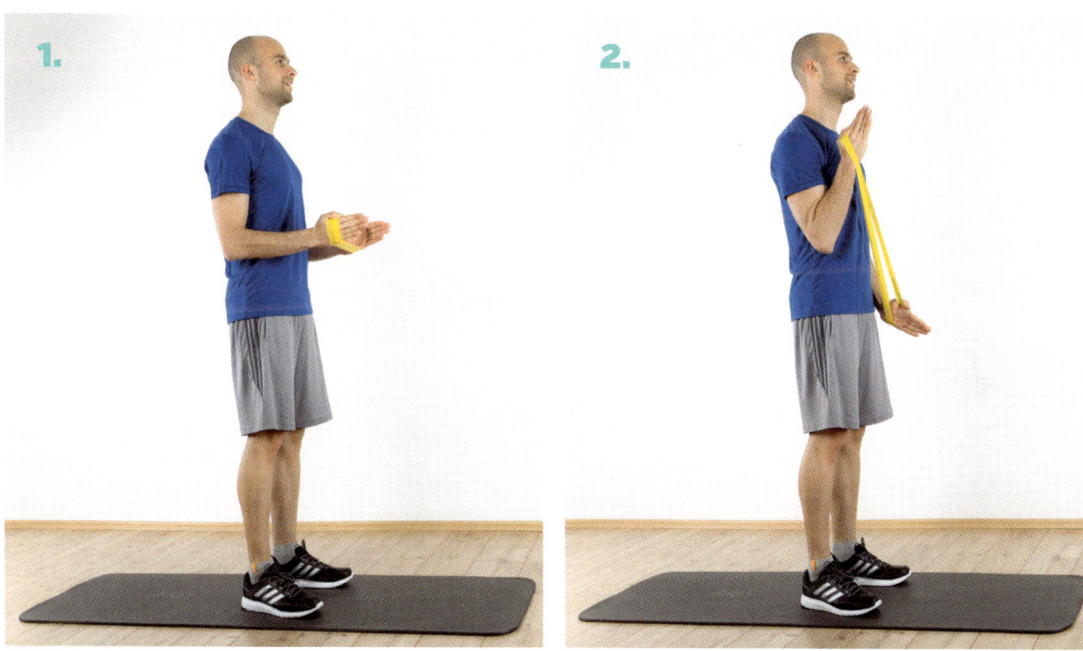

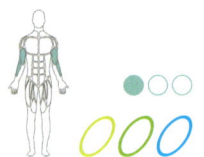

Konzentrations-Curl im Ausfallschritt

1. Steigen Sie mit dem rechten Bein durch das Miniband und machen Sie mit dem rechten Fuß einen Ausfallschritt nach vorn. Setzen Sie das linke Knie unter der Hüfte auf dem Boden ab. Das rechte Knie befindet sich über dem Sprunggelenk. Schieben Sie das Miniband bis zur Kniekehle hoch und umgreifen Sie es mit der rechten Hand. Drehen Sie die Handfläche nach oben, ballen Sie die Hand zur Faust, winkeln Sie den Unterarm um 90 Grad nach vorn an und bringen Sie das Miniband auf Zug. Der rechte Oberarm ist eng am Oberkörper, der linke Arm locker nach unten ausgestreckt oder in der Hüfte abgestützt. Der Oberkörper ist aufrecht, der Rumpf angespannt.
2. Führen Sie jetzt einen Curl aus, indem Sie den rechten Unterarm so weit wie möglich Richtung Oberarm beugen. Dann senken Sie den Unterarm wieder langsam und kontrolliert ab.

Tipp: Damit Sie die Balance besser halten können, fixieren Sie während der Bewegungsausführung vor Ihnen einen Punkt.

1.

2.

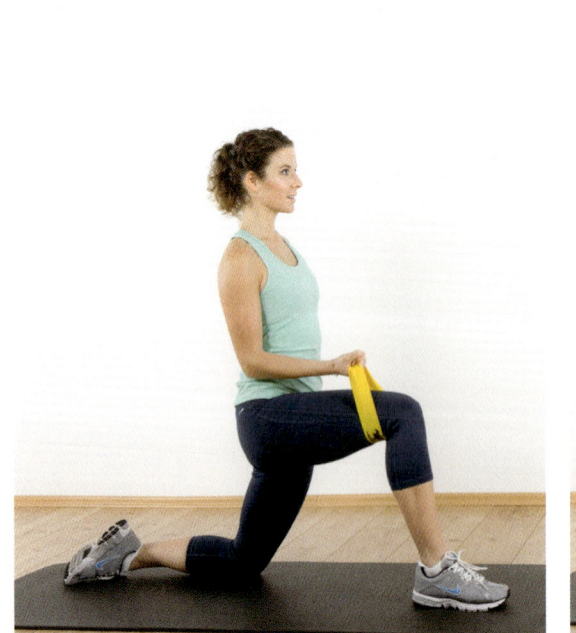

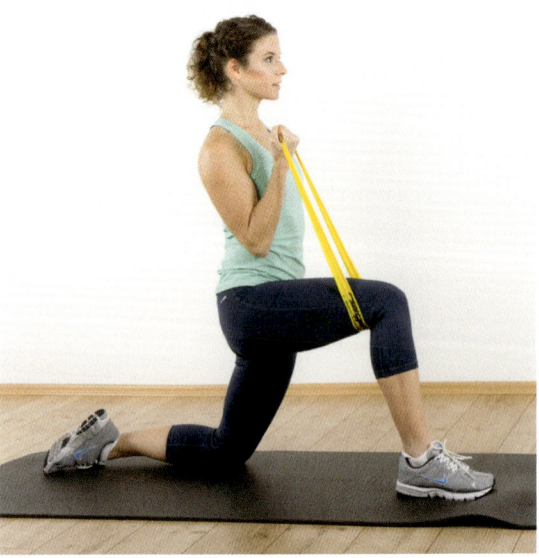

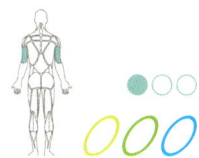

Einarmiges Trizepsdrücken

1. Nehmen Sie einen aufrechten, hüftbreiten Stand ein. Platzieren Sie das Miniband im Mittel-handbereich der Hände. Legen Sie die linke Hand an das rechte Schlüsselbein und fixieren Sie das Miniband sowohl mit dem Daumen als auch mit der Hand am Körper. Winkeln Sie den rechten Unterarm um 90 Grad nach vorn an, drehen Sie die Handfläche nach unten und bal-len Sie die rechte Hand zur Faust. Der Oberarm ist eng am Oberkörper, das Miniband auf Zug. Für einen stabilen Stand spannen Sie den Rumpf an.
2. Strecken Sie nun den rechten Arm, bis das Miniband maximal gespannt ist. Dann beugen Sie ihn langsam und kontrolliert wieder so weit, dass das Miniband auf Zug bleibt.

Hinweise: Bei dieser Übung können Sie den Arm komplett strecken. Vor allem die letzten Zenti-meter vor der Streckung werden intensiv sein. Geben Sie beim Beugen des Arms nicht einfach der Kraft des Minibands nach, sondern halten Sie dagegen, um die Bewegung langsam und kontrolliert auszuführen.

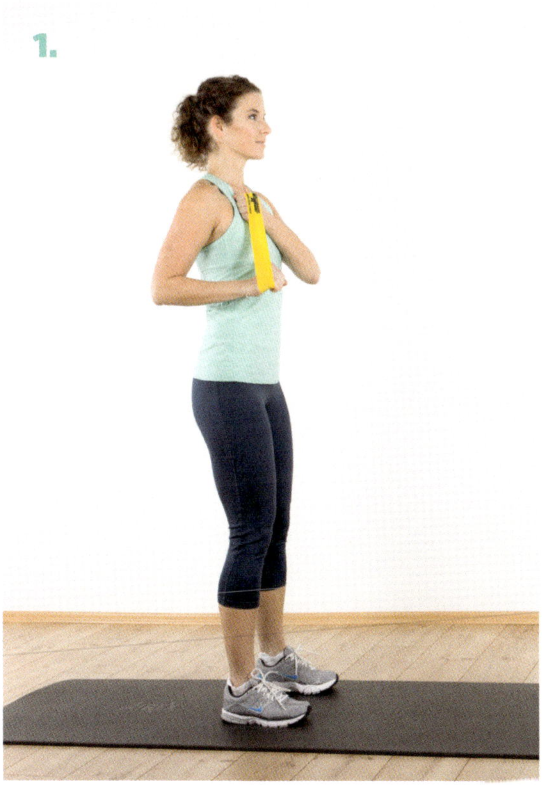

1.

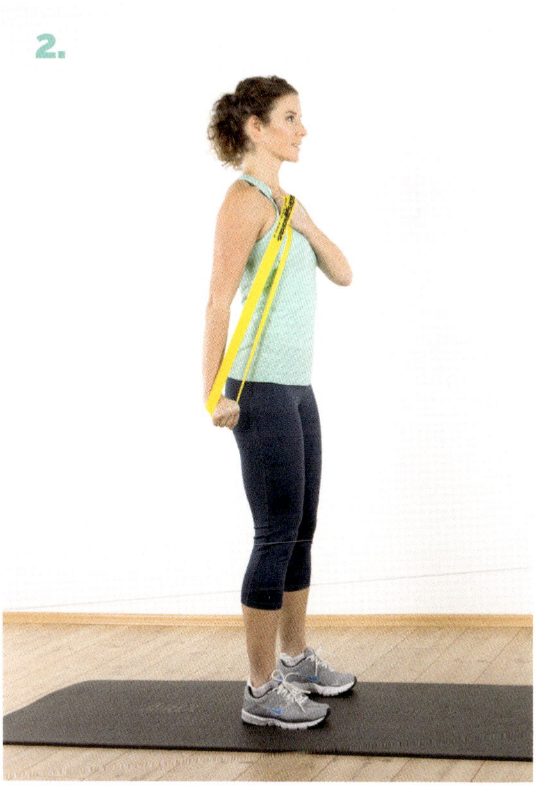

2.

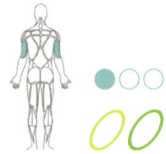

Trizepsdrücken im Wechsel

1. Nehmen Sie einen aufrechten, hüftbreiten Stand ein. Platzieren Sie das Miniband im Mittelhand-bereich der Hände und fixieren Sie es mit den Daumen. Beugen Sie die Arme im 90-Grad-Win-kel und halten Sie sie auf Schulterhöhe nach vorn. Die Schultern bleiben dabei tief und fixiert. Die Unterarme zeigen senkrecht nach oben. Ellbogen und Hände sind schulterbreit geöffnet, sodass das Miniband auf Zug ist. Die Handflächen sind zueinander gedreht. Für einen stabilen Stand spannen Sie den Rumpf an.
2. Führen Sie mit den Unterarmen nun das Trizepsdrücken in fließendem Wechsel aus: Strecken Sie den rechten Arm bis zur Waagrechten. Während Sie ihn wieder beugen, strecken Sie den linken Arm nach vorn.

Hinweise: Halten Sie während der Bewegungsausführung Oberarme und Ellbogen fixiert.

1.

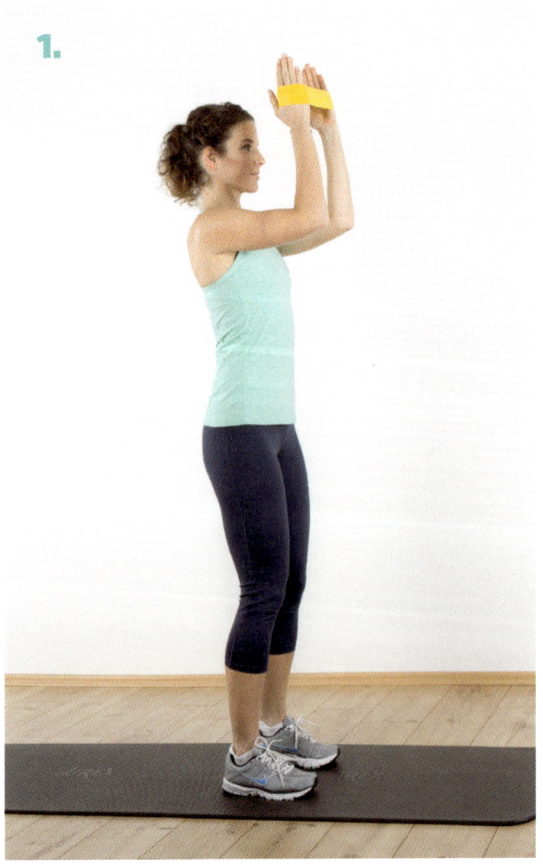

2.

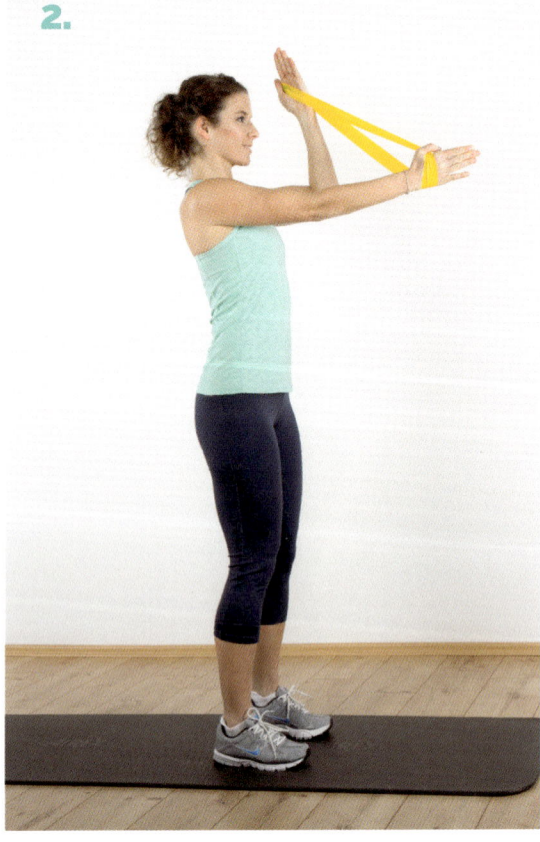

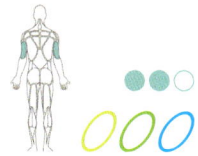

Trizepsstrecken

1. Nehmen Sie einen aufrechten, hüftbreiten Stand ein. Greifen Sie das Miniband mit der rechten Hand und winkeln Sie den linken Arm im Rücken so an, dass die Hand auf Höhe des rechten Schulterblatts ist. Der rechte Ellbogen zeigt dabei nach oben. Drehen Sie die Fingerseite zum Rücken. Dann greifen Sie mit der linken Hand das Miniband ebenfalls im Rücken und drehen die Fingerseite nach außen. Halten Sie das Miniband auf Zug. Für einen stabilen Stand spannen Sie den Rumpf an.
2. Strecken Sie nun den rechten Unterarm nach oben und beugen Sie ihn wieder langsam und kontrolliert.

Hinweise: Halten Sie denjenigen Oberarm, mit dem Sie das Trizepsstrecken ausführen, in seiner Position fixiert. Es bewegt sich nur der Unterarm.

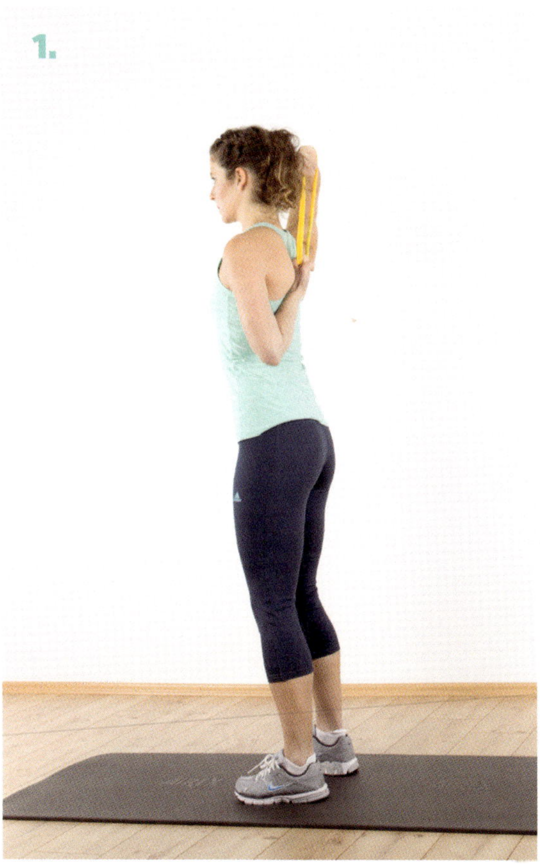

1.

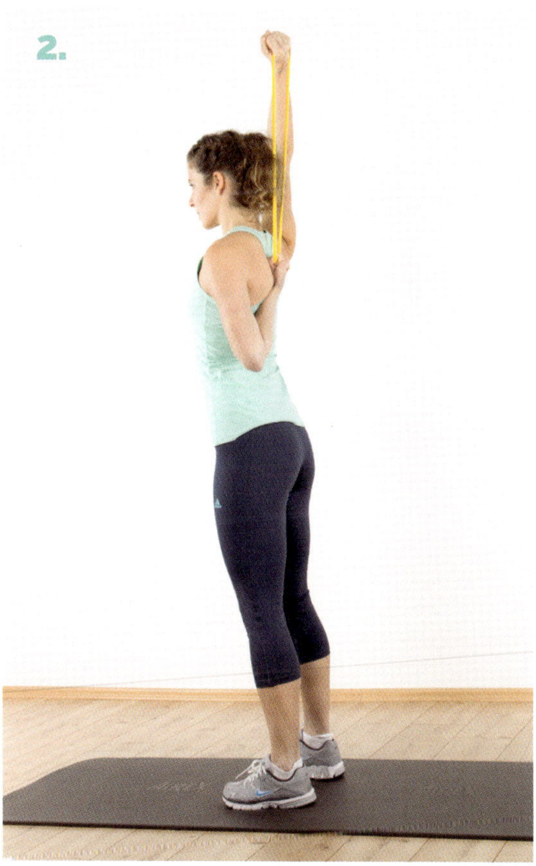

2.

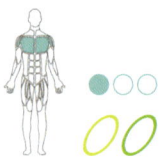

Armkreuzen

1. Nehmen Sie einen aufrechten, hüftbreiten Stand ein. Platzieren Sie das Miniband im Mittel-handbereich der Hände, fixieren Sie es mit den Daumen und strecken Sie die Arme auf Schul-terhöhe nach vorn aus. Drehen Sie die Handflächen zueinander. Das Miniband ist auf Zug. Für einen stabilen Stand spannen Sie den Rumpf an.
2. Beginnen Sie nun, die Arme gegen den Widerstand des Minibands in einem fließenden Wech-sel zu überkreuzen. Öffnen Sie nach jedem Überkreuzen bewusst die gestreckten Arme, um auch hier den Widerstand des Minibands zu nutzen.

Hinweis: Halten Sie während der Bewegungsausführung die Schultern tief.

1.

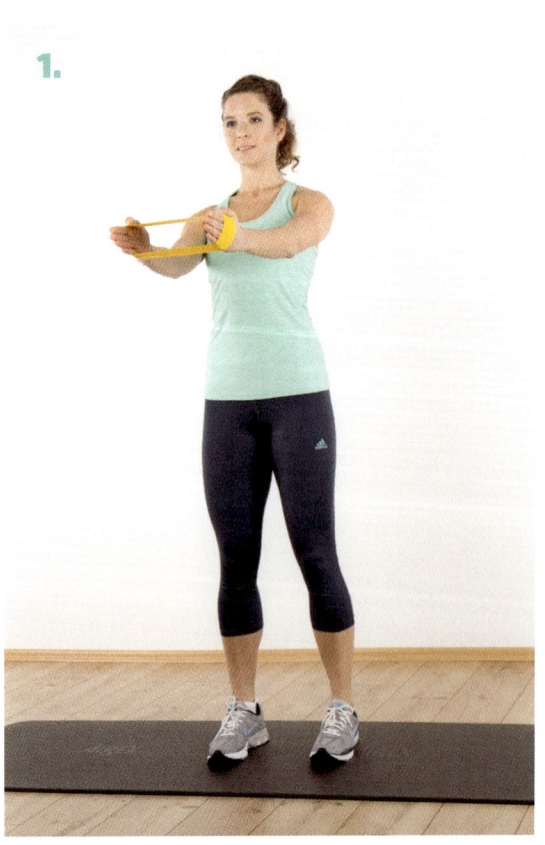

2.

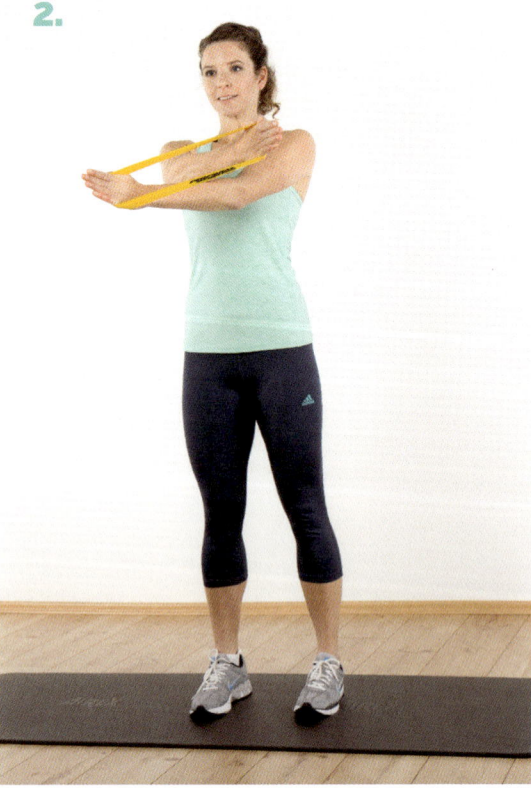

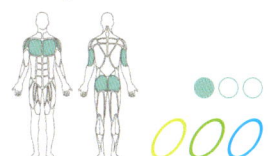

Erhöhter einbeiniger Liegestütz

1. Platzieren Sie das Miniband knapp oberhalb der Sprunggelenke. Kommen Sie in die Liegestützposition und stützen Sie die Hände schulterbreit auf einem niedrigen Tisch oder einer Bank ab. Die Handgelenke befinden sich direkt unter den Schultergelenken. Der Körper ist in einer Linie. Dann heben Sie das rechte Bein so weit an, dass das Miniband auf Zug ist.
2. Führen Sie einen Liegestütz aus, indem Sie die Arme beugen und den Körper so weit wie möglich absenken, bis die Brust fast den Tisch berührt. Halten Sie die Oberarme eng am Oberkörper. Dann drücken Sie sich wieder nach oben.

Hinweise: Achten Sie bei allen Liegestützvarianten darauf, dass das Becken nicht durchhängt. Ziehen Sie deshalb den Bauchnabel Richtung Wirbelsäule und spannen Sie Rumpf- und Bauchmuskeln an. So gelingt es Ihnen besser, den Körper in einer Linie zu halten. Bleiben Sie im Schultergürtel stabil. Drücken Sie sich aus den Schultern kräftig nach oben.

1.

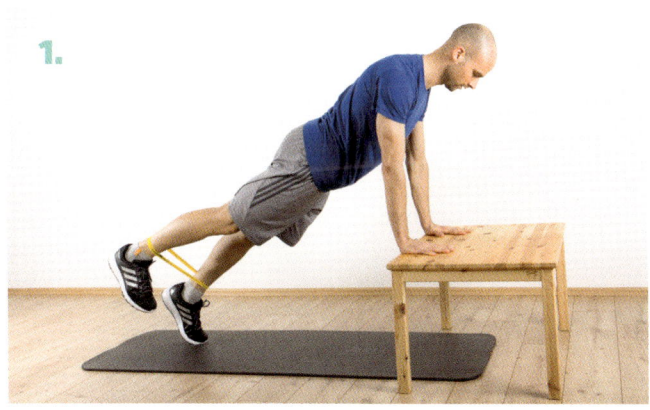

2.

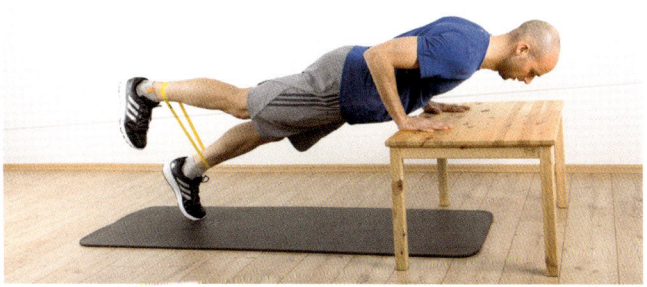

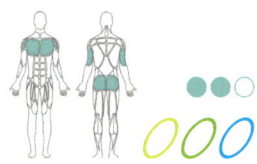

Variante 1: Einbeiniger Liegestütz

1. Platzieren Sie das Miniband knapp oberhalb der Sprunggelenke und kommen Sie in die Liege-stützposition mit schulterbreit geöffneten Händen. Heben Sie das rechte Bein so weit an, dass das Miniband auf Zug ist.
2. Führen Sie nun einen Liegestütz aus, indem Sie die Arme beugen und den Körper möglichst weit absenken. Halten Sie die Oberarme eng am Körper. Drücken Sie sich dann wieder nach oben.

1.

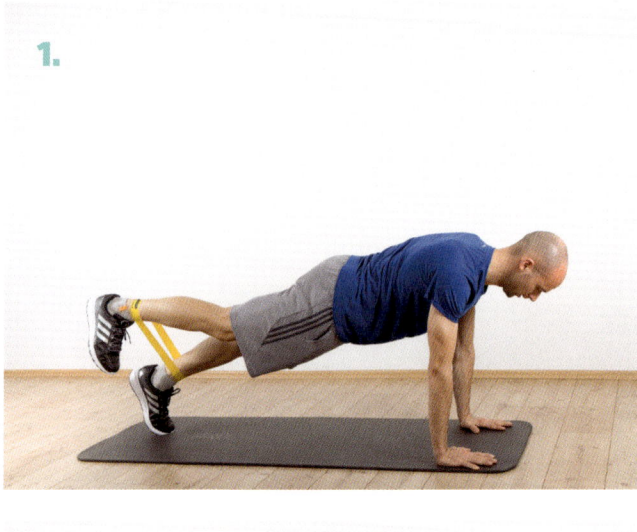

2.

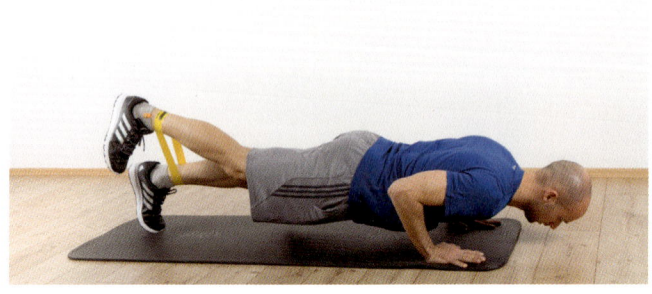

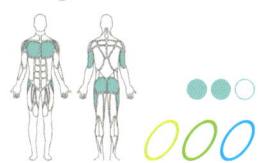

Variante 2: Liegestütz mit abgespreiztem Bein

1. Platzieren Sie das Miniband knapp oberhalb der Sprunggelenke und kommen Sie in die Liege-stützposition mit schulterbreit geöffneten Händen. Heben Sie das Bein einige Zentimeter vom Boden ab und spreizen Sie es so weit zur Seite ab, dass das Miniband auf Zug ist.
2. Führen Sie einen Liegestütz aus, indem Sie die Arme beugen und den Körper möglichst weit absenken. Dann drücken Sie sich wieder nach oben.

1.

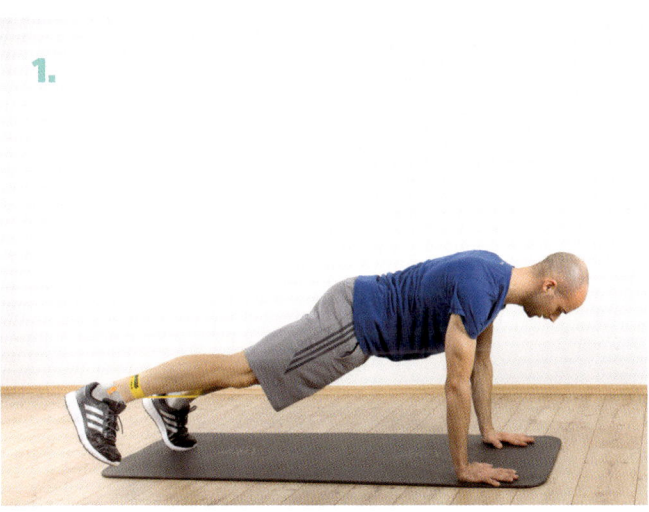

2.

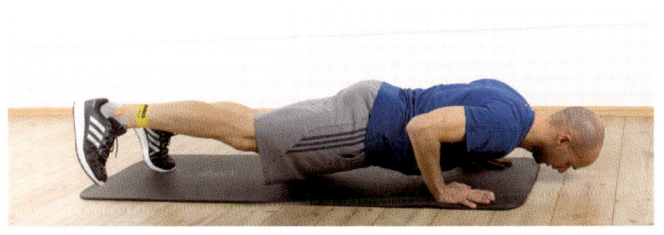

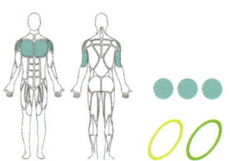

Wandern mit Liegestütz

1. Platzieren Sie das Miniband um die Handgelenke und kommen Sie in die Liegestützposition. Die Hände sind schulterbreit geöffnet, die Handgelenke direkt unter den Schultergelenken platziert. Die Füße sind hüftbreit geöffnet. Spannen Sie Rumpf und Gesäß an, ziehen Sie den Bauchnabel Richtung Wirbelsäule und halten Sie den Körper in einer Linie.

2. Beginnen Sie nun, mit den Händen zu wandern. Setzen Sie zuerst die rechte Hand etwa zwei Handbreit nach außen ab.

3. Jetzt setzen Sie die linke Hand etwa zwei Handbreit nach außen ab.

4. Platzieren Sie die rechte Hand wieder unter der Schulter.

5. Platzieren Sie die linke Hand wieder unter der Schulter.

6. Führen Sie nun einen Liegestütz aus, indem Sie die Arme beugen und den Körper möglichst weit absenken. Drücken Sie sich wieder nach oben und beginnen Sie von vorn.

Tipp: Für eine stabilere Position beim Liegestütz können Sie die Füße auch etwas mehr als schulterbreit öffnen.

1.

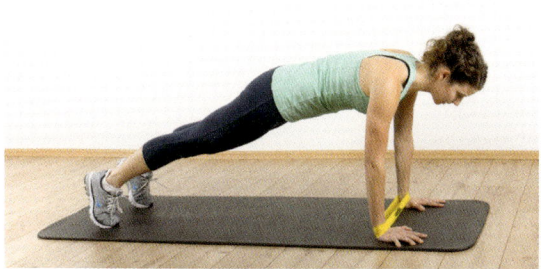

2.

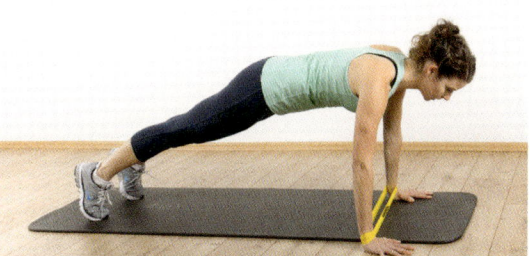

3.

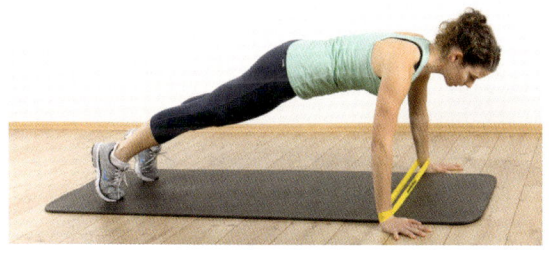

4.

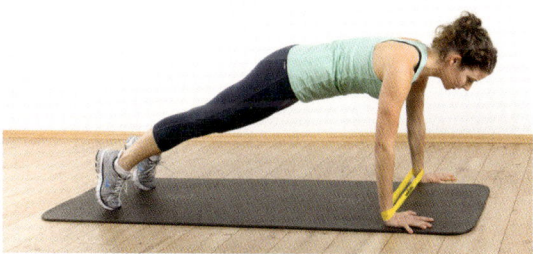

5.

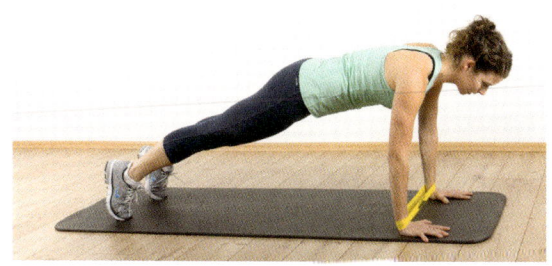

6.

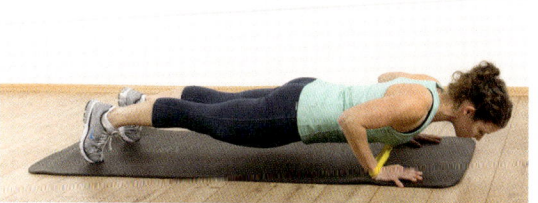

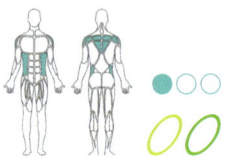

Rumpfrotation im Stand

1. Platzieren Sie das Miniband im Mittelhandbereich der Hände, fixieren Sie es mit den Daumen und drehen Sie die Handflächen zueinander. Strecken Sie die Arme nach oben und öffnen Sie sie schulterbreit, damit das Miniband auf Zug ist. Die Oberarme befinden sich neben den Ohren. Ziehen Sie die Schultern tief und halten Sie den Rücken gestreckt. Kommen Sie dann in eine leichte Kniebeuge mit hüftbreit geöffneten Füßen und schieben Sie das Gesäß nach hinten. Die Knie befinden sich auf Höhe der Fußspitzen oder dahinter.
2. Drehen Sie den Oberkörper so weit wie möglich zur rechten Seite. Bewegen Sie sich dann über die Ausgangsposition zur anderen Seite und führen Sie so die Rumpfrotation im Wechsel fort.

Hinweise: Die Rotation erfolgt nur aus dem Oberkörper. Ab der Hüfte abwärts bleibt die Position stabil. Halten Sie das Miniband konstant auf Zug.

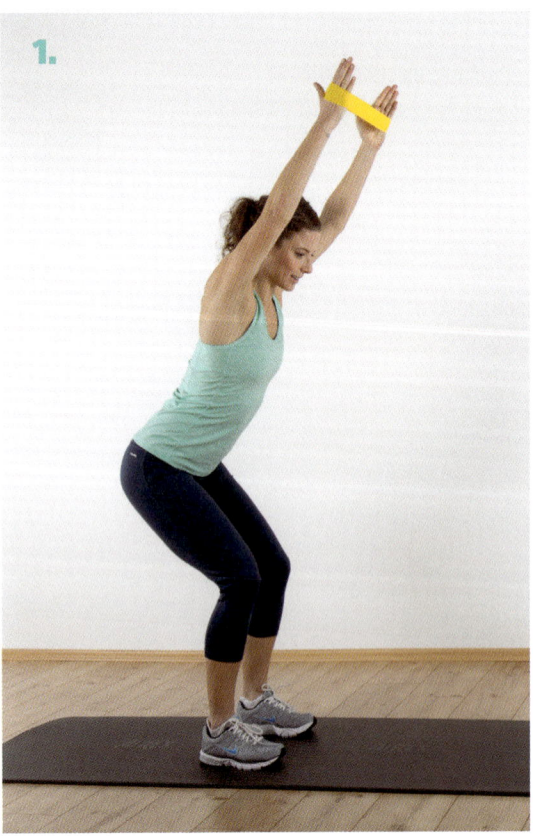

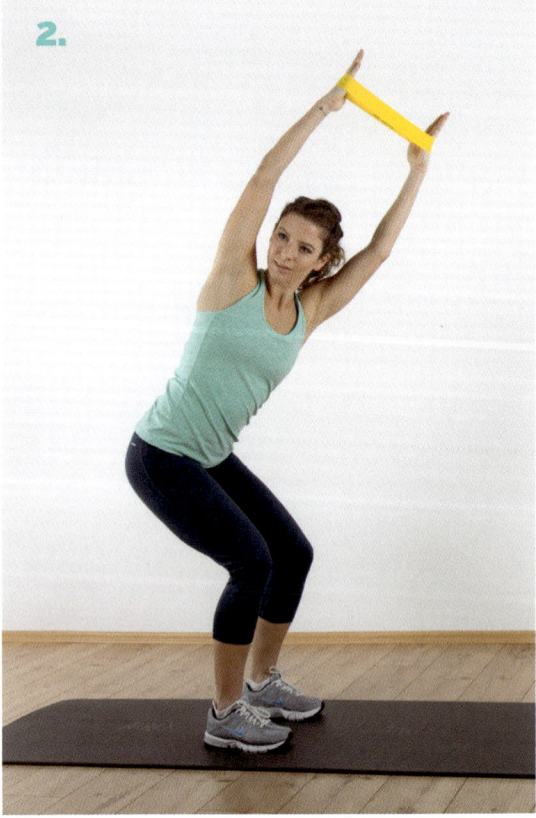

Rumpfrotation im Ausfallschritt

1. Führen Sie mit dem rechten Bein einen großen Ausfallschritt nach vorn aus und setzen Sie das hintere Knie auf dem Boden ab. Das rechte vordere Knie befindet sich über dem Sprunggelenk. Platzieren Sie das Miniband im Mittelhandbereich der Hände, fixieren Sie es mit den Daumen und drehen Sie die Handflächen zueinander. Strecken Sie die Arme nach oben und öffnen Sie sie schulterbreit, damit das Miniband auf Zug ist. Die Oberarme befinden sich neben den Ohren. Ziehen Sie die Schultern tief und halten Sie den Rücken gestreckt.

2. Drehen Sie den Oberkörper so weit wie möglich zur rechten Seite. Dann kommen Sie zurück in die Ausgangsposition.

Hinweis: Halten Sie das Miniband konstant auf Zug.

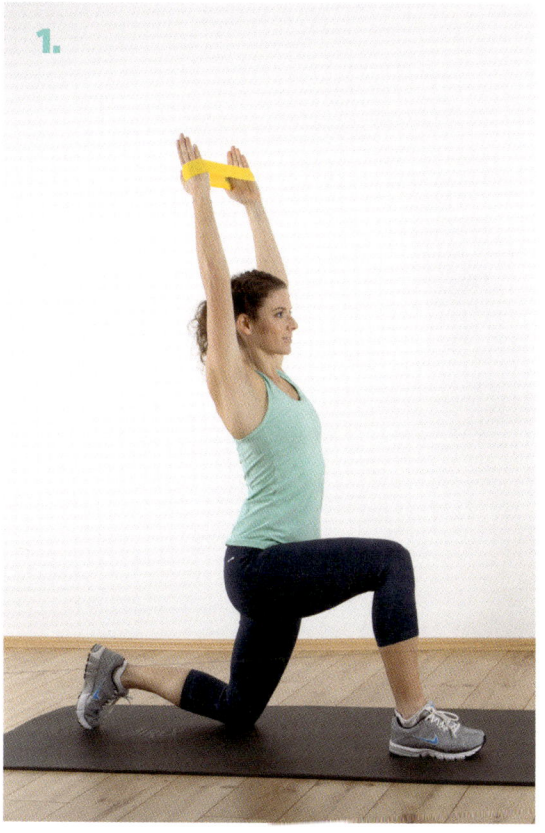 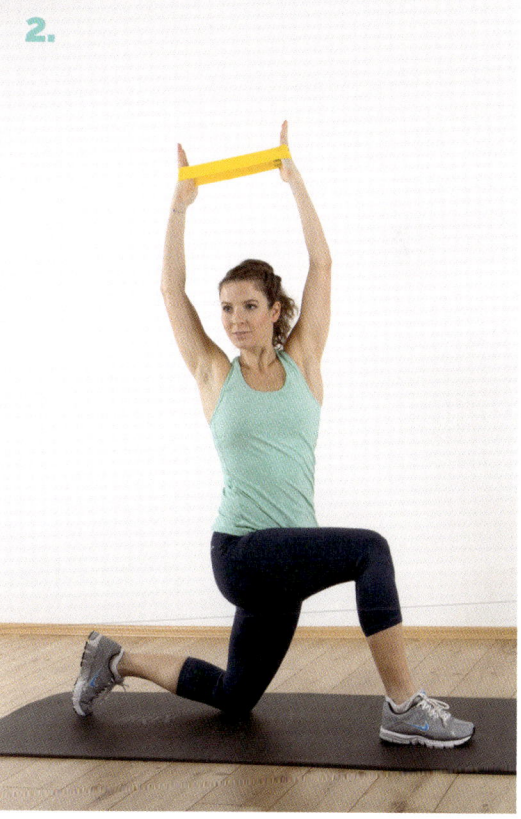

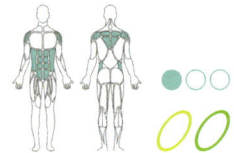

Rumpfrotation im Sitz

1. Setzen Sie sich auf den Boden und stellen Sie die Beine angewinkelt auf. Platzieren Sie das Miniband im Mittelhandbereich der Hände und fixieren Sie es mit den Daumen. Strecken Sie die Arme auf Schulterhöhe nach vorn aus und bringen Sie das Miniband auf Zug. Die Handflächen zeigen zueinander. Ziehen Sie die Schultern tief. Dann spannen Sie den Rumpf an, vor allem die Bauchmuskeln, und neigen den Oberkörper mit gestrecktem Rücken so weit nach hinten, dass Sie die Position noch gut halten können. Stellen Sie die Fersen auf.
2. Drehen Sie den Oberkörper zur rechten Seite und behalten Sie die Neigung und die Rumpfspannung bei. Kommen Sie über die Ausgangsposition zur anderen Seite und führen Sie die Rumpfrotation im Wechsel fort.

Hinweise: Halten Sie das Miniband konstant auf Zug. Falls Sie einen Druck im Lendenwirbelbereich spüren, kann es sein, dass der Rücken mehr arbeitet als der Bauch. Spannen Sie die Bauchmuskeln fester an oder reduzieren Sie die Neigung des Oberkörpers.

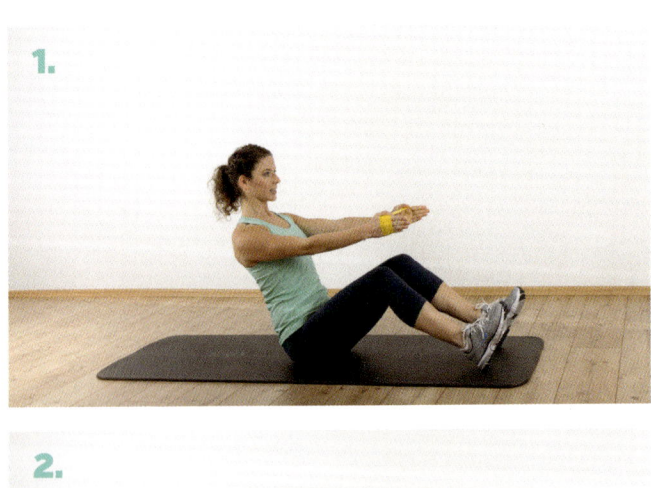

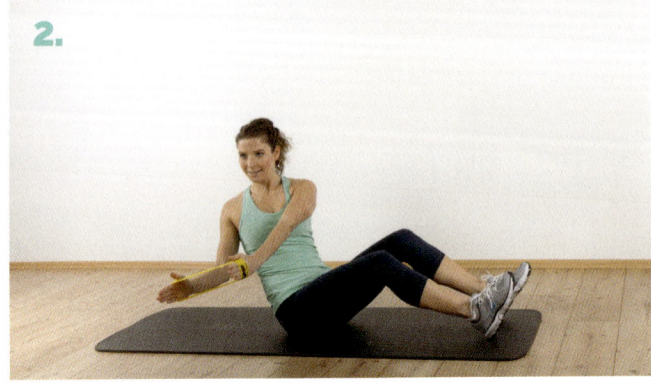

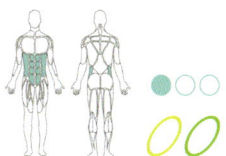

Unterarmstütz

Platzieren Sie das Miniband um die Handgelenke, kommen Sie in den Vierfüßlerstand mit hüftbreit geöffneten Füßen und stützen Sie sich auf den Unterarmen ab. Die Ellbogen sind unter den Schultergelenken platziert, die Handflächen mit gespreizten Fingern auf dem Boden. Dann strecken Sie die Beine, sodass der Körper in einer Linie ist. Spannen Sie den Rumpf an. Das Becken befindet sich in einer Linie zwischen Oberkörper und Oberschenkel. Die Wirbelsäule behält ihre normale physiologische Krümmung bei. Halten Sie die Position für mindestens 30 Sekunden.

Hinweis: Damit das Becken nicht durchhängt, ziehen Sie den Bauchnabel Richtung Wirbelsäule.

Tipps: Um die Position besser zu halten, kneifen Sie zusätzlich die Pobacken zusammen. Das erhöht die Körperspannung. Für mehr Schulterstabilität stellen Sie sich vor, Sie würden die Ellbogen am Boden nach hinten ziehen.

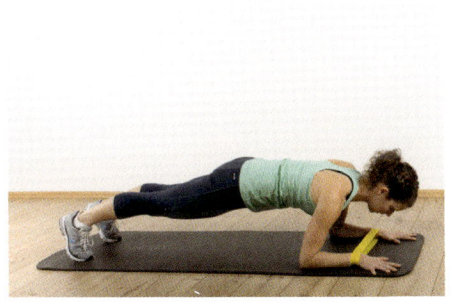

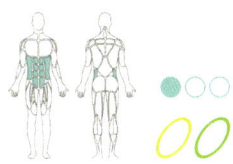

Variante: Dynamischer Unterarmstütz

Platzieren Sie das Miniband um die Handgelenke und kommen Sie in den Unterarmstütz mit gestreckten Beinen. Beugen Sie langsam die Knie so weit, bis sie den Boden berühren, dann strecken Sie die Beine wieder. Behalten Sie die Position des Oberkörpers bei. Führen Sie das Knieabsetzen dynamisch, aber kontrolliert fort.

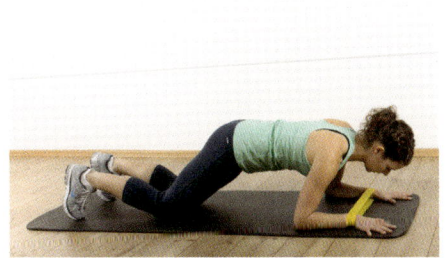

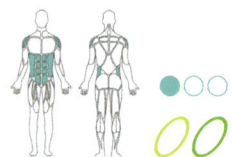

Krabbeln

1. Platzieren Sie das Miniband im Mittelfußbereich der Füße. Nehmen Sie den Vierfüßlerstand mit hüftbreit geöffneten Knien und Füßen ein. Die Handgelenke befinden sich direkt unter den Schultergelenken, die Knie sind unter den Hüften.
2. Heben Sie die Knie wenige Zentimeter vom Boden ab und beginnen Sie, vorwärts zu krabbeln. Halten Sie dabei den Rücken gestreckt und den Oberkörper parallel zum Boden.

Hinweis: Bewegen Sie sich in der Kreuzkoordination (Kapitel 2, Seite 44) fort, so wie Sie normalerweise auch aufrecht gehen würden.

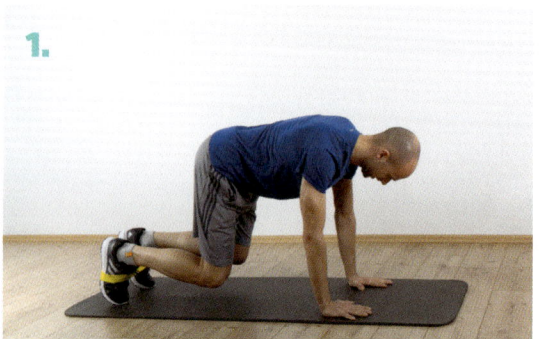
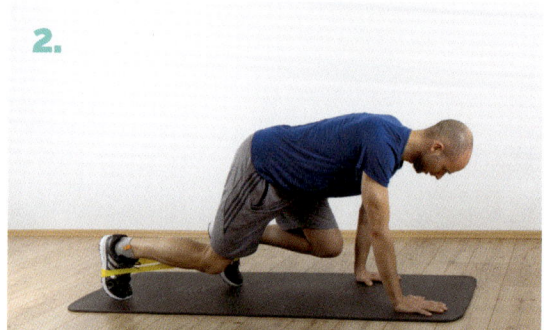

Variante: Krabbeln mit zwei Minibändern

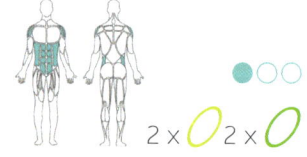

Platzieren Sie zum Miniband um die Füße ein zweites Miniband um die Handgelenke und nehmen Sie den Vierfüßlerstand mit hüftbreit geöffneten und angehobenen Knien ein. Dann krabbeln Sie vorwärts.

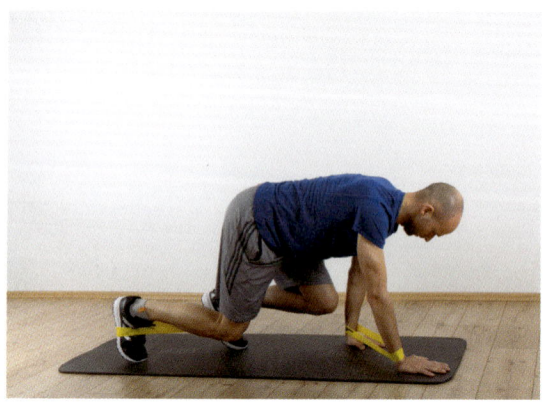

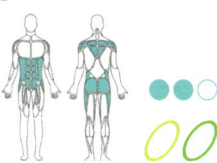

Seitliches Öffnen im Stütz

1. Platzieren Sie ein Miniband um die Handgelenke, ein zweites knapp oberhalb der Sprunggelenke. Kommen Sie dann in die Liegestützposition. Die Füße sind etwa hüftbreit geöffnet, die Handgelenke befinden sich direkt unter den Schultergelenken. Halten Sie Rumpf und Gesäß auf Spannung und den Körper in einer Linie. Ziehen Sie den Bauchnabel Richtung Wirbelsäule.

2. Setzen Sie nun gleichzeitig den rechten Fuß und die rechte Hand etwa zwei Handbreit nach außen ab. Schließen Sie mit dem linken Fuß und der linken Hand an, sodass Sie wieder in der Ausgangsposition sind. Wiederholen Sie die Abfolge nach links.

1.

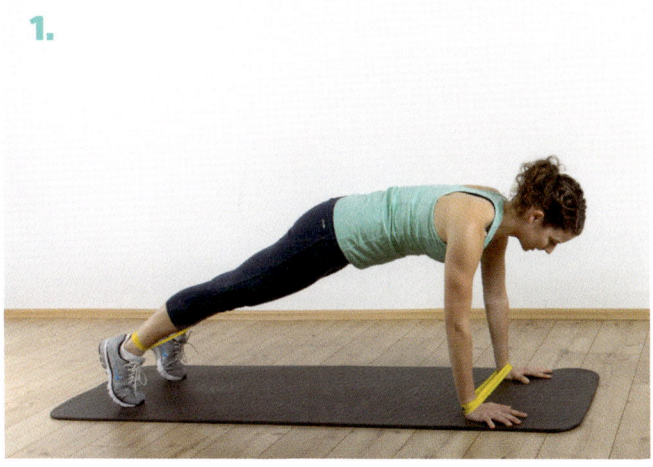

2.

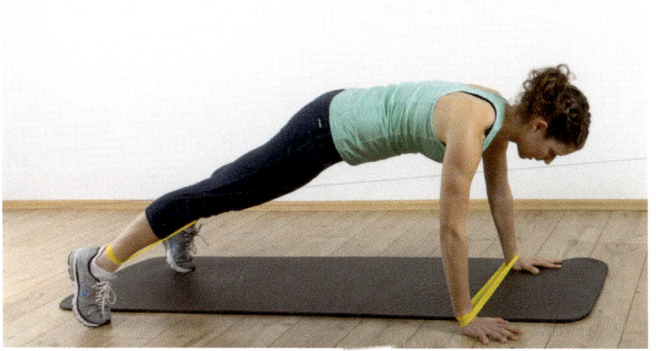

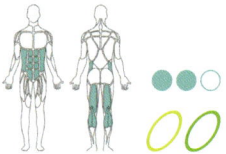

Bergsteiger im Stütz

1. Platzieren Sie das Miniband im Mittelfußbereich der Füße und kommen Sie in die Liegestütz-position. Die Füße sind etwa hüftbreit geöffnet, die Handgelenke befinden sich direkt unter den Schultergelenken. Halten Sie Rumpf und Gesäß auf Spannung und den Körper in einer Linie. Ziehen Sie den Bauchnabel Richtung Wirbelsäule.
2. Ziehen Sie nun in einem dynamischen Wechsel rechtes und linkes Knie Richtung Brustkorb.

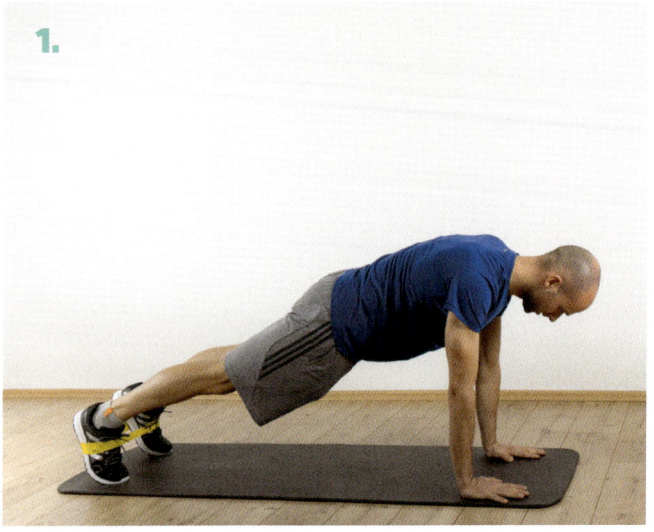

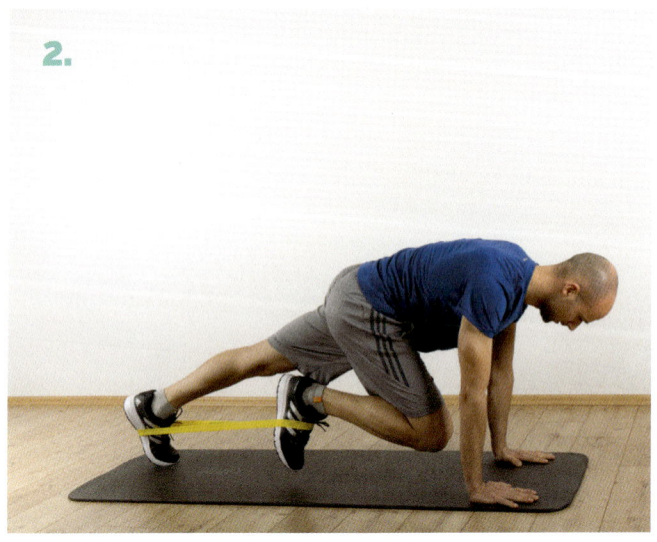

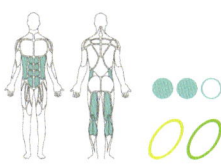

Variante 1: Seitlicher Bergsteiger

Ziehen Sie aus der Liegestützposition rechtes und linkes Knie im Wechsel in einer Halbkreisbewegung nach vorn außen.

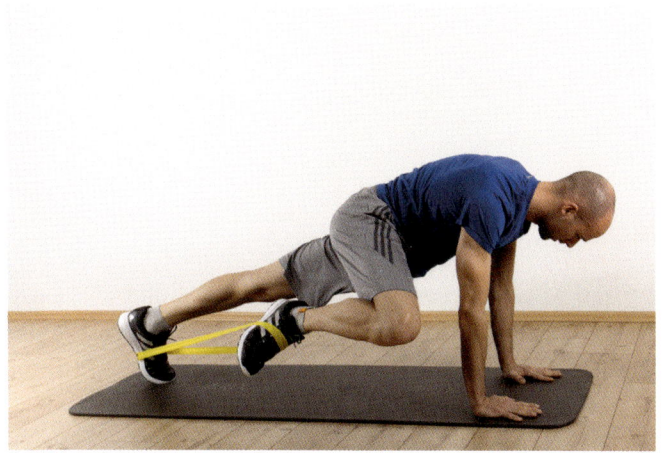

Variante 2: Diagonaler Bergsteiger

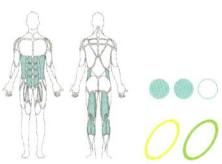

Ziehen Sie rechtes und linkes Knie im Wechsel jeweils diagonal unter dem Brustkorb zum gegenüberliegenden Ellbogen. Das Becken darf bei dieser Bewegung mitdrehen.

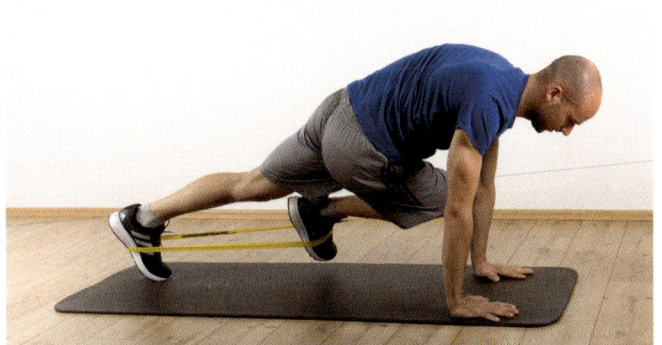

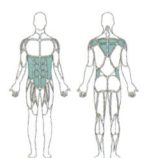

Wandern im Stütz

1. Platzieren Sie das Miniband um die Handgelenke und kommen Sie in die Liegestützposition. Die Füße sind hüftbreit geöffnet, die Handgelenke befinden sich direkt unter den Schultergelenken. Spannen Sie Rumpf und Gesäß an, ziehen Sie den Bauchnabel Richtung Wirbelsäule und halten Sie den Körper in einer Linie.
2. Beginnen Sie nun, mit den Händen zu wandern. Setzen Sie zuerst die rechte Hand etwa zwei Handbreit nach außen ab.
3. Jetzt setzen Sie die linke Hand etwa zwei Handbreit nach außen ab.
4. Platzieren Sie die rechte Hand wieder unter der Schulter.
5. Platzieren Sie die linke Hand wieder unter der Schulter und führen Sie das Wandern im Wechsel fort.

Tipp: Je enger Sie die Füße aufstellen, desto instabiler wird der Stütz. Umso mehr ist die Rumpfmuskulatur gefordert, um Ihnen eine höhere Stabilität zu verleihen. Einsteiger sollten zuerst mit hüftbreit geöffneten Füßen beginnen. Für noch mehr Stabilität können Sie die Füße auch etwas mehr als schulterbreit öffnen.

1.

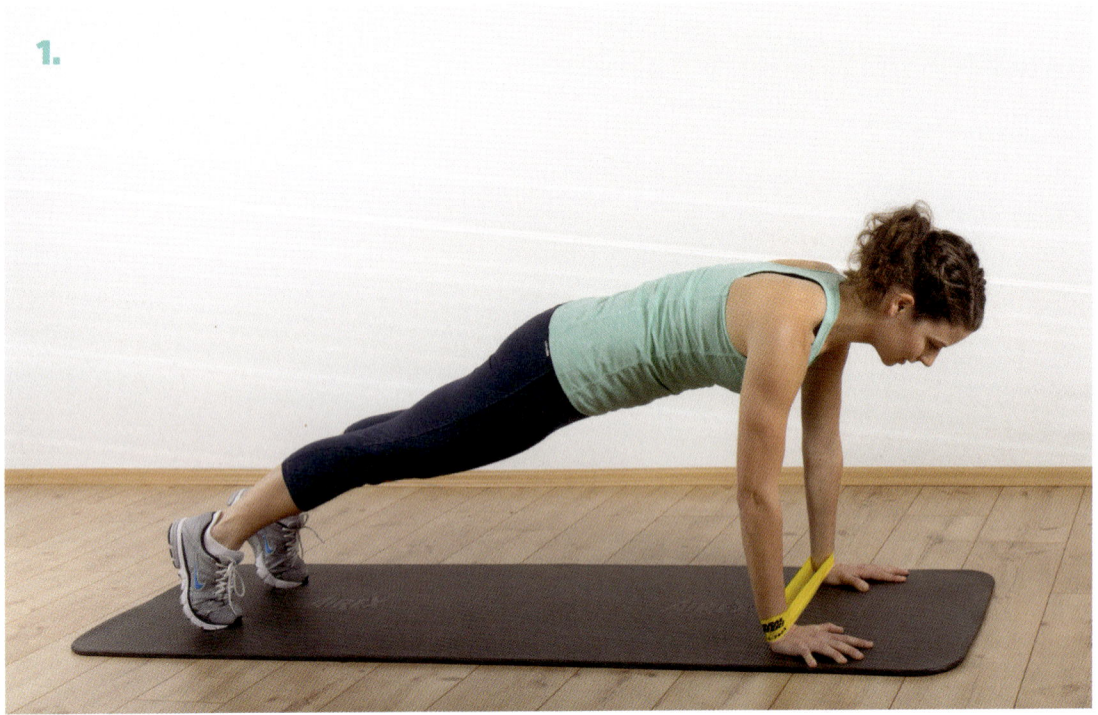

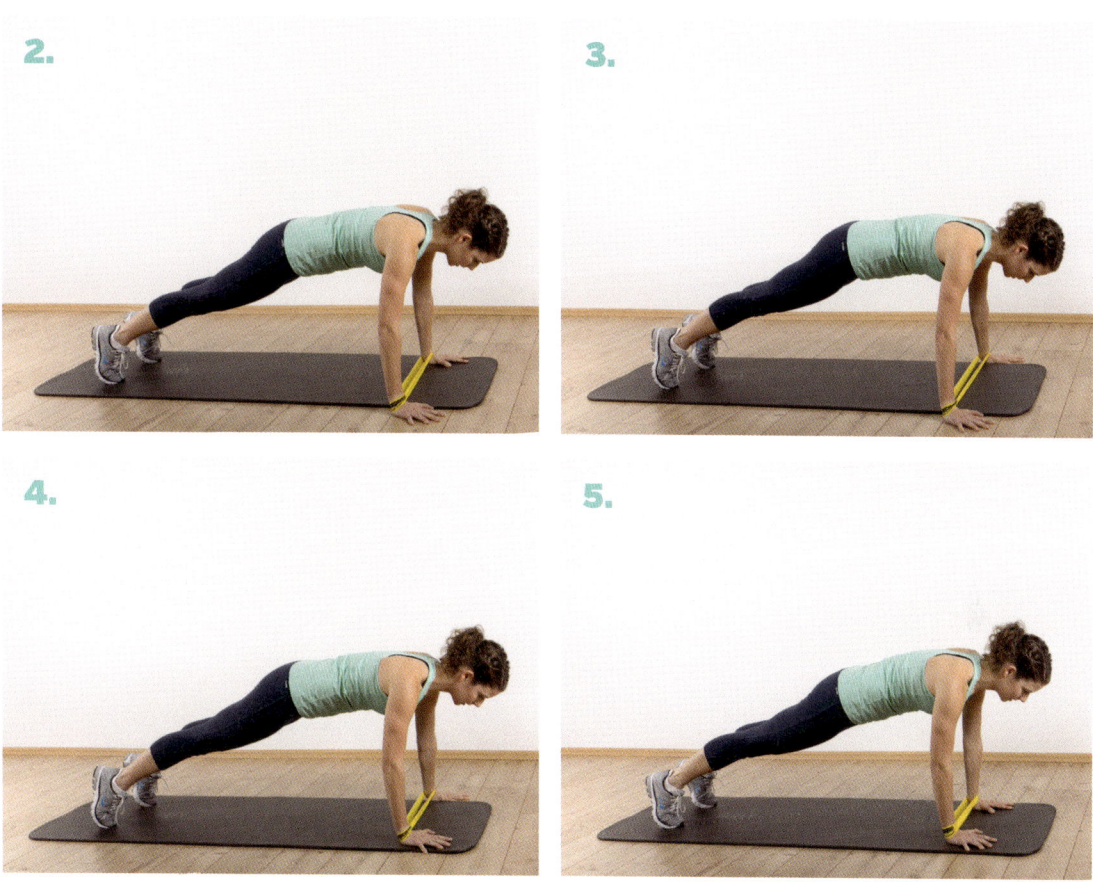

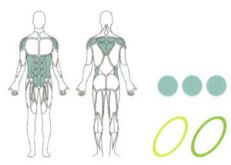

Variante: Einarmiges Wandern im Stütz

1. Platzieren Sie das Miniband um die Handgelenke und kommen Sie in die Liegestützposition mit hüftbreit geöffneten Füßen. Die Handgelenke befinden sich direkt unter den Schultergelenken. Der Körper ist in einer Linie.
2. Beginnen Sie jetzt, mit einer Hand zu wandern, indem Sie die rechte Hand etwa eineinhalb Handlängen nach vorn absetzen.
3. Dann wandern Sie im Uhrzeigersinn weiter und setzen die rechte Hand möglichst weit nach rechts außen ab.
4. Wandern Sie mit der Hand etwa eineinhalb Handlängen nach hinten.
5. Kommen Sie zurück in die Ausgangsposition. Wiederholen Sie den Ablauf mit der linken Hand.

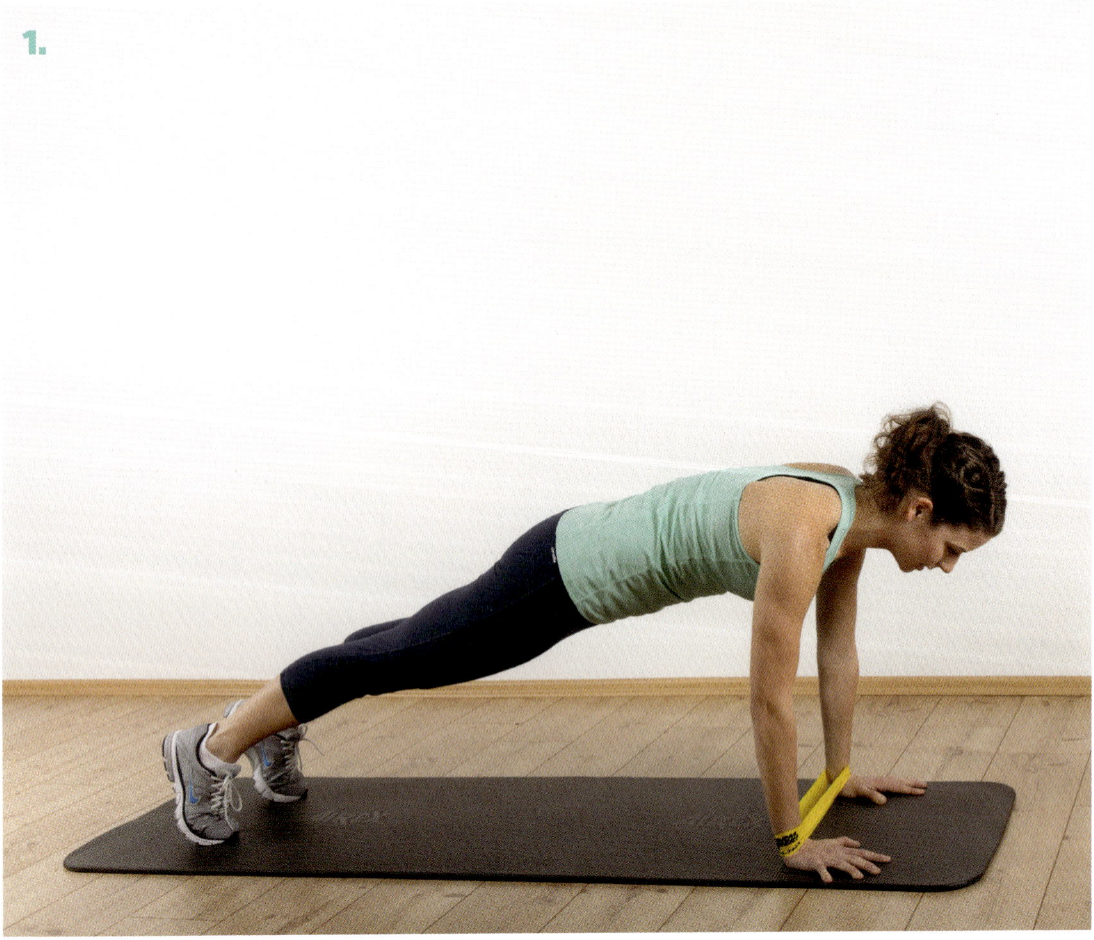

1.

2.

3.

4.

5.

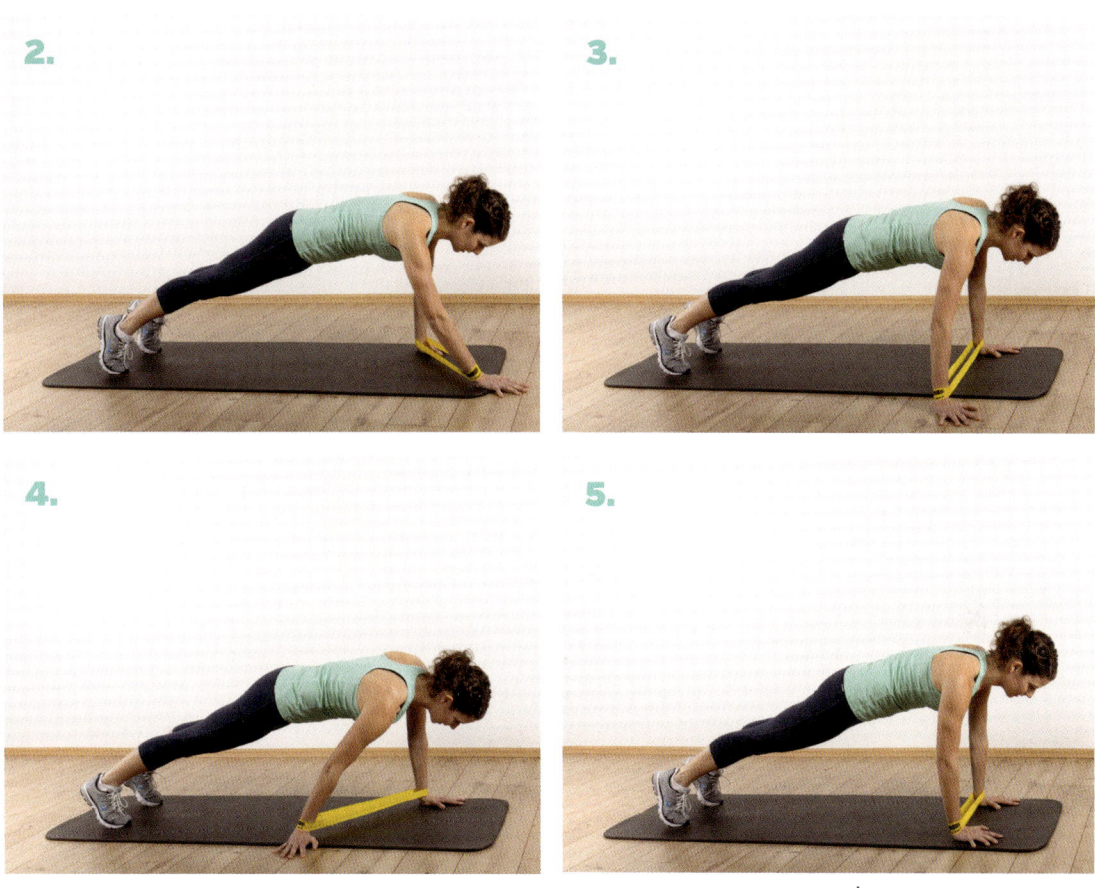

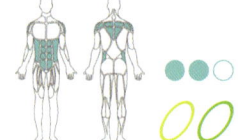

Seitliches Armheben im Stütz

1. Platzieren Sie das Miniband um die Handgelenke und kommen Sie in die Liegestützposition. Die Füße sind etwa hüftbreit geöffnet, die Handgelenke befinden sich direkt unter den Schultergelenken. Halten Sie Rumpf und Gesäß auf Spannung und den Körper in einer Linie. Ziehen Sie den Bauchnabel Richtung Wirbelsäule.
2. Verlagern Sie das Gewicht leicht auf die linke Körperseite und heben Sie die rechte Hand so weit wie möglich zur Seite an. Dann platzieren Sie sie wieder unter der Schulter und heben die linke Hand an. Führen Sie das Armheben im Wechsel fort.

Tipp: Je enger Sie die Füße aufstellen, desto instabiler wird der Stütz. Umso mehr ist die Rumpfmuskulatur gefordert, um Ihnen eine höhere Stabilität zu verleihen. Einsteiger sollten zuerst mit hüftbreit geöffneten Füßen beginnen. Für noch mehr Stabilität können Sie die Füße auch etwas mehr als schulterbreit öffnen.

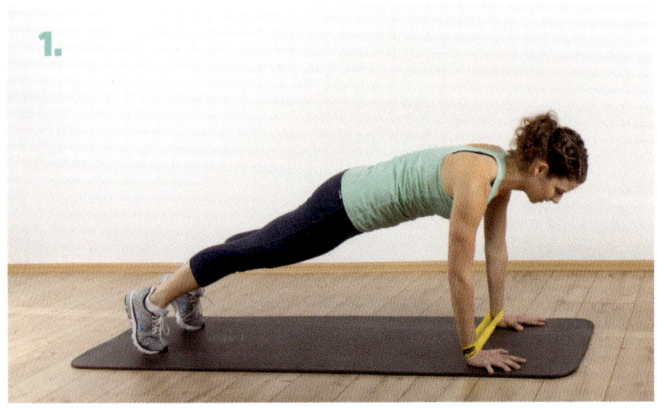

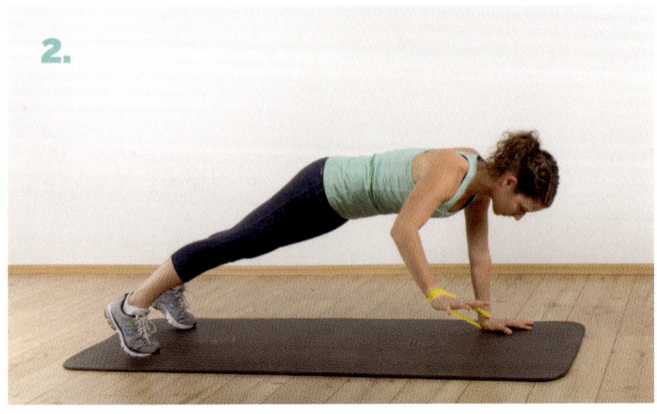

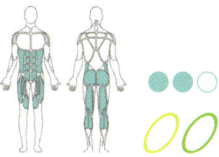

Käfer

Setzen Sie sich auf den Boden, stellen Sie die Beine auf und platzieren Sie das Miniband im Mittelfußbereich der Füße. Dann kommen Sie in die Rückenlage, strecken das linke Bein aus und lassen das rechte Bein mit aufgestellter Ferse angewinkelt, damit das Miniband nicht vom Fuß rutscht. Legen Sie den linken Arm über dem Kopf ab. Der rechte Arm befindet sich seitlich neben dem Körper. Spannen Sie den Rumpf an, vor allem die Bauchmuskeln, und heben Sie Arme, Kopf, Schultern und Beine vom Boden ab. Winkeln Sie das rechte Bein so weit an, dass der Oberschenkel senkrecht steht und der Unterschenkel parallel zum Boden ist. Das Miniband ist maximal auf Zug. Ziehen Sie das Kinn leicht Richtung Brustbein. Aus dieser Position wechseln Sie nun in einer fließenden Bewegung gleichzeitig die Arm- und Beinstellung. Fahren Sie in einem moderaten Tempo, aber mit kontrollierten Bewegungen im Wechsel fort.

Hinweis: Bleiben Sie während der Bewegungsausführung in der Körpermitte stabil.

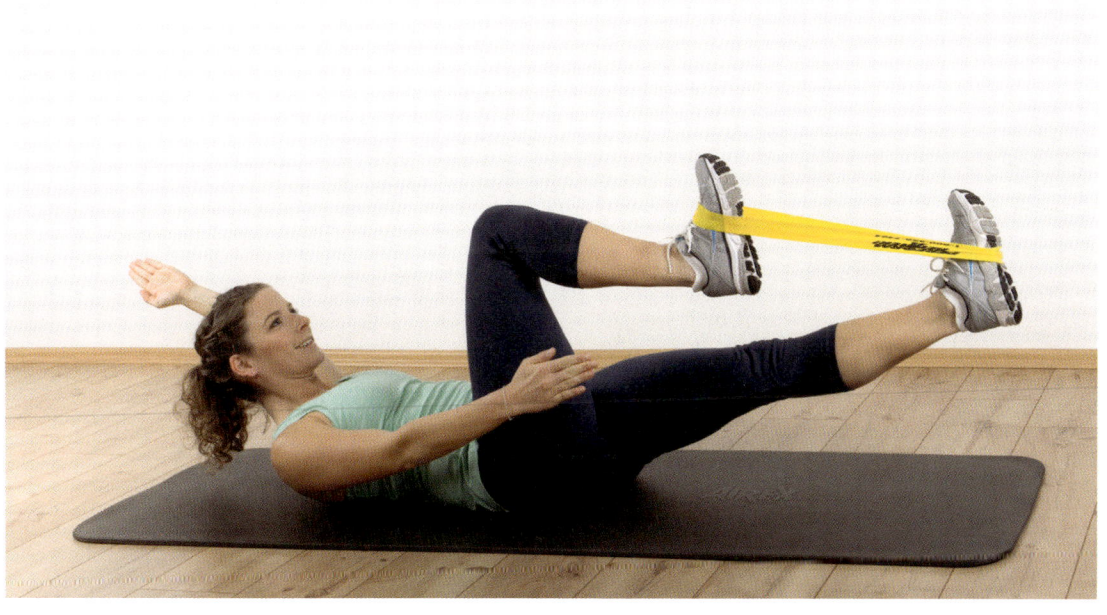

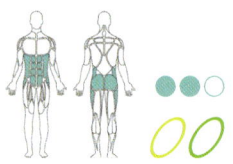

Beinstrecken im Sitz

1. Platzieren Sie das Miniband knapp oberhalb der Sprunggelenke und kommen Sie in den Sitz. Stützen Sie die Hände mit gebeugten Ellbogen etwa schulterbreit hinter dem Gesäß ab, die Fingerspitzen zeigen zum Po. Spannen Sie den Rumpf an, vor allem die Bauchmuskeln, und neigen Sie den Oberkörper etwas nach hinten. Heben Sie die Beine angewinkelt an, sodass die Unterschenkel parallel zum Boden sind, und öffnen Sie die Füße so weit, dass das Miniband auf Zug ist. Lassen Sie die Schultern tief.

2. Strecken Sie die Beine nach vorn und öffnen Sie sie dabei v-förmig, sodass das Miniband maximal auf Spannung ist. Dann beugen Sie die Beine wieder, halten das Miniband aber auf Zug.

1.

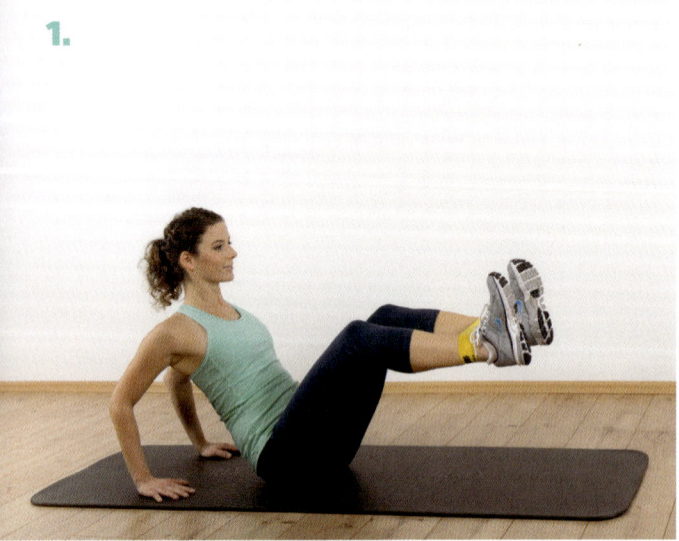

2.

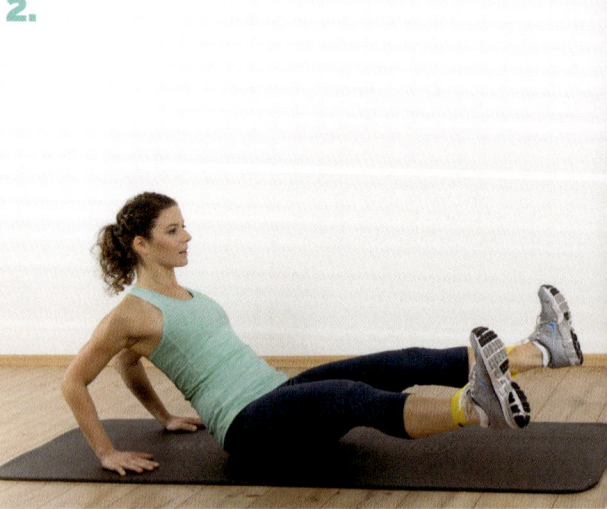

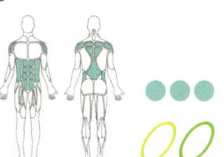

Dynamischer Schwebesitz

1. Platzieren Sie das Miniband im Mittelhandbereich der Hände und kommen Sie in einen Schwebesitz: Spannen Sie dazu den Rumpf an, vor allem die Bauchmuskeln, neigen Sie den Oberkörper mit gestrecktem Rücken etwas nach hinten und heben Sie die Beine angewinkelt an. Dabei sind die Unterschenkel parallel zum Boden. Strecken Sie die Arme auf Schulterhöhe nach vorn aus, drehen Sie die Handflächen zueinander und halten Sie das Miniband auf Zug. Die Schultern bleiben tief.
2. Strecken Sie gleichzeitig die Beine nach vorn und heben Sie die Arme über den Kopf, sodass sie sich in Verlängerung des Oberkörpers befinden. Kommen Sie zurück in die Ausgangsposition. Halten Sie das Miniband konstant auf Zug.

Hinweise: Achten Sie darauf, dass während der Bewegungsausführung der Rücken gestreckt bleibt. Strecken Sie die Beine nur so weit nach vorn, wie Sie die Bewegung kontrollieren können. Wichtig ist, dass Sie den Oberkörper in seiner Position halten und der Rumpf angespannt bleibt. Spüren Sie den Rücken mehr als den Bauch, verringern Sie die Neigung des Oberkörpers oder setzen Sie die Fersen ab, statt die Beine nach vorn zu strecken.

1.

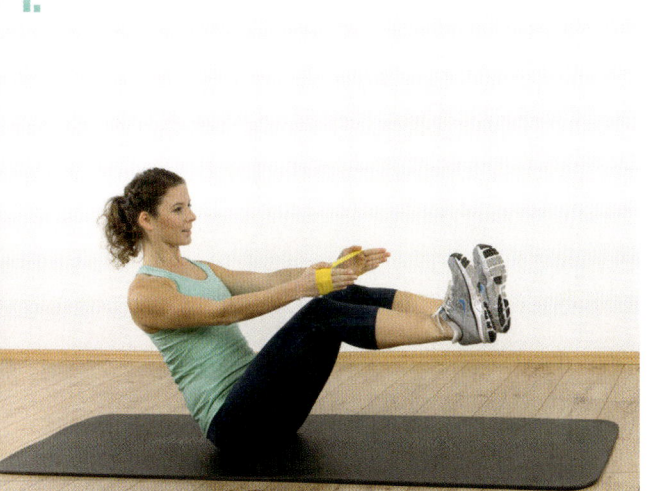

2.

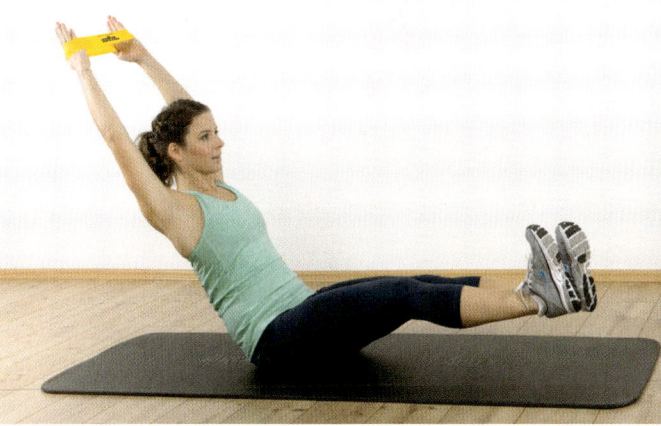

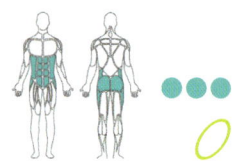

Seitstütz

Platzieren Sie das Miniband knapp oberhalb der Sprunggelenke. Kommen Sie in einen Seitstütz, indem Sie sich auf den linken Unterarm stützen. Der Ellbogen befindet sich direkt unter dem Schultergelenk. Strecken Sie den rechten Arm senkrecht nach oben. Spreizen Sie das rechte Bein so weit nach oben ab, dass das Miniband maximal auf Spannung ist. Halten Sie diese Position für mindestens 30 Sekunden. Halten Sie den Rumpf auf Spannung, damit das Becken nicht durchhängt. Der Körper befindet sich in einer Linie.

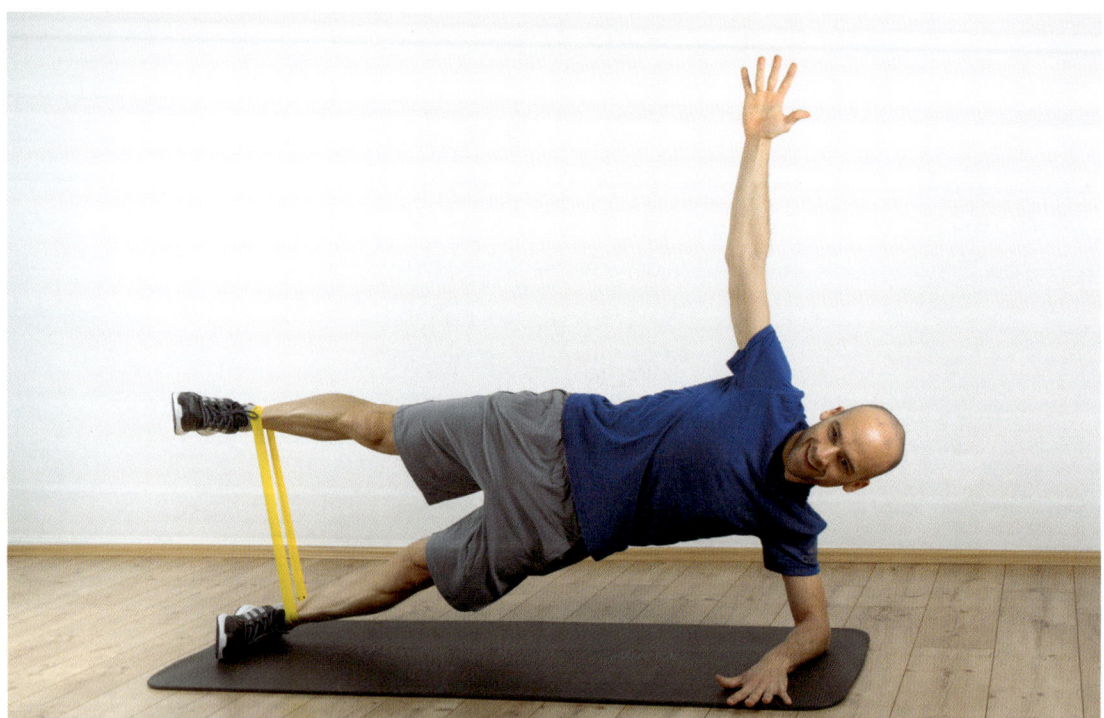

Tipp: Falls es Ihnen zu Beginn noch schwerfällt, die Position mit nach oben gestrecktem Arm zu halten, können Sie mit der freien Hand das Handgelenk des Stützarms umgreifen. Stützen Sie sich dabei aber nicht bewusst ab, sondern stellen Sie sich vor, Sie würden sich am Handgelenk festhalten.

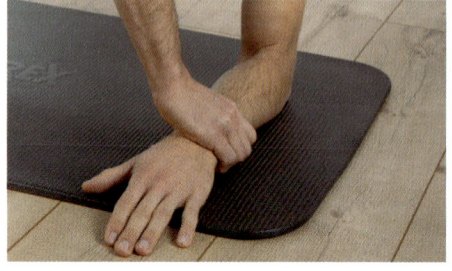

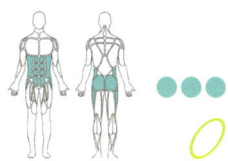

Variante: Seitstütz mit dynamischer Beinabduktion

1. Platzieren Sie das Miniband knapp oberhalb der Sprunggelenke und kommen Sie in den Seitstütz. Strecken Sie den rechten Arm senkrecht nach oben. Spreizen Sie das rechte Bein so weit nach oben ab, dass das Miniband maximal auf Spannung ist.
2. Dann senken Sie das Bein gegen den Widerstand des Minibands wieder ab, aber nur so weit, dass das Miniband auf Zug bleibt.

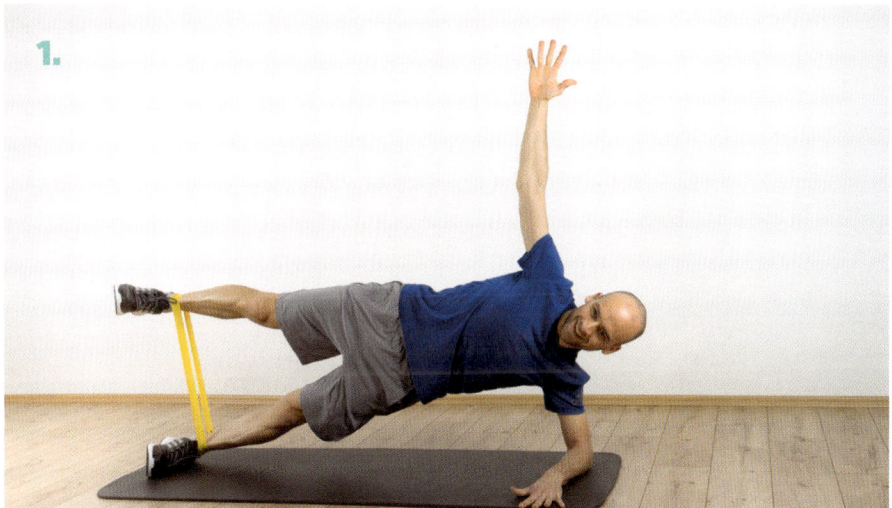

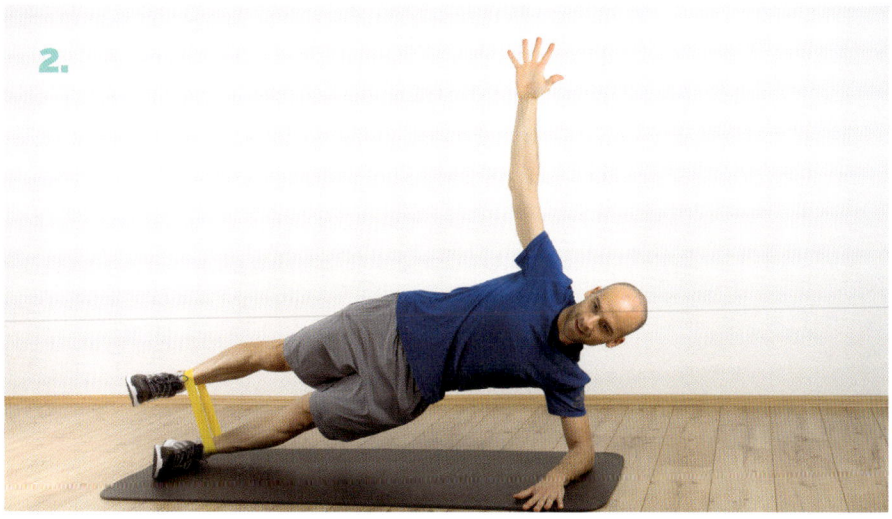

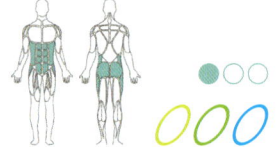

Crunch

1. Platzieren Sie das Miniband knapp oberhalb der Sprunggelenke. Kommen Sie in die Rückenlage und heben Sie die Beine rechtwinklig gebeugt an. Öffnen Sie die Füße etwa hüftbreit,
sodass das Miniband auf Zug ist. Legen Sie die Fingerspitzen hinter den Ohren an. Spannen
Sie die Bauchmuskeln an und heben Sie Kopf und Schultern vom Boden ab.
2. Mit der Kraft der Bauchmuskeln ziehen Sie den Oberkörper möglichst weit nach oben. Kommen Sie zurück in die Ausgangsposition, aber halten Sie die Bauchspannung.

Hinweis: Damit die Halswirbelsäule in ihrer neutralen Position bleibt, halten Sie den Kopf so,
dass zwischen Kinn und Brustbein etwa eine Faustbreit Platz hat. Ihr Blick sollte dabei etwa zu
den Knien gerichtet sein. Das gilt für sämtliche Bauchübungen in Rückenlage.

1.

2.

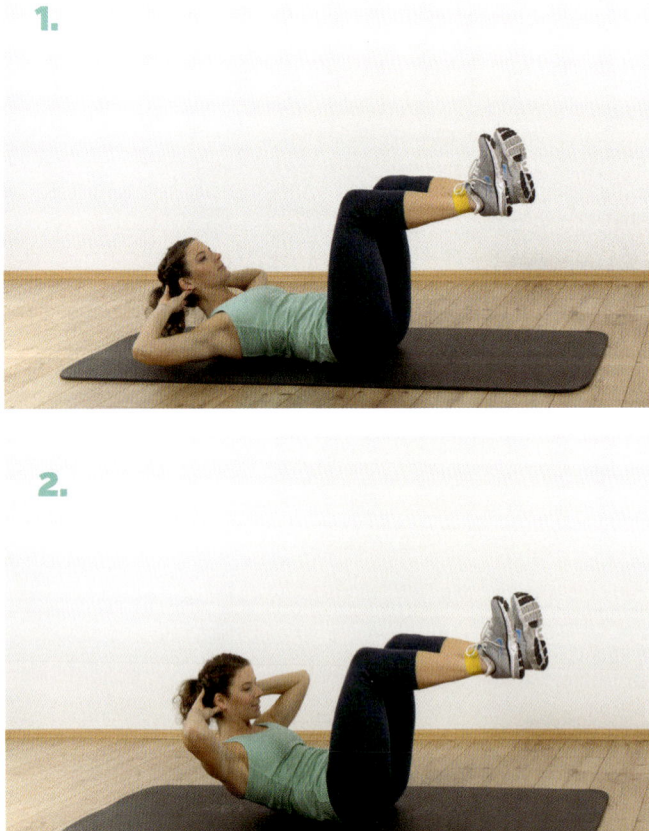

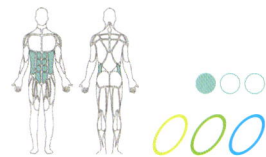

Crunch mit Beinanziehen

1. Platzieren Sie das Miniband knapp oberhalb der Knie. Kommen Sie in die Rückenlage und heben Sie die Beine rechtwinklig gebeugt an. Öffnen Sie die Füße etwa hüftbreit, sodass das Miniband auf Zug ist. Legen Sie die Fingerspitzen hinter den Ohren an. Spannen Sie die Bauchmuskeln an und heben Sie Kopf und Schultern vom Boden ab.
2. Mit der Kraft der Bauchmuskeln ziehen Sie den Oberkörper möglichst weit nach oben. Gleichzeitig tippen Sie mit der linken Fußspitze auf den Boden und ziehen das rechte Knie Richtung Brustkorb. Kommen Sie zurück in die Ausgangsposition, aber halten Sie die Bauchspannung, und führen Sie den Crunch im Wechsel fort.

1.

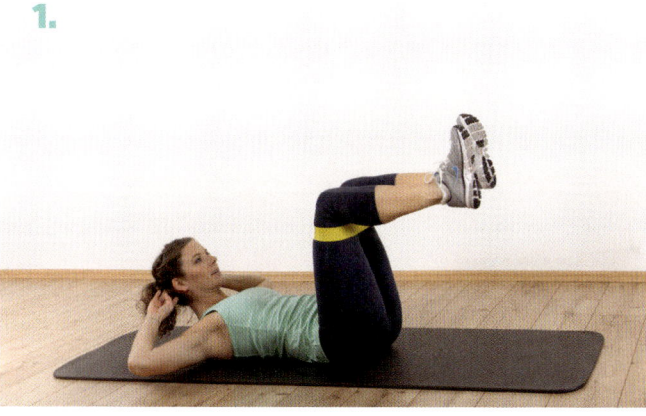

2.

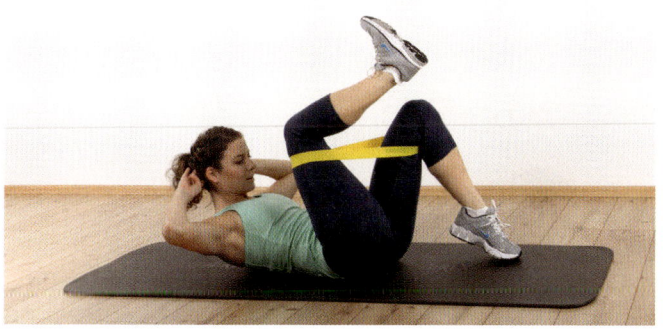

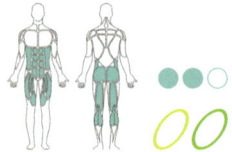

Diagonaler Crunch

1. Platzieren Sie das Miniband knapp oberhalb der Sprunggelenke. Kommen Sie in die Rückenlage und heben Sie die Beine rechtwinklig gebeugt an. Öffnen Sie die Füße etwa hüftbreit, sodass das Miniband auf Zug ist. Legen Sie die Fingerspitzen hinter den Ohren an. Spannen Sie die Bauchmuskeln an und heben Sie Kopf und Schultern vom Boden ab.

2. Mit der Kraft der Bauchmuskeln ziehen Sie den Oberkörper möglichst weit nach oben und führen durch eine Rumpfrotation den linken Ellbogen zum rechten Knie. Strecken Sie gleichzeitig das linke Bein nach vorn. Kommen Sie zurück in die Ausgangsposition, aber halten Sie die Bauchspannung, und führen Sie die Bewegung zur anderen Seite aus. Fahren Sie in einem moderaten Tempo, aber mit kontrollierten Bewegungen im Wechsel fort.

1.

2.

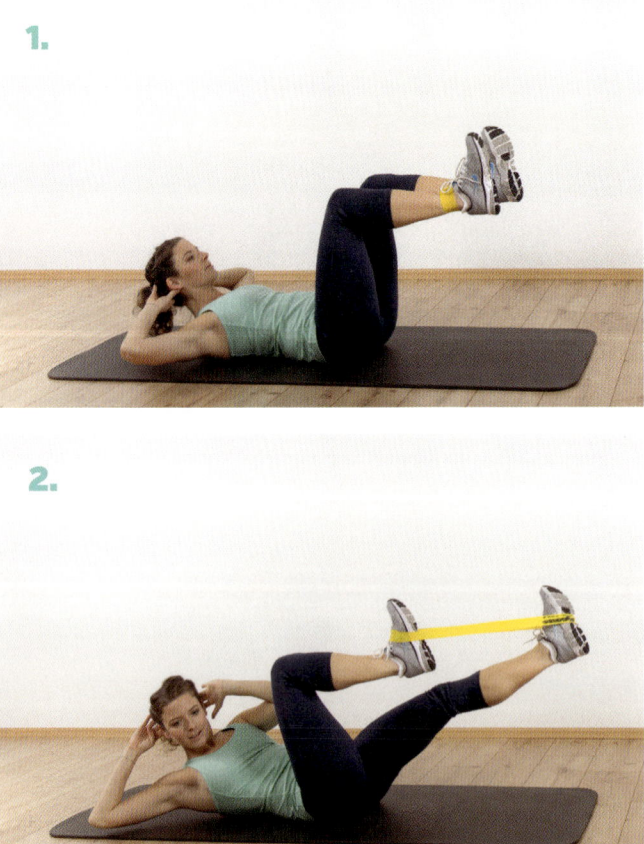

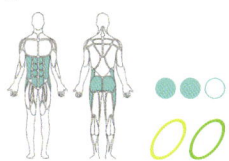

Diagonaler Crunch mit nach oben gestreckten Beinen

1. Platzieren Sie das Miniband knapp oberhalb der Knie. Kommen Sie in die Rückenlage und strecken Sie beide Beine nach oben. Öffnen Sie die Beine so weit, dass das Miniband auf Zug ist. Die Arme sind neben dem Körper. Spannen Sie die Bauchmuskeln an und heben Sie Kopf, Schultern und Arme vom Boden ab.

2. Ziehen Sie den Oberkörper möglichst weit nach oben und rotieren Sie den Rumpf nach links, gleichzeitig strecken Sie den rechten Arm nach oben und berühren kurz die linke Fußspitze. Kommen Sie zurück in die Ausgangsposition, aber halten Sie die Bauchspannung, und führen Sie die Bewegung zur anderen Seite aus. Fahren Sie in einem moderaten Tempo, aber mit kontrollierten Bewegungen im Wechsel fort.

1.

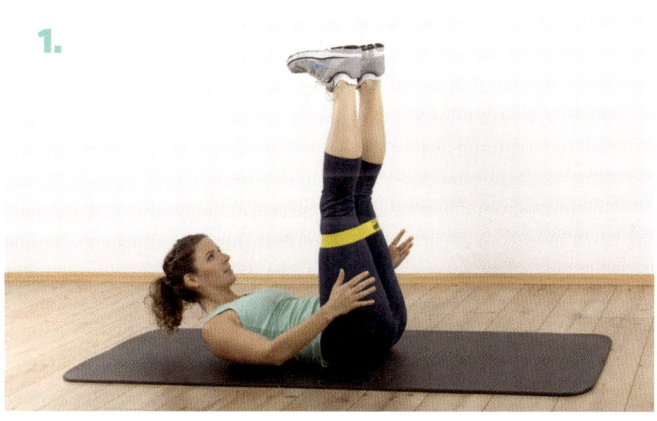

2.

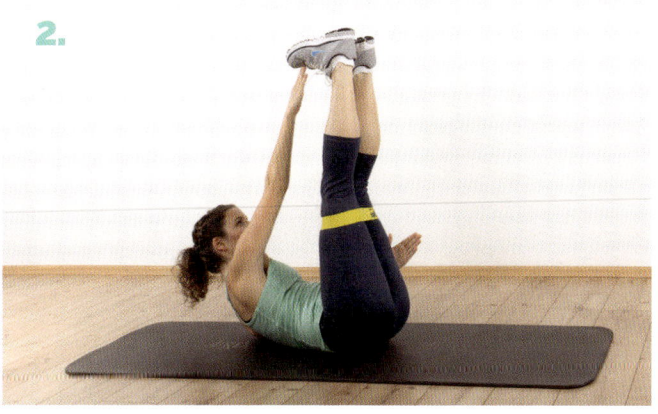

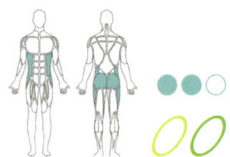

Seitlicher Crunch

1. Platzieren Sie das Miniband knapp oberhalb der Knie. Kommen Sie in die Seitenlage auf die linke Seite. Strecken Sie den linken Arm nach vorn aus und drücken Sie die Handfläche fest zum Boden. Legen Sie die Fingerspitzen der rechten Hand hinter dem Ohr an. Heben Sie das gestreckte rechte Bein so weit an, dass das Miniband auf Zug ist. Der Kopf ist ebenfalls angehoben. Der Körper befindet sich in einer Linie.
2. Ziehen Sie den Oberkörper mit der Kraft der seitlichen Bauchmuskeln nach oben und führen Sie den rechten Ellbogen Richtung rechtes Knie, indem Sie das rechte Bein weit nach oben abspreizen. Senken Sie Bein und Oberkörper wieder in die Ausgangsposition ab, aber halten Sie die Bauchspannung und das Becken senkrecht.

Hinweis: Der Arm auf dem Boden dient lediglich dazu, die Balance zu halten. Nutzen Sie ihn nicht voll und ganz zum Abstützen. Die Hauptkraft kommt aus den seitlichen Bauchmuskeln.

1.

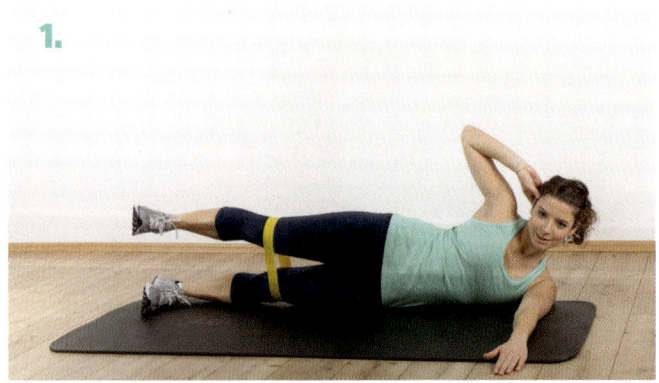

2.

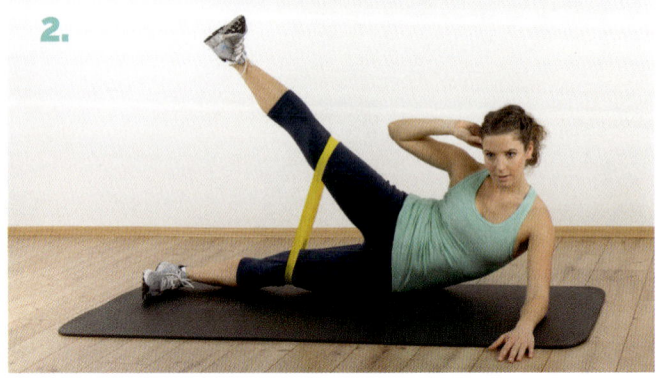

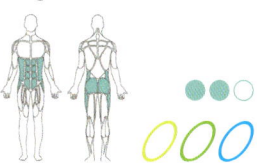

Seitliches Beinabsenken

1. Platzieren Sie das Miniband knapp oberhalb der Knie. Kommen Sie in die Rückenlage und strecken Sie die Beine nach oben. Öffnen Sie die Beine so weit, dass das Miniband auf Zug ist. Legen Sie die Arme seitlich ab und drücken Sie die Handflächen fest zum Boden.
2. Spannen Sie den Rumpf, vor allem die Bauchmuskeln, fest an und senken Sie die geöffneten Beine zur rechten Seite ab. Die Rotation erfolgt dabei aus dem Rumpf. Mit der Kraft der seitlichen Bauchmuskeln bringen Sie die Beine wieder nach oben und senken sie zur anderen Seite ab. Fahren Sie mit langsamen, kontrollierten Bewegungen im Wechsel fort.

Hinweis: Senken Sie die Beine nur so weit zur Seite ab, wie Sie die Bewegung kontrolliert und ohne Schwung ausführen können.

Tipp: Je weiter Sie die Arme Richtung Schulterhöhe zur Seite ablegen, desto stabiler ist die Position. Je enger die Arme am Körper sind, desto mehr muss der Rumpf arbeiten.

1.

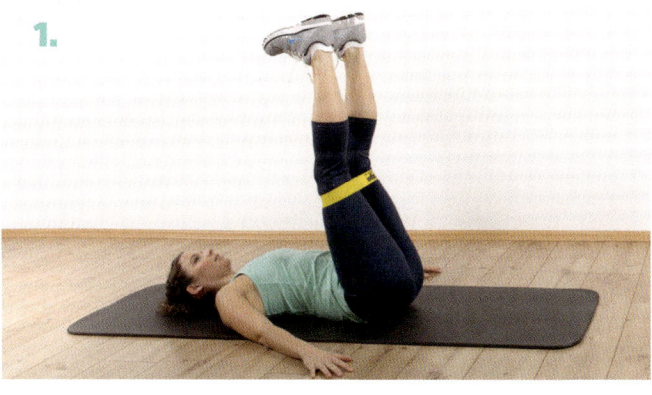

2.

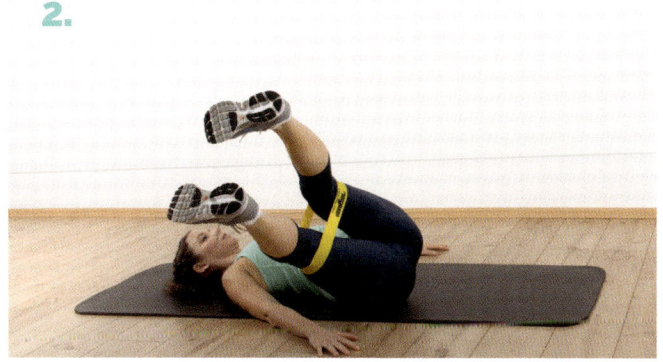

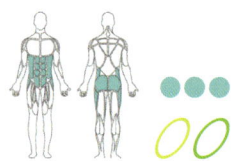

Gestrecktes Beinabsenken

1. Platzieren Sie das Miniband knapp oberhalb der Sprunggelenke. Kommen Sie in die Rückenlage und strecken Sie die Beine nach oben. Öffnen Sie sie etwa hüftbreit, sodass das Miniband nur leicht auf Zug ist. Legen Sie die Arme seitlich eng am Körper ab.
2. Spannen Sie den Rumpf fest an und senken Sie die gestreckten Beine langsam möglichst weit nach unten ab, idealerweise bis kurz vor Bodenkontakt. Halten Sie die Rumpfspannung und heben Sie die Beine wieder an.

Hinweis: Senken Sie die Beine nur so weit ab, wie Sie die Bewegung kontrolliert und ohne Schwung aus dem Rücken zu holen ausführen können.

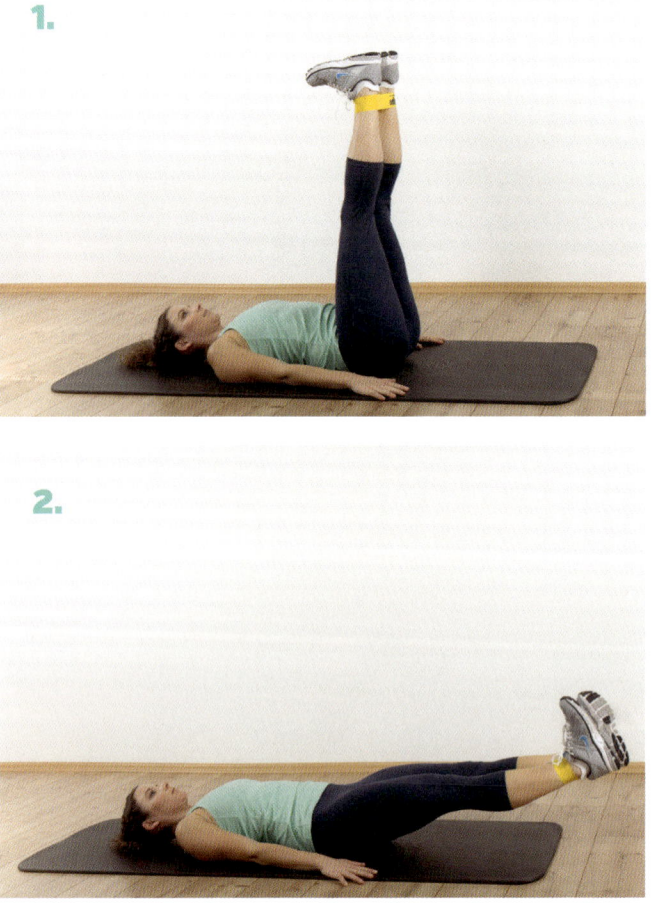

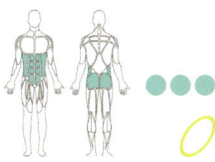

Schere

1. Platzieren Sie das Miniband knapp oberhalb der Sprunggelenke. Kommen Sie in die Rückenlage und strecken Sie die Beine nach oben. Öffnen Sie sie so weit, dass das Miniband auf Zug
ist. Legen Sie die Arme seitlich eng am Körper ab.
2. Spannen Sie den Rumpf an und führen Sie gegen den Widerstand des Minibands scheren-
artige Bewegungen mit den Beinen aus, indem Sie sie in fließendem Wechsel absenken und
anheben.

1.

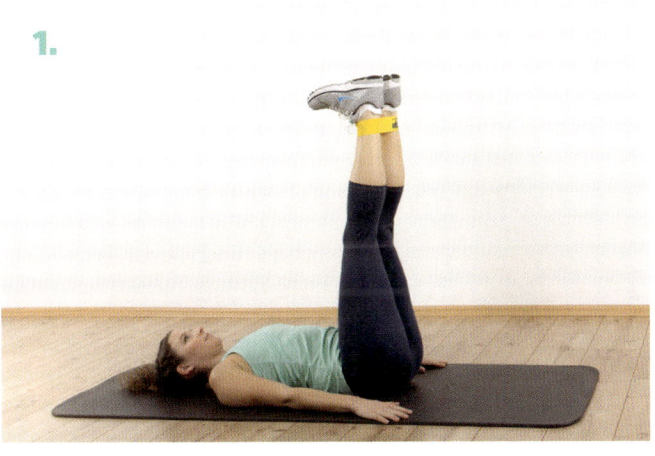

2.

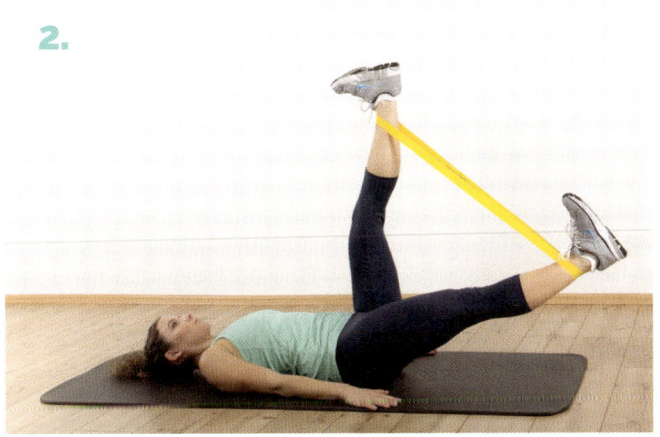

Klappmesser

1. Kommen Sie in die Rückenlage. Platzieren Sie das Miniband im Mittelhandbereich der Hände und fixieren Sie es mit den Daumen. Strecken Sie die Arme nach hinten und die Beine nach vorn. Öffnen Sie die Hände so weit, dass das Miniband deutlich auf Zug ist. Spannen Sie den Rumpf an und heben Sie Arme, Kopf und Beine wenige Zentimeter vom Boden ab.
2. Führen Sie ohne Schwung wie ein Klappmesser Hände und Füße über der Körpermitte zusammen, indem Sie sich mit der Kraft der Bauchmuskeln nach oben ziehen. Arme und Beine bleiben gestreckt. Senken Sie sich wieder kontrolliert in die Ausgangsposition ab, aber halten Sie die Rumpfspannung.

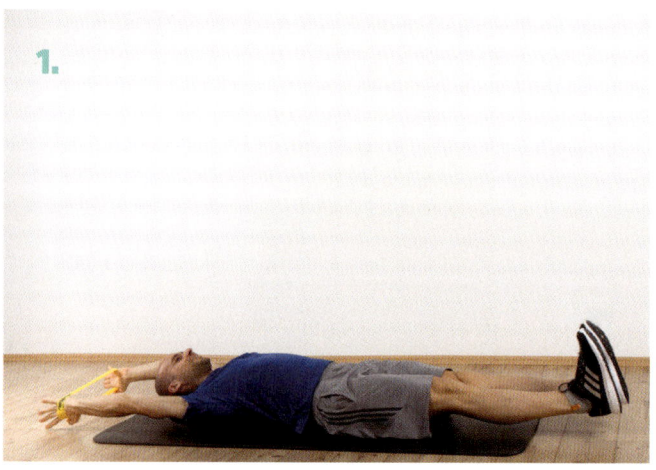

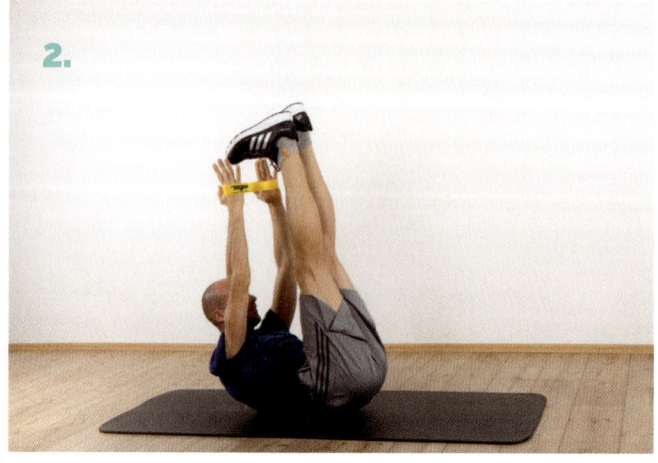

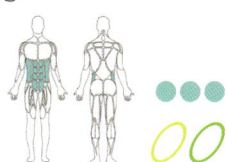

Variante: Einbeiniges Klappmesser

1. Platzieren Sie das Miniband knapp oberhalb der Knie und kommen Sie in die Rückenlage. Öffnen Sie die gestreckten Beine so weit, dass das Miniband auf Zug ist. Strecken Sie die Arme nach hinten. Spannen Sie den Rumpf an und heben Sie Arme, Kopf und Beine wenige Zentimeter vom Boden ab.

2. Führen Sie ohne Schwung wie ein Klappmesser die Hände und das rechte Bein über der Körpermitte zusammen, indem Sie sich mit der Kraft der Bauchmuskeln nach oben ziehen. Arme und Beine bleiben gestreckt, das linke Bein bleibt in seiner Position knapp über dem Boden. Senken Sie sich wieder kontrolliert in die Ausgangsposition ab und wechseln Sie das Bein. Fahren Sie im Wechsel fort.

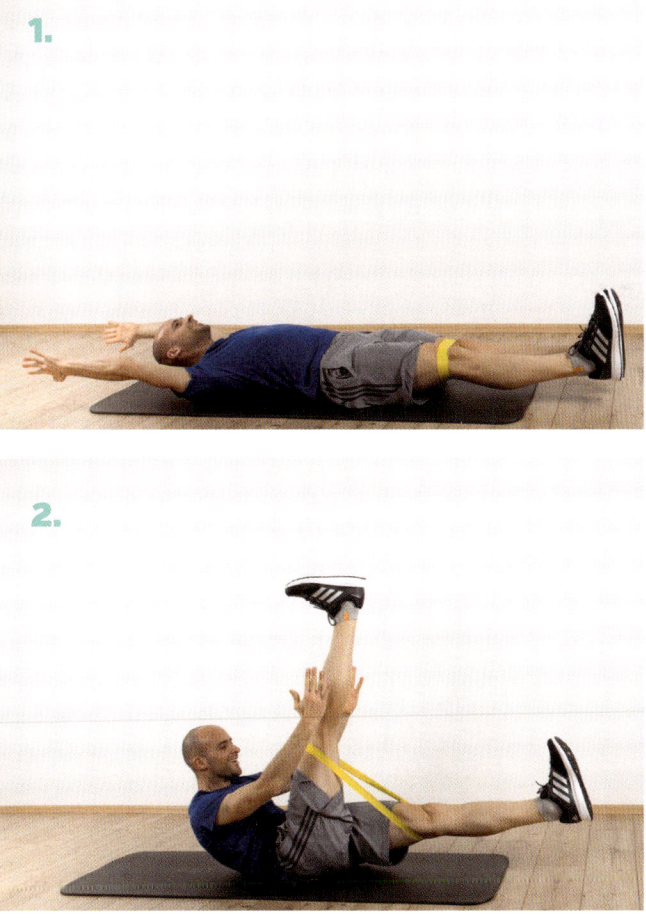

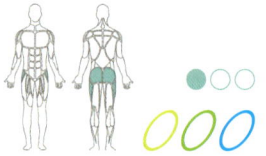

Storchengang

1. Platzieren Sie das Miniband knapp oberhalb der Sprunggelenke und nehmen Sie einen etwas mehr als schulterbreiten Stand ein. Die Fußspitzen zeigen nach vorn. Beugen Sie leicht die Knie und schieben Sie das Gesäß nach hinten. Der Oberkörper ist etwas nach vorn geneigt, der Rücken gestreckt. Lassen Sie die Arme locker hängen.
2. Gehen Sie nun im Storchengang vorwärts: Dabei führen Sie mit jedem Schritt eine halbkreisförmige Bewegung nach innen aus.
3. Beim Absetzen stellen Sie den Fuß wieder nach außen ab. Lassen Sie das Miniband bei jedem Schritt auf Zug. Nehmen Sie die Arme gegengleich mit.

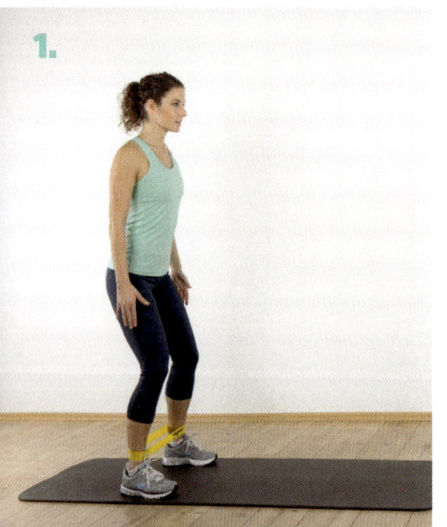
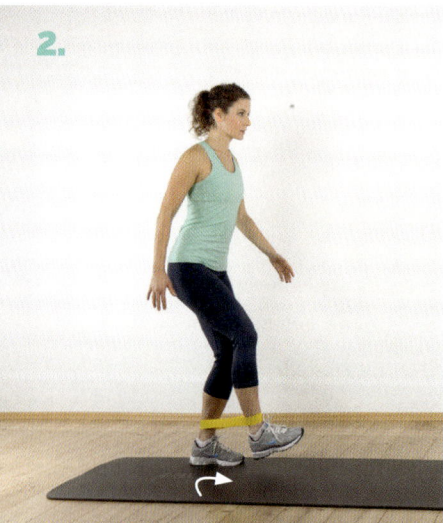
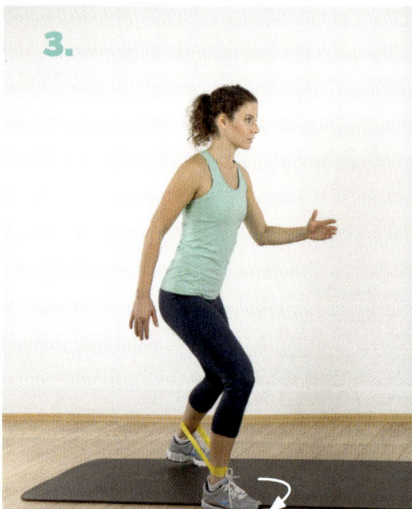

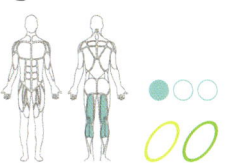

Beinbeugen im Stand

1. Platzieren Sie das Miniband knapp oberhalb des rechten Sprunggelenks und am linken Fuß im Mittelfußbereich. Stellen Sie sich seitlich zu einer Stuhllehne oder einer Wand und stützen Sie die linke Hand ab. Verlagern Sie das Gewicht auf das linke Bein und heben Sie das rechte Bein wenige Zentimeter zur Seite an, sodass das Miniband leicht auf Zug ist. Lassen Sie den rechten Arm locker hängen oder stützen Sie die Hand in der Hüfte ab. Für mehr Stabilität spannen Sie den Rumpf an, behalten aber eine aufrechte Körperhaltung bei.

2. Winkeln Sie das rechte Bein gegen den Widerstand des Minibands so weit wie möglich nach hinten an. Die rechte Ferse zieht dabei Richtung Gesäß. Strecken Sie das Bein wieder, ohne es auf dem Boden abzusetzen.

1.

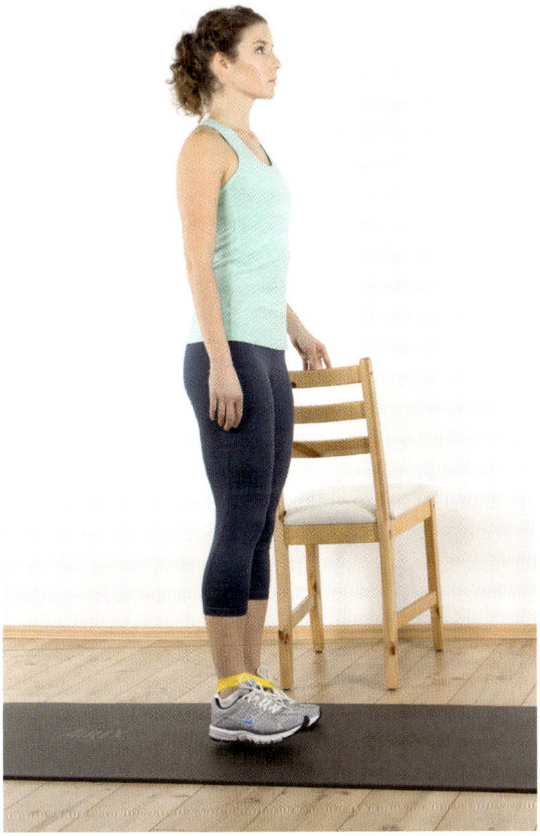

2.

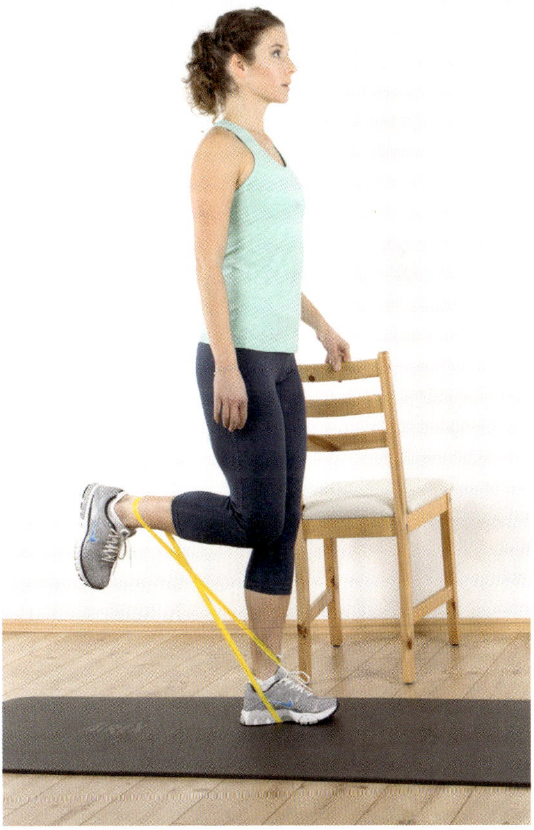

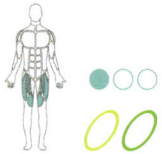

Beinstrecken im Stand

1. Platzieren Sie das Miniband knapp oberhalb der Sprunggelenke. Stellen Sie sich seitlich zu einer Stuhllehne oder einer Wand und stützen Sie die linke Hand ab. Verlagern Sie das Gewicht auf das linke Bein und heben Sie das rechte Bein rechtwinklig gebeugt nach vorn an. Lassen Sie den rechten Arm locker hängen oder stützen Sie die Hand in der Hüfte ab. Für mehr Stabilität spannen Sie den Rumpf an, behalten aber eine aufrechte Körperhaltung bei.
2. Strecken Sie das rechte Bein gegen den Widerstand des Minibands nach vorn. Dann beugen Sie es wieder.

Hinweise: Achten Sie beim Beinstrecken darauf, dass das Becken in seiner neutralen Position bleibt und Sie es nicht nach vorn schieben. Halten Sie deshalb unbedingt die Spannung im Rumpf bei.

1.

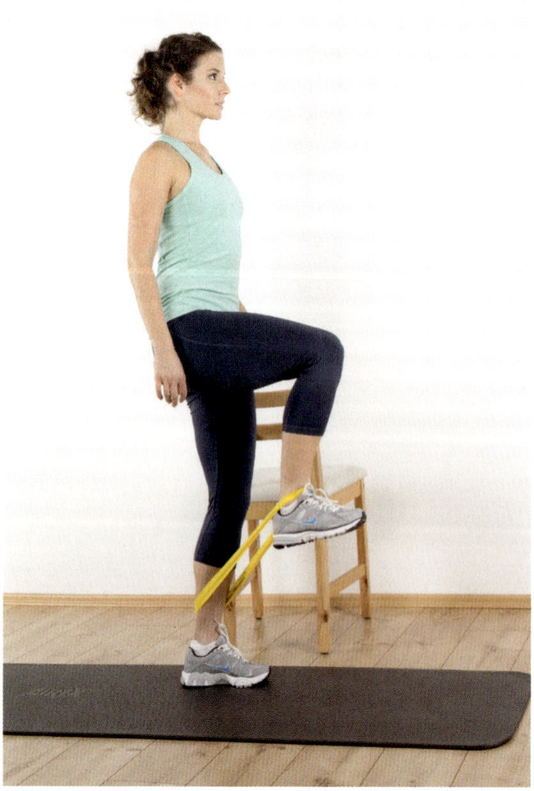

2.

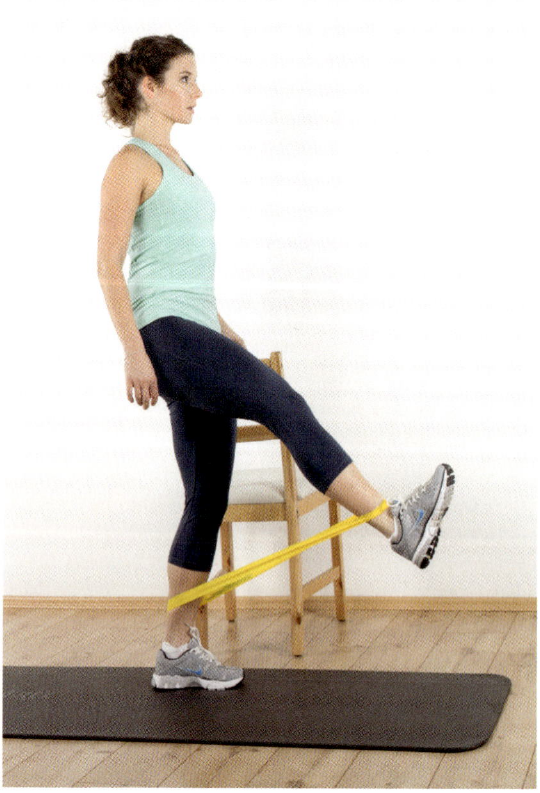

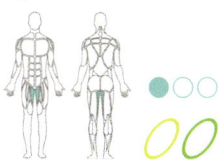

Beinadduktion im Stand

1. Platzieren Sie das Miniband knapp oberhalb der Sprunggelenke. Stellen Sie sich seitlich zu einer Stuhllehne oder einer Wand und stützen Sie die linke Hand ab. Verlagern Sie das Gewicht auf das linke Bein und heben Sie das rechte Bein wenige Zentimeter gestreckt nach vorn an, sodass das Miniband auf Zug ist. Stützen Sie die rechte Hand in der Hüfte ab. Für mehr Stabilität spannen Sie den Rumpf an, behalten aber eine aufrechte Körperhaltung bei.
2. Führen Sie das rechte Bein nach links, sodass Sie das Standbein überkreuzen. Dann kommen Sie zurück in die Ausgangsposition.

Hinweis: Halten Sie während der Bewegungsausführung das Becken stabil und in seiner neutralen Position.

1.

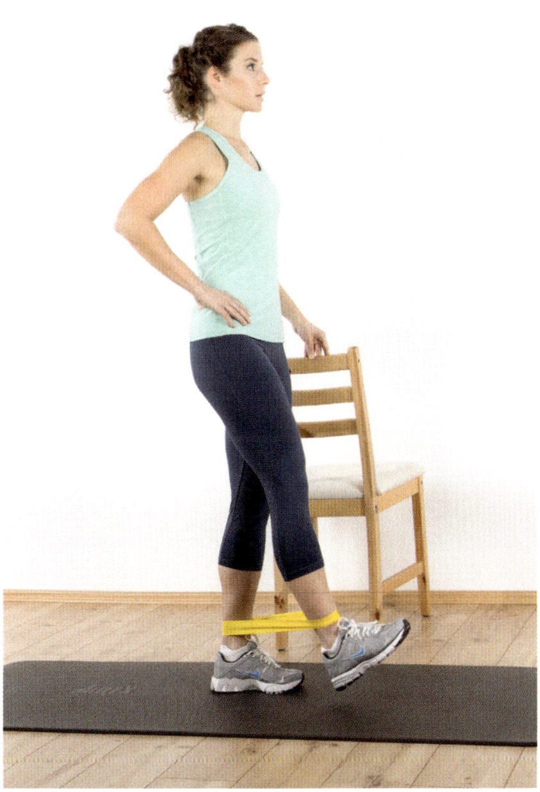

2.

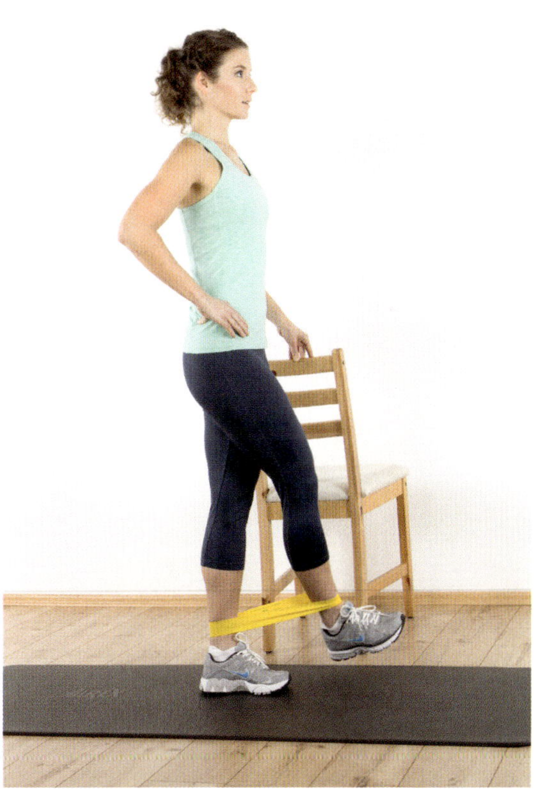

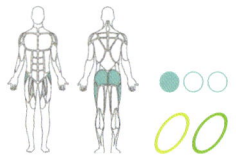

Beinabduktion im Stand

1. Platzieren Sie das Miniband knapp oberhalb der Sprunggelenke. Stellen Sie sich seitlich zu einer Stuhllehne oder einer Wand und stützen Sie die linke Hand ab. Verlagern Sie das Gewicht auf das linke Bein und heben Sie das rechte Bein wenige Zentimeter zur Seite an, sodass das Miniband auf Zug ist. Stützen Sie die rechte Hand in der Hüfte ab. Für mehr Stabilität spannen Sie den Rumpf an, behalten aber eine aufrechte Körperhaltung bei.
2. Spreizen Sie das rechte Bein so weit wie möglich zur Seite ab, dann senken Sie es langsam und kontrolliert wieder ab, ohne es abzustellen. Das Becken bleibt dabei stabil.

Hinweise: Halten Sie während der Bewegungsausführung das Becken stabil und in seiner neutralen Position. Der höchste Punkt der Abduktion wird zum einen durch das Miniband begrenzt, zum anderen durch Ihre Flexibilität im Hüftgelenk.

1.

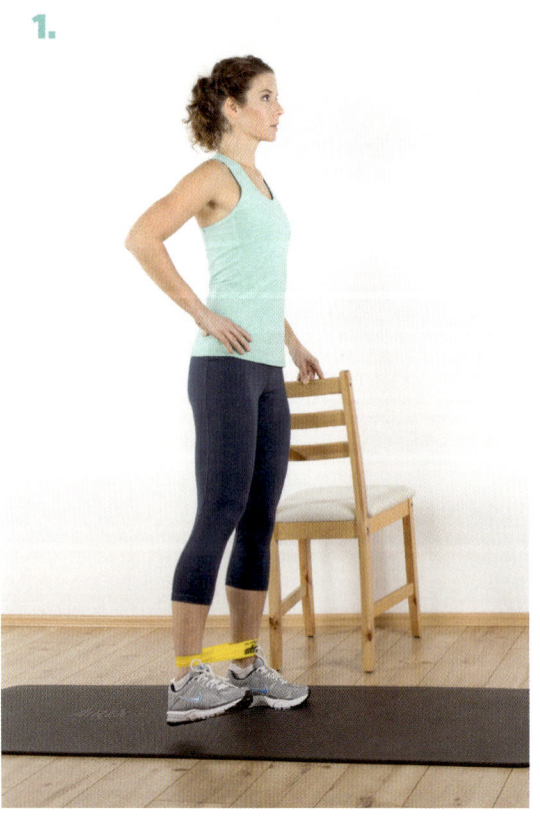

2.

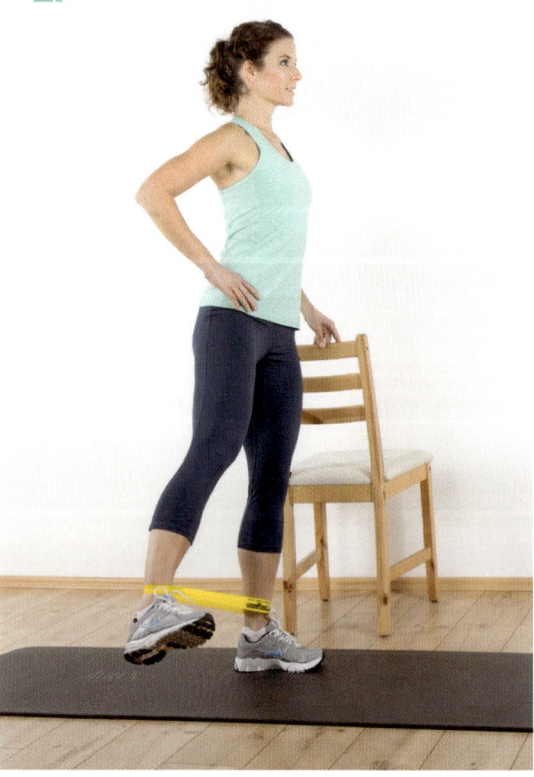

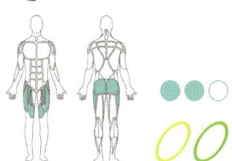

Variante: Beinheben im Stand

1. Platzieren Sie das Miniband knapp oberhalb der Sprunggelenke. Stellen Sie sich seitlich zu einer Stuhllehne, stützen Sie die linke Hand darauf ab, verlagern Sie das Gewicht auf das linke Bein und heben Sie das rechte Bein wenige Zentimeter zur Seite an, sodass das Miniband auf Zug ist. Stützen Sie die rechte Hand in der Hüfte ab und spannen Sie den Rumpf an.
2. Heben Sie das rechte Bein so weit wie möglich nach vorn an. Dann senken Sie es wieder in die Ausgangsposition ab.
3. Spreizen Sie es dann weit zur Seite ab. Senken Sie das Bein wieder ab.
4. Führen Sie es schließlich möglichst weit nach hinten und senken Sie das Bein wieder in die Ausgangsposition ab. Beginnen Sie mit dem Ablauf erneut.

Hinweise: Halten Sie das Becken während der Bewegungsausführung stabil und den Oberkörper aufrecht. Die ganze Bewegung kommt aus dem Hüftgelenk.

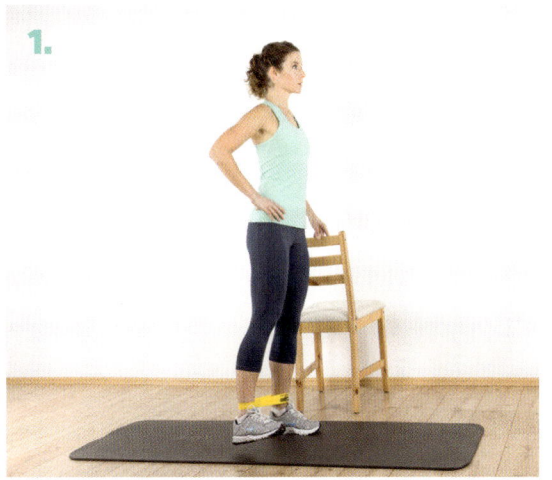

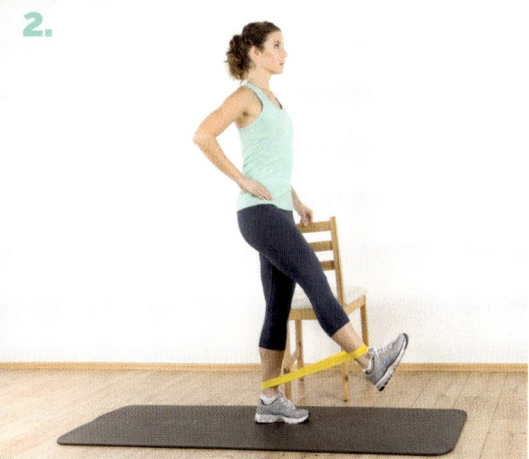

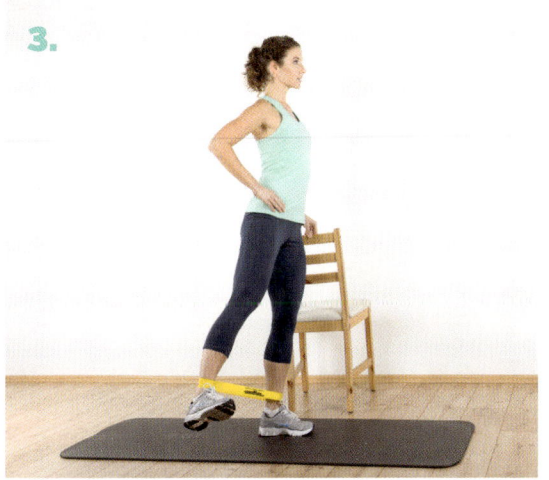

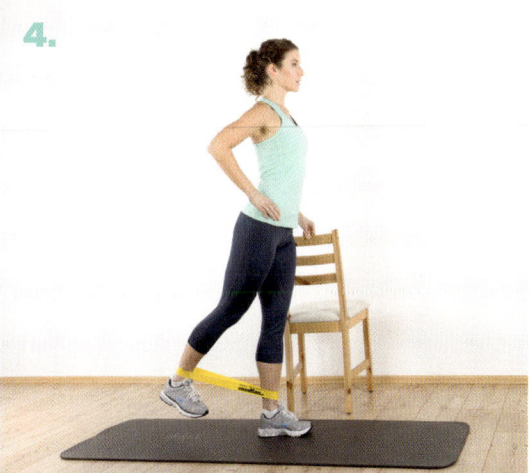

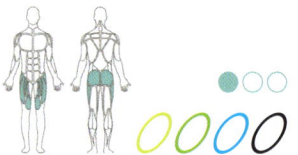

Kniebeuge

1. Platzieren Sie das Miniband knapp oberhalb der Knie und nehmen Sie einen aufrechten, schulterbreiten Stand ein. Die Fußspitzen zeigen nach vorn. Halten Sie die Arme locker vor der Brust.
2. Beugen Sie die Knie, sodass die Oberschenkel mindestens waagrecht oder tiefer stehen, und schieben Sie das Gesäß nach hinten. Die Knie sind auf Höhe oder hinter den Fußspitzen, damit die Kniegelenke nicht belastet werden. Halten Sie den Rücken gestreckt. Dann kommen Sie wieder in den aufrechten Stand.

Hinweise: Achten Sie darauf, dass die Knie während der Bewegungsausführung einen konstanten Abstand behalten und weder nach innen noch nach außen kippen.

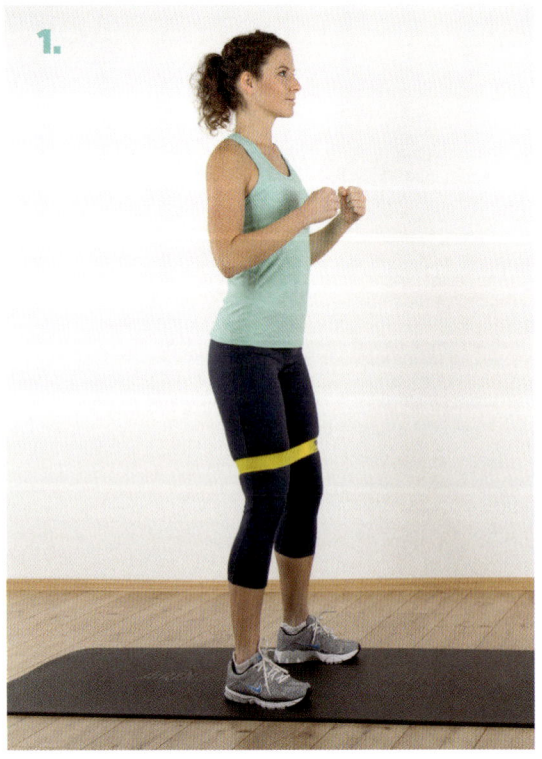

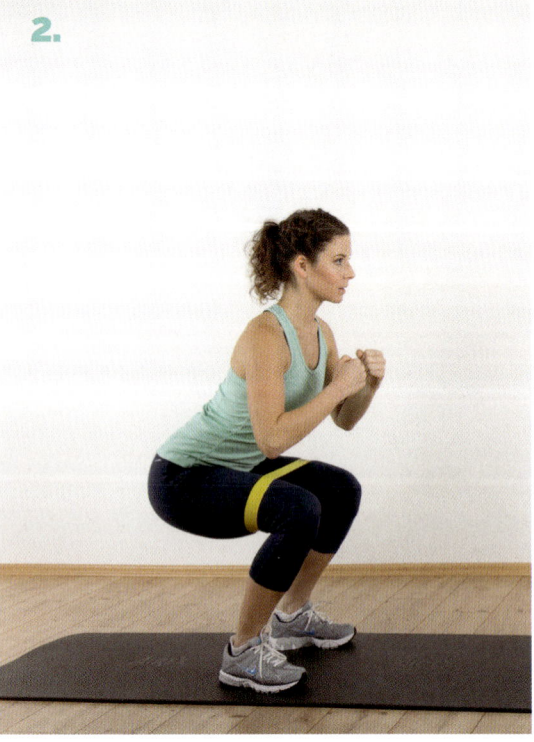

Variante: Kniebeuge mit Schulteraktivierung

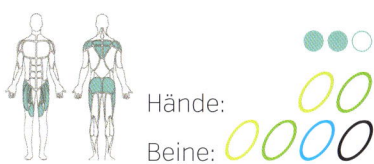

Hände:

Beine:

1. Zusätzlich zum Miniband oberhalb der Knie platzieren Sie ein weiteres Miniband im Mittelhandbereich der Hände. Fixieren Sie es mit den Daumen. Halten Sie die Arme angewinkelt vor dem Körper und öffnen Sie sie mindestens schulterbreit, damit das Miniband auf Zug ist.
2. Führen Sie eine Kniebeuge aus und strecken Sie dabei die Arme über Kopf nach oben, sodass die Oberarme neben den Ohren sind. Lassen Sie die Schultern tief und halten Sie den Rücken gestreckt. Dann kommen Sie wieder in den aufrechten Stand und senken die Arme ab.

Tipp: Den Zug des Minibands können Sie variieren, um die Schulterpartie unterschiedlich miteinzubeziehen: Je weiter Sie die Arme öffnen, desto mehr Spannung ist auf dem Miniband und die Schultern müssen kräftiger arbeiten. Es ist aber einfacher, die Schultern tief zu halten. Je kleiner der Abstand zwischen den Armen, desto geringer ist der Zug des Minibands, aber desto schwieriger ist es, die Schultern tief zu halten.

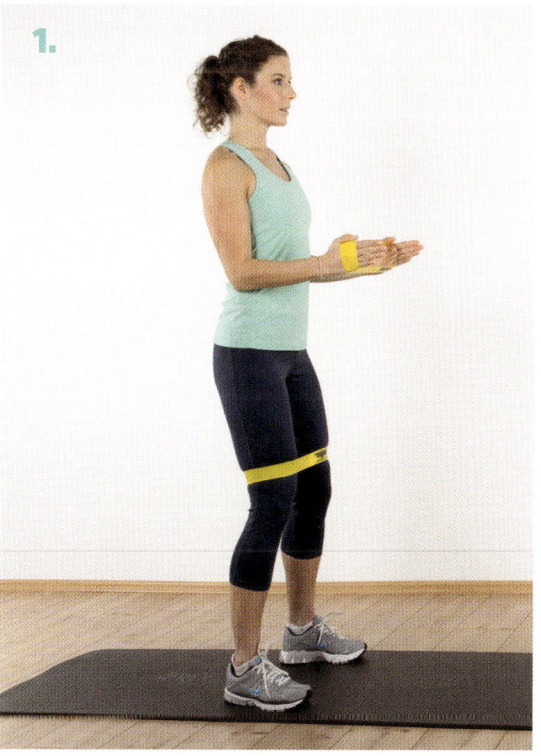

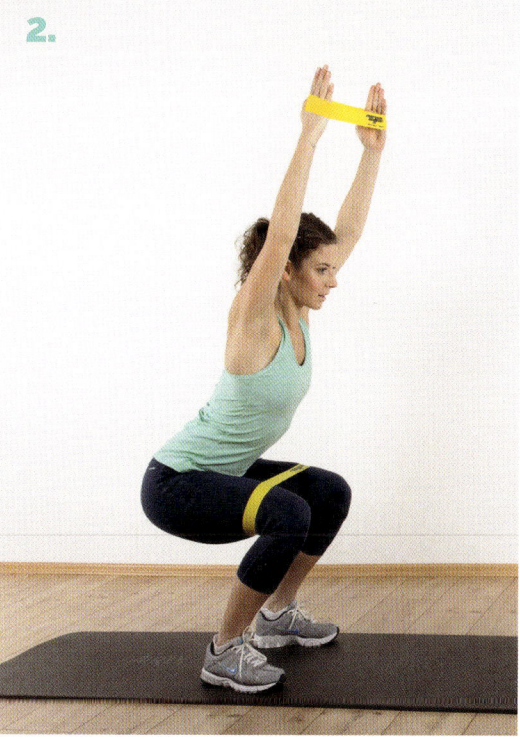

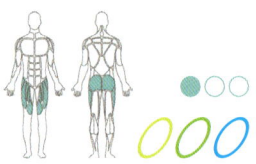

Seitlicher Ausfallschritt mit Kniebeuge

1. Platzieren Sie das Miniband knapp oberhalb der Sprunggelenke. Nehmen Sie einen schulterbreiten Stand ein, beugen Sie leicht die Knie, schieben Sie das Gesäß etwas nach hinten und halten Sie die Arme locker vor der Brust. Die Fußspitzen zeigen nach vorn.

2. Führen Sie mit dem rechten Bein einen großen Schritt nach rechts aus und kommen Sie in eine tiefe Kniebeuge. Die Knie sind auf Höhe oder hinter den Fußspitzen, damit die Kniegelenke nicht belastet werden. Halten Sie den Rücken gestreckt. Schließen Sie den Schritt wieder mit dem rechten Bein und kommen Sie zurück in den aufrechten Stand. Fahren Sie im Wechsel fort.

Hinweise: Achten Sie darauf, dass bei der Kniebeuge beide Füße kompletten Bodenkontakt haben und das Gewicht gleichmäßig verteilt ist, bevor Sie in den aufrechten Stand zurückkommen. Öffnen Sie die Beine nur so weit, dass die Unterschenkel jeweils senkrecht zum Boden sind, damit die Kniegelenke nicht unnötig belastet werden.

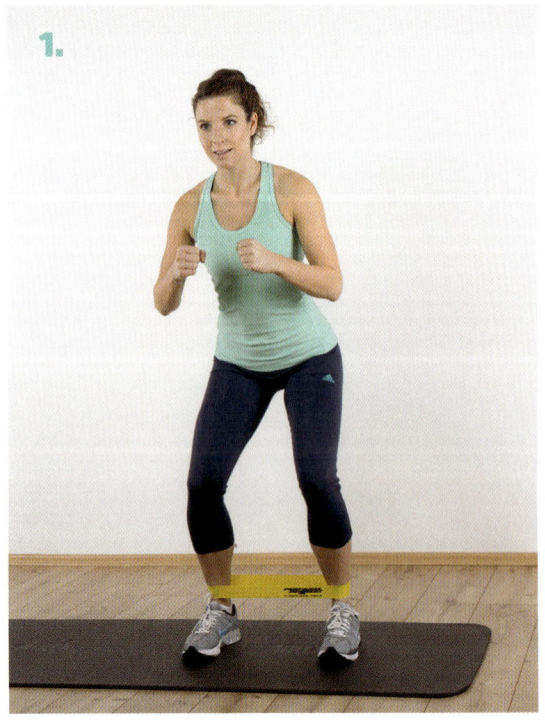

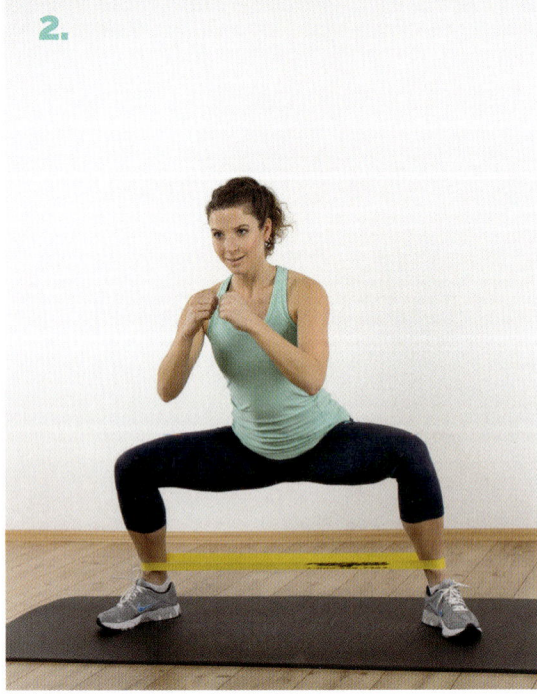

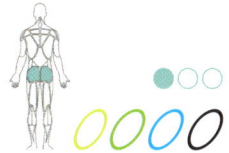

Hüftrotation im Stand

1. Platzieren Sie das Miniband knapp oberhalb der Knie und nehmen Sie einen schulterbreiten Stand ein, sodass das Miniband auf Zug ist. Die Fußspitzen zeigen nach vorn. Beugen Sie leicht die Knie und schieben Sie das Gesäß etwas nach hinten. Der Rücken ist gestreckt. Stützen Sie die Hände in den Hüften ab.
2. Drehen Sie aus dem Hüftgelenk nur das rechte Knie nach außen und halten Sie dabei das Becken nach vorn ausgerichtet. Das linke Bein hält dem Zug des Minibands stand und bleibt stabil. Bringen Sie dann das Knie wieder zur Mitte zurück.

Hinweis: Beide Füße behalten während der Bewegungsausführung den Kontakt zum Boden bei.

Tipp: Wenn Sie die Übung mit einem Bein beherrschen, führen Sie die Rotation beidseitig aus. Dabei führen Sie die Knie synchron mit der Kraft der Gesäßmuskulatur nach außen und wieder nach innen.

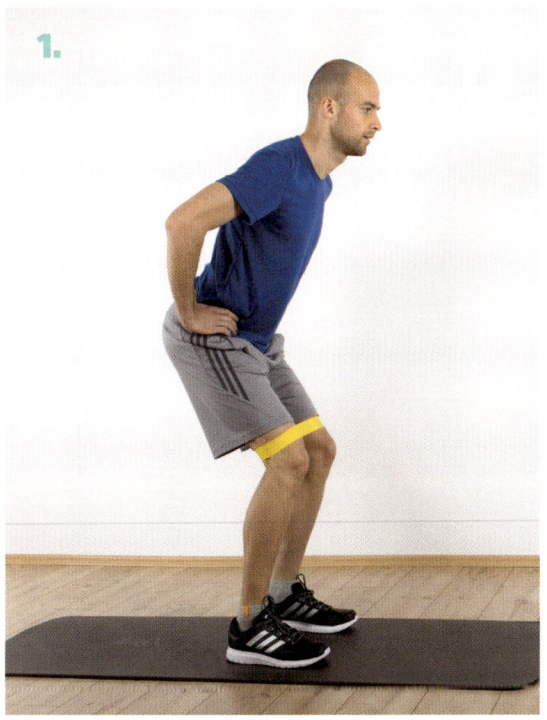

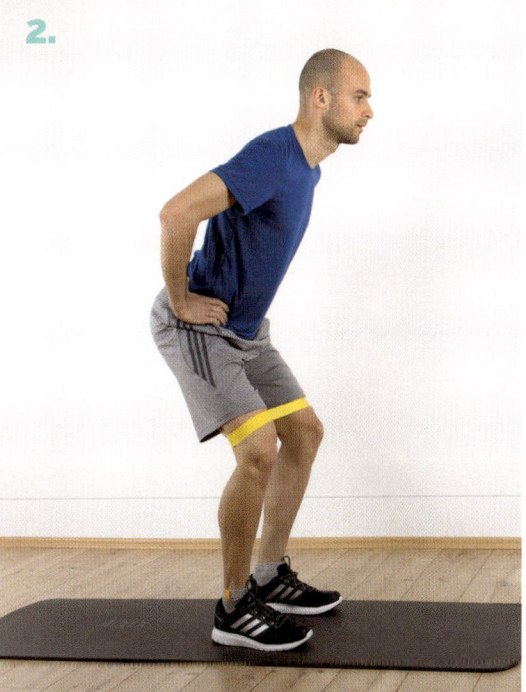

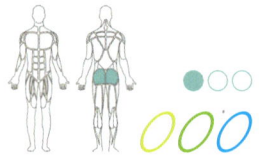

Hüftrotation im Vierfüßlerstand

1. Platzieren Sie das Miniband knapp oberhalb der Knie. Nehmen Sie den Vierfüßlerstand mit hüftbreit geöffneten Knien ein. Die Handgelenke sind unter den Schultergelenken, die Knie unter den Hüften. Die Fußspitzen sind aufgestellt. Spannen Sie den Rumpf an und ziehen Sie den Bauchnabel Richtung Wirbelsäule. Lassen Sie den Rücken lang.
2. Ziehen Sie das gebeugte rechte Bein möglichst weit nach oben. Die Bewegung kommt aus dem Hüftgelenk. Hüfte und Oberkörper bleiben dabei parallel zum Boden. Dann senken Sie das Bein wieder ab, ohne es abzusetzen.

1.

2.

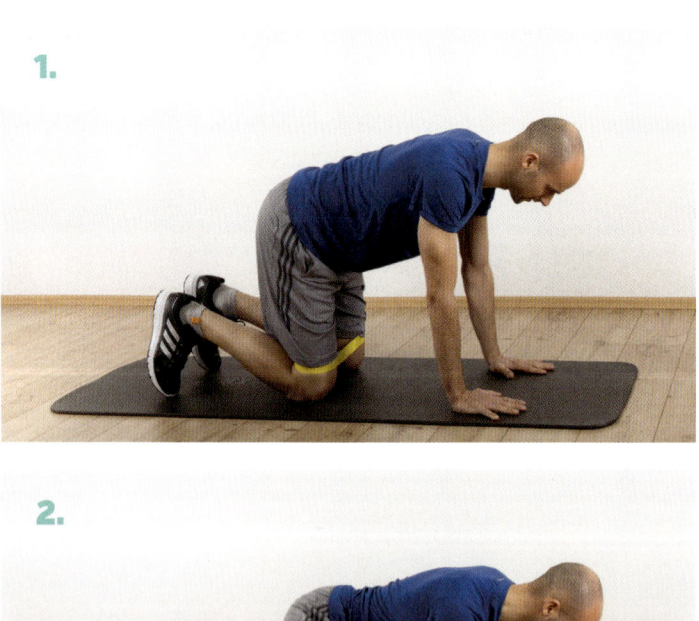

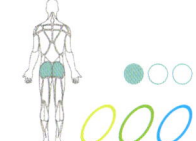

Hüftrotation im Liegen

1. Kommen Sie in die Seitenlage auf die linke Seite und platzieren Sie das Miniband knapp oberhalb der Knie. Legen Sie die Beine etwa rechtwinklig gebeugt nach vorn ab. Das Becken steht senkrecht. Stützen Sie die freie rechte Hand vor der Brust ab. Der Kopf ruht auf dem gestreckten linken Oberarm.
2. Ziehen Sie das obere rechte Bein gebeugt nach oben, ohne dass die Füße den Kontakt verlieren. Das Becken bleibt stabil. Dann senken Sie das Bein wieder ab, ohne es abzulegen.

Hinweise: Achten Sie darauf, dass am höchsten Punkt der Bewegung das Becken immer noch senkrecht steht. Kippen Sie es nicht nach hinten, um das Bein noch weiter öffnen zu können, denn das ist nicht das Ziel der Übung. Nur wenn das Becken senkrecht bleibt, spüren Sie Ihre individuelle maximale Hüftrotation.

1.

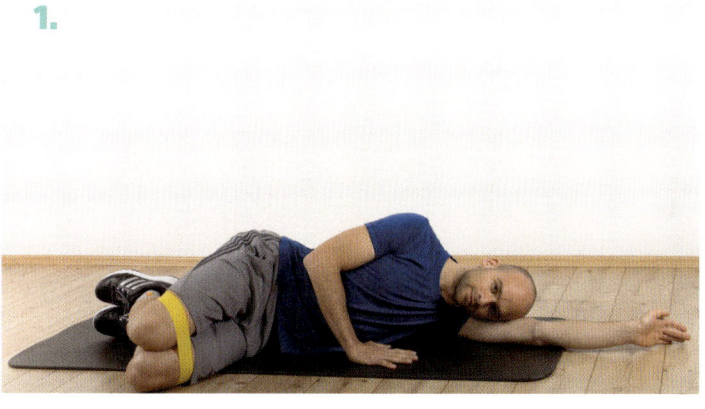

2.

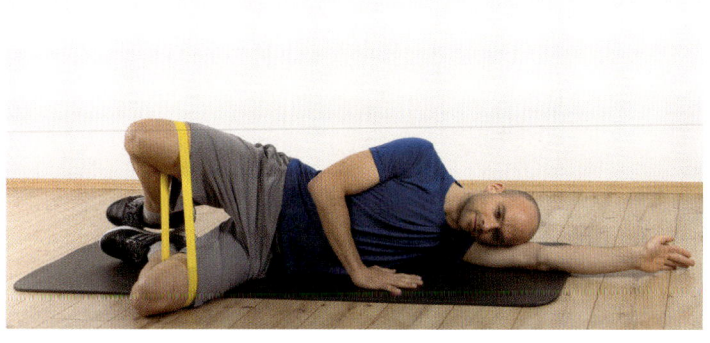

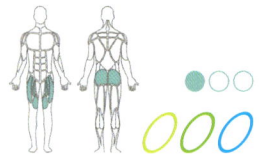

Beinstrecken im Vierfüßlerstand

1. Platzieren Sie das Miniband im Mittelfußbereich der Füße. Nehmen Sie den Vierfüßlerstand mit hüftbreit geöffneten Knien ein. Die Handgelenke sind unter den Schultergelenken, die Knie unter den Hüften. Die Fußspitzen sind aufgestellt. Spannen Sie den Rumpf an und ziehen Sie den Bauchnabel Richtung Wirbelsäule. Lassen Sie den Rücken lang.
2. Strecken Sie das rechte Bein gegen den Widerstand des Minibands nach hinten oben, sodass es sich in der Waagrechten befindet und in einer Linie mit dem Oberkörper ist. Senken Sie das Bein wieder ab, indem Sie es beugen, und führen Sie das Knie zurück unter die Hüfte, ohne es auf dem Boden abzusetzen.

Hinweis: Halten Sie während der Bewegungsausführung das Becken parallel zum Boden ausgerichtet.

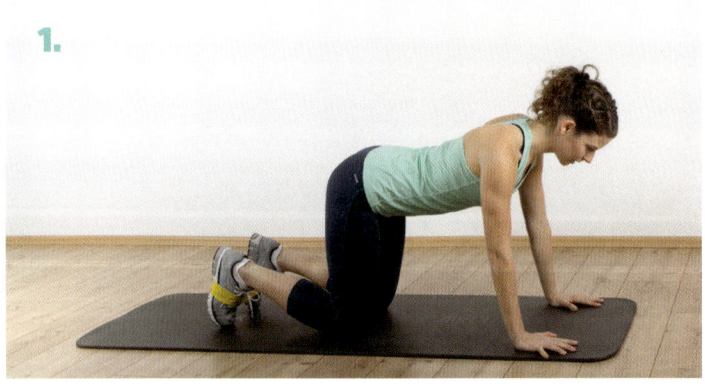

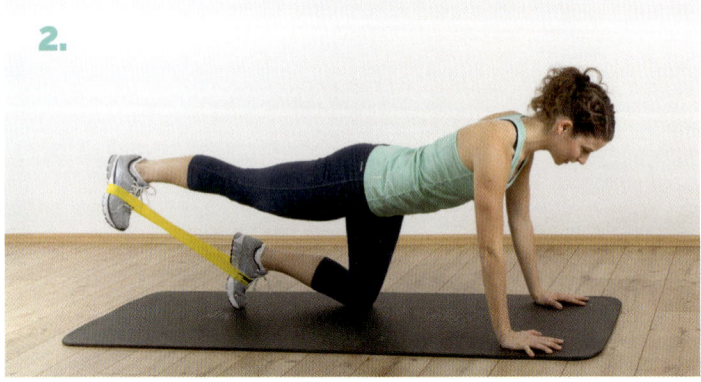

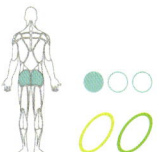

Beinheben im Vierfüßlerstand

1. Platzieren Sie das Miniband im Mittelfußbereich des rechten Fußes und oberhalb des Sprung-gelenks des linken Fußes. Nehmen Sie den Vierfüßlerstand mit hüftbreit geöffneten Knien ein. Die Handgelenke sind unter den Schultergelenken, die Knie unter den Hüften. Die Fußspitzen sind aufgestellt. Spannen Sie den Rumpf an und ziehen Sie den Bauchnabel Richtung Wirbel-säule. Lassen Sie den Rücken lang.

2. Aktivieren Sie bewusst die rechte Gesäßmuskulatur und schieben Sie den rechten Fuß gegen den Widerstand des Minibands nach oben. Behalten Sie den rechten Winkel im Knie bei. Am höchsten Punkt ist der Oberschenkel in einer Linie mit dem Oberkörper. Der Unterschenkel steht senkrecht. Senken Sie das Bein wieder ab und führen Sie das Knie zurück unter die Hüf-te, ohne es auf dem Boden abzusetzen.

Hinweise: Halten Sie während der Bewegungsausführung das Becken parallel zum Boden aus-gerichtet. Der Rücken bleibt am höchsten Punkt des Beins gestreckt.

1.

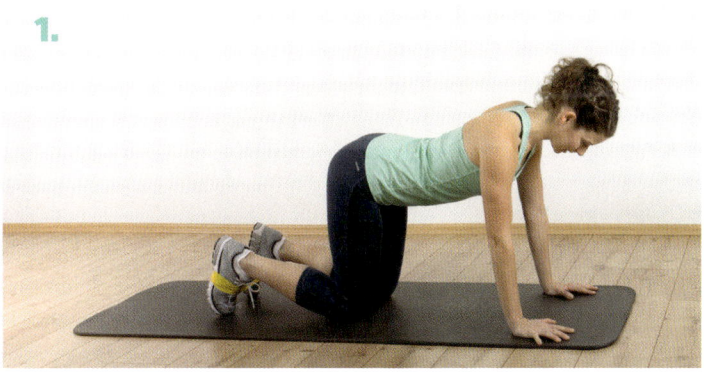

2.

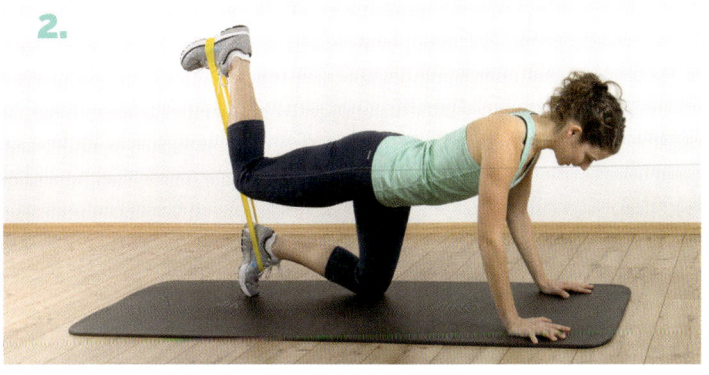

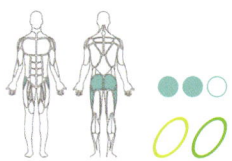

Einbeiniges Wandern im Stütz

1. Platzieren Sie das Miniband knapp oberhalb der Sprunggelenke und kommen Sie in die Liegestützposition. Die Hände sind schulterbreit geöffnet, die Handgelenke direkt unter den Schultergelenken platziert. Die Füße sind hüftbreit geöffnet, sodass das Miniband auf Zug ist. Spannen Sie Rumpf und Gesäß an, ziehen Sie den Bauchnabel Richtung Wirbelsäule und halten Sie den Körper in einer Linie.
2. Beginnen Sie nun, mit dem rechten Fuß zu wandern. Setzen Sie ihn etwa eine Fußlänge zur Seite ab. Sobald Sie die Fußspitze auf dem Boden abgesetzt haben, nehmen Sie den Fuß wieder zur Ausgangsposition zurück und fahren mit dem Absetzen nach außen und innen fort.

Hinweise: Achten Sie bei der einbeinigen Ausführung darauf, dass das Gewicht trotzdem gleichmäßig auf den Händen und auf dem anderen Bein verteilt ist und Sie nicht zur Seite kippen.

1.

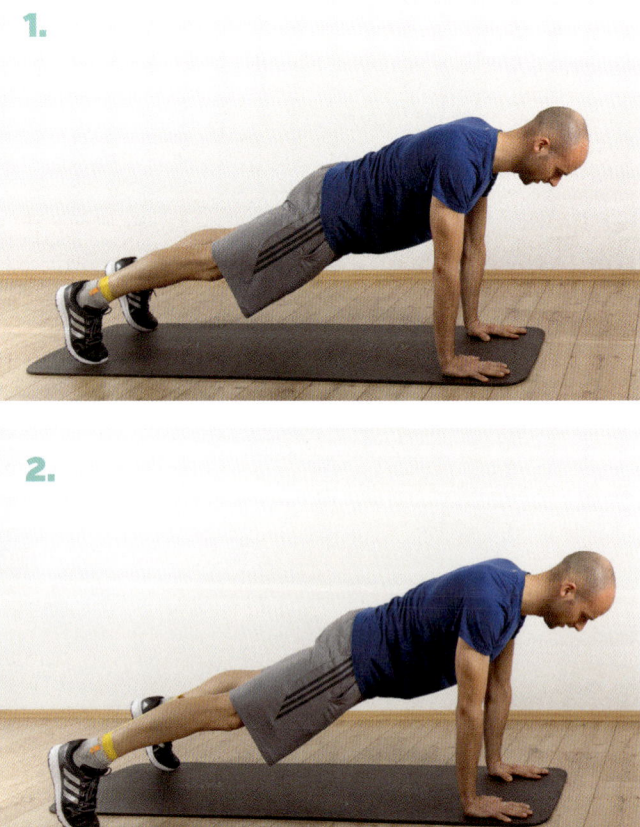

2.

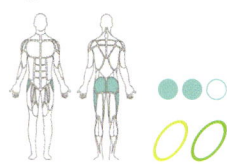

Variante: Beidbeiniges Wandern im Stütz

1. Platzieren Sie das Miniband knapp oberhalb der Sprunggelenke und kommen Sie in die Liegestützposition. Die Hände sind schulterbreit geöffnet, die Handgelenke direkt unter den Schultergelenken platziert. Die Füße sind hüftbreit geöffnet, sodass das Miniband auf Zug ist. Spannen Sie Rumpf und Gesäß an, ziehen Sie den Bauchnabel Richtung Wirbelsäule und halten Sie den Körper in einer Linie.
2. Beginnen Sie nun, mit den Füßen zu wandern. Setzen Sie zuerst den rechten Fuß etwa eine Fußlänge zur Seite ab.
3. Dann setzen Sie den linken Fuß etwa eine Fußlänge zur Seite ab.
4. Wandern Sie mit dem rechten Fuß zurück in die Ausgangsposition.
5. Dann wandern Sie mit dem linken Fuß zurück in die Ausgangsposition und beginnen wieder von vorn.

1. + 5.

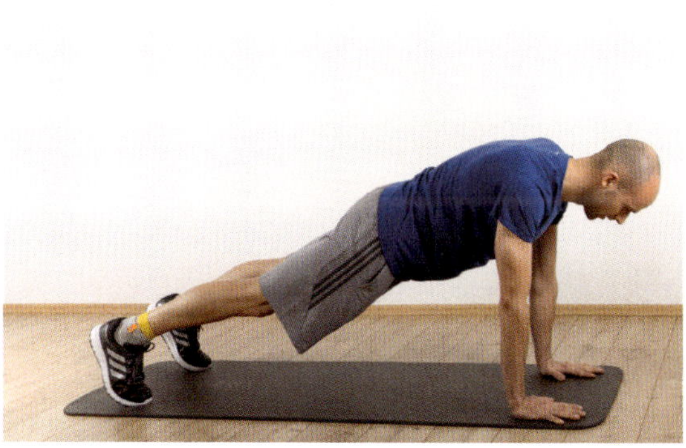

2.

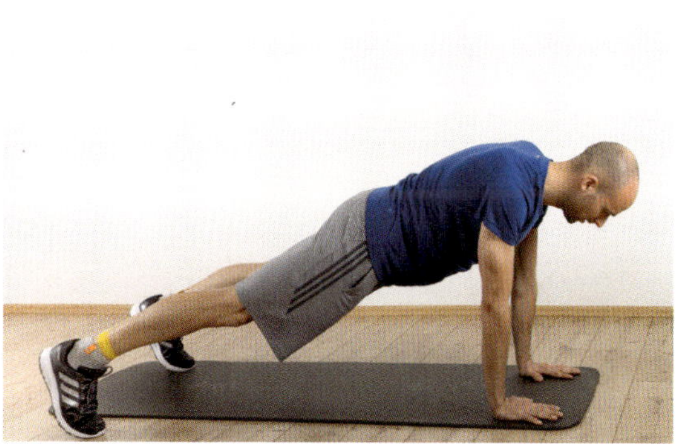

3.

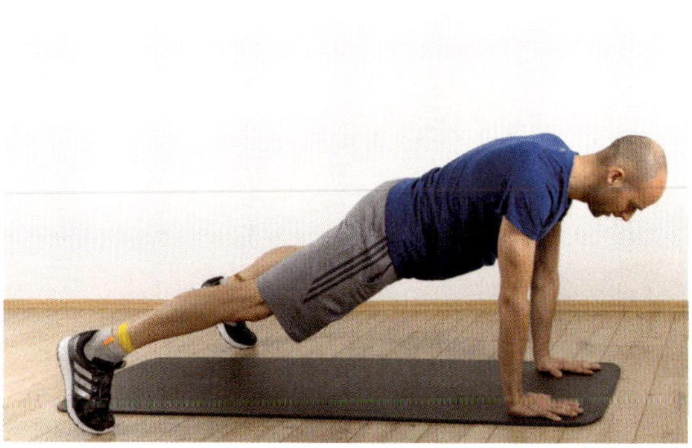

4.

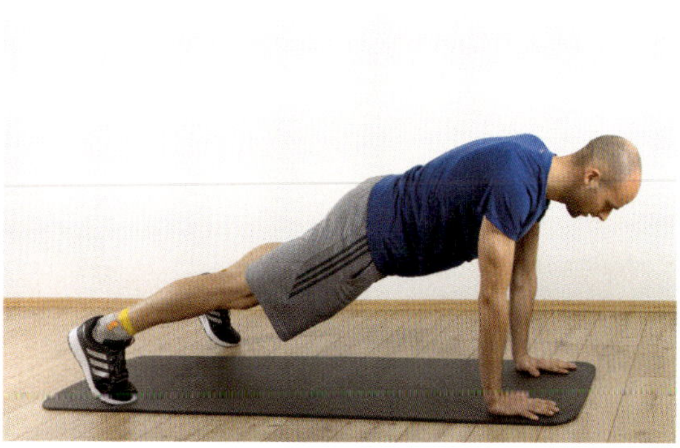

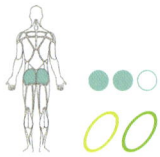

Beinheben im Stütz

1. Platzieren Sie das Miniband knapp oberhalb der Sprunggelenke und kommen Sie in die Liegestützposition. Die Hände sind schulterbreit geöffnet, die Handgelenke direkt unter den Schultergelenken platziert. Die Füße sind hüftbreit geöffnet, sodass das Miniband auf Zug ist. Spannen Sie Rumpf und Gesäß an, ziehen Sie den Bauchnabel Richtung Wirbelsäule und halten Sie den Körper in einer Linie.

2. Heben Sie nun das rechte Bein gestreckt so weit vom Boden ab, dass es sich in einer Linie mit dem Oberkörper befindet. Stellen Sie es dann wieder ab, heben Sie das linke Bein gestreckt nach oben ab und fahren Sie im Wechsel fort.

1.

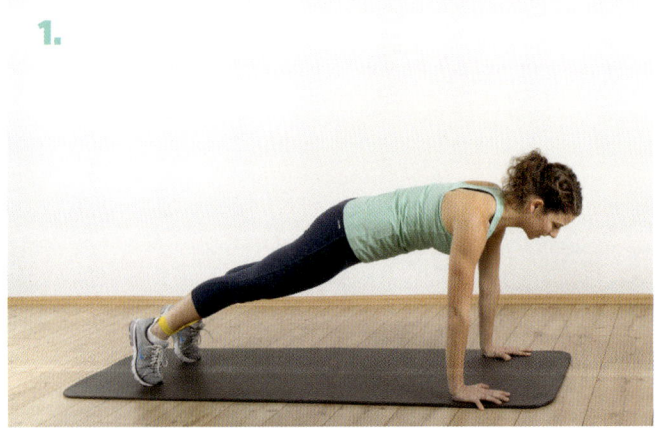

2.

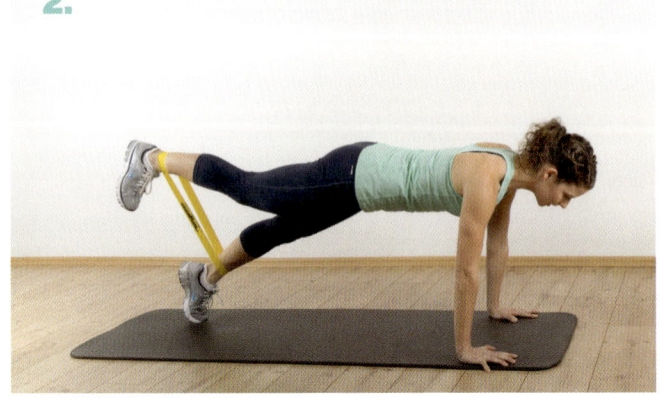

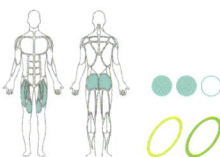

Beinheben im umgekehrten Stütz

1. Platzieren Sie das Miniband knapp oberhalb der Sprunggelenke. Kommen Sie in die Rückenlage und stützen Sie sich so auf den Unterarmen ab, dass sie Richtung Gesäß zeigen. Ballen Sie die Hände zu leichten Fäusten. Dann spannen Sie Rumpf und Gesäß fest an und heben das Becken so weit an, dass sich der Körper in einer Linie befindet. Drücken Sie die Fersen fest in den Boden, die Fußspitzen zeigen nach oben. Ziehen Sie das Kinn so weit Richtung Brustbein, dass eine Faustbreit dazwischen Platz hat.

2. Heben Sie nun das rechte Bein gestreckt gegen den Widerstand des Minibands so weit wie möglich vom Boden ab, sodass das Miniband maximal auf Spannung ist und ohne dass das Becken absinkt. Bleiben Sie stabil. Dann stellen Sie den Fuß wieder ab, heben das linke Bein an und fahren im Wechsel fort.

1.

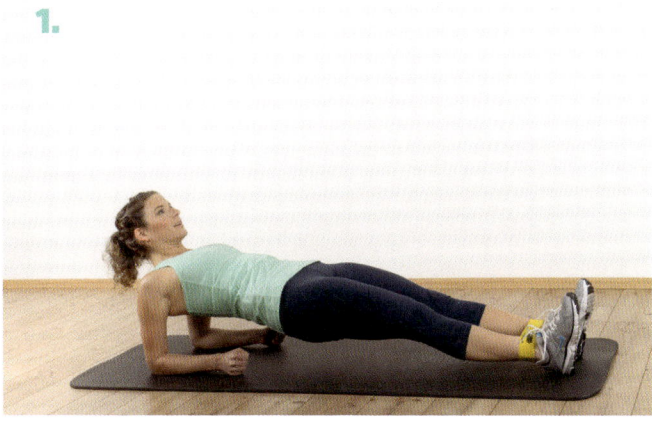

2.

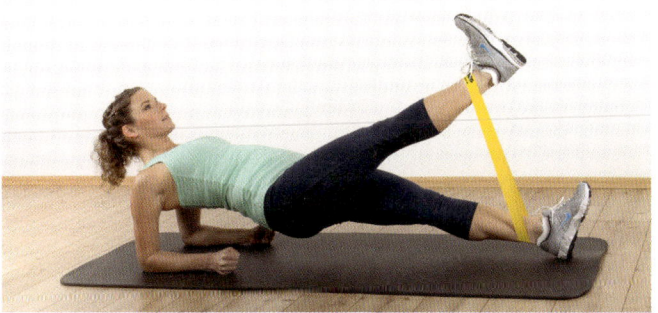

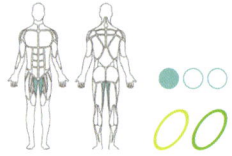

Beinadduktion in Seitenlage

1. Platzieren Sie das Miniband knapp oberhalb des linken Sprunggelenks. Kommen Sie in die Seitenlage auf die linke Seite. Führen Sie den rechten Fuß durch das Miniband und platzieren Sie es im Mittelfußbereich. Dann stellen Sie den rechten Fuß vor dem gestreckten linken Bein etwa auf Kniehöhe auf, sodass das Miniband fixiert ist. Stützen Sie die rechte Hand vor der Brust ab. Der Kopf ruht auf dem gestreckten linken Oberarm. Spannen Sie den Rumpf an und heben Sie das linke Bein wenige Zentimeter vom Boden ab.
2. Ziehen Sie das linke Bein gestreckt so weit wie möglich nach oben. Dann senken Sie es wieder bis kurz vor Bodenkontakt ab.

1.

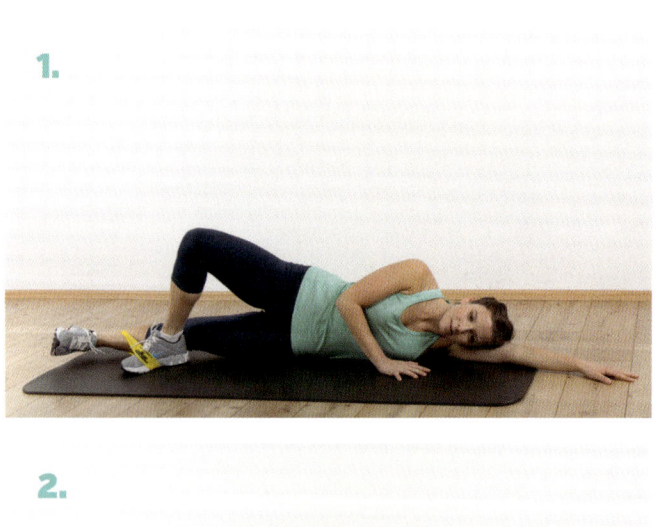

2.

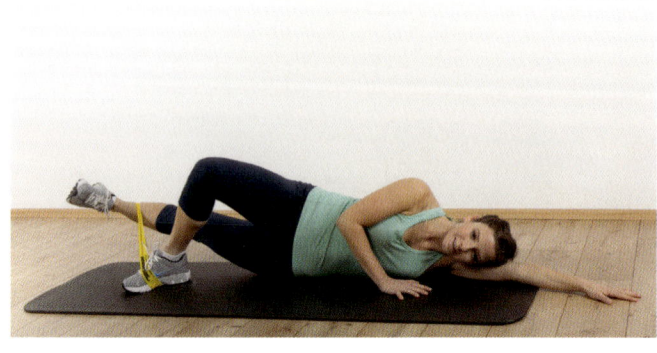

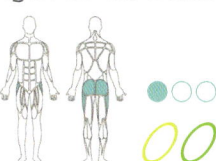

Beinabduktion in Seitenlage

1. Platzieren Sie das Miniband knapp oberhalb der Sprunggelenke. Kommen Sie in die Seitenlage auf die linke Seite. Legen Sie die Beine gestreckt ab, sodass sich der Körper in einer Linie befindet und das Becken senkrecht aufgestellt ist. Stützen Sie die freie rechte Hand vor der Brust ab. Der Kopf ruht auf dem gestreckten linken Oberarm. Spannen Sie den Rumpf an und heben Sie das rechte Bein so weit an, dass das Miniband leicht auf Zug ist.

2. Ziehen Sie das rechte Bein gestreckt so weit nach oben, dass das Miniband maximal auf Spannung ist. Dann senken Sie das Bein wieder ab, aber nur so weit, dass das Miniband auf Zug bleibt.

Hinweise: Achten Sie darauf, dass Sie während der Bewegungsausführung das Becken senkrecht aufgestellt lassen und Sie es weder nach vorn noch nach hinten kippen. Den höchsten Punkt gibt Ihnen die Flexibilität Ihres Hüftgelenks vor, und die ist bei jedem anders ausgeprägt.

1.

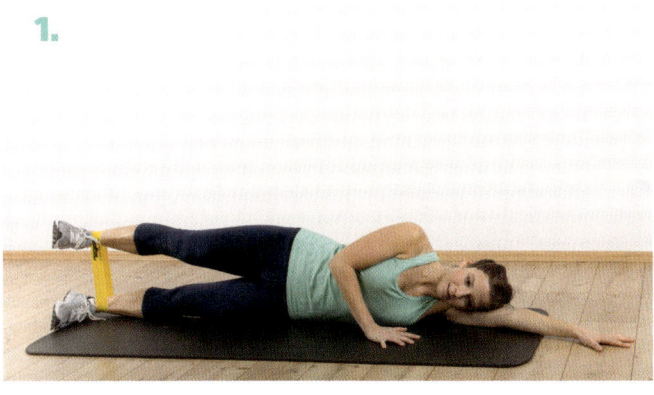

2.

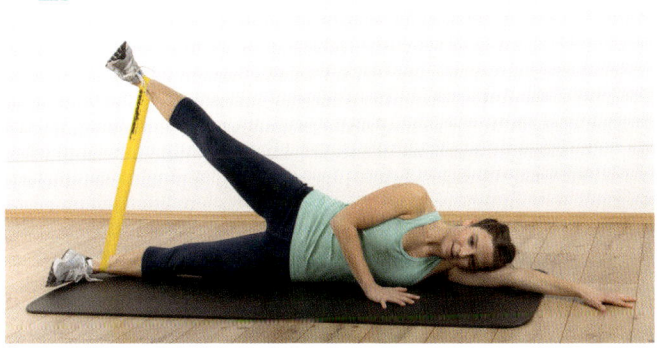

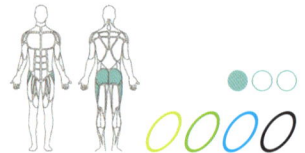

Beckenheben

1. Platzieren Sie das Miniband knapp oberhalb der Knie und kommen Sie in die Rückenlage. Stellen Sie die Beine angewinkelt auf und öffnen Sie Füße und Knie hüftbreit, sodass das Miniband auf Zug ist. Legen Sie die Arme seitlich eng am Körper ab. Der Kopf ist ebenfalls abgelegt.
2. Aktivieren Sie die Gesäßmuskulatur und schieben Sie das Becken so weit nach oben, dass es in einer Linie zwischen Oberschenkel und Oberkörper ist. Senken Sie es dann bis kurz vor dem Bodenkontakt wieder ab.

Hinweis: Die Knie halten dem Zug des Minibands stand, sodass die Oberschenkel während der Bewegungsausführung parallel zueinander bleiben.

Tipp: Wenn Sie sich wieder in die Rückenlage absenken, rollen Sie die Wirbelsäule vom Nacken bis zum Steißbein langsam und kontrolliert ab. Das ist am schonendsten für Wirbelkörper und Bandscheiben.

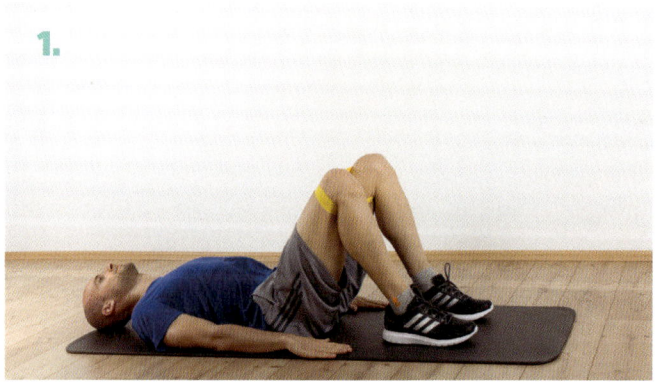

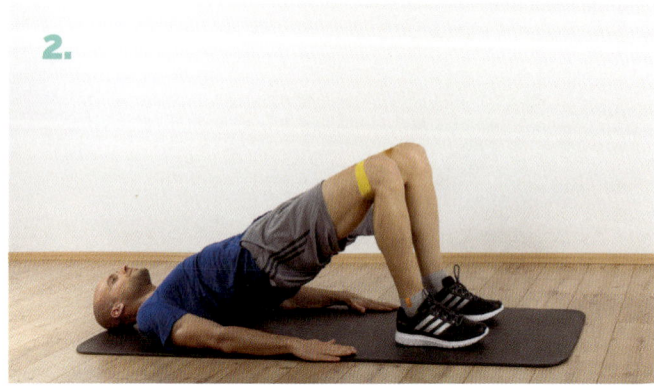

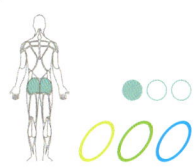

Variante 1: Beckenheben mit Miniband um die Hüften

Platzieren Sie das Miniband um die Hüften, kommen Sie in die Rückenlage und stellen Sie die Füße hüftbreit geöffnet auf. Führen Sie die Hände durch das Miniband und fixieren Sie es auf dem Boden. Aktivieren Sie die Gesäßmuskulatur und schieben Sie das Becken gegen den Widerstand des Minibands so weit nach oben, dass es in einer Linie zwischen Oberschenkel und Oberkörper ist. Senken Sie es dann bis kurz vor dem Bodenkontakt wieder ab

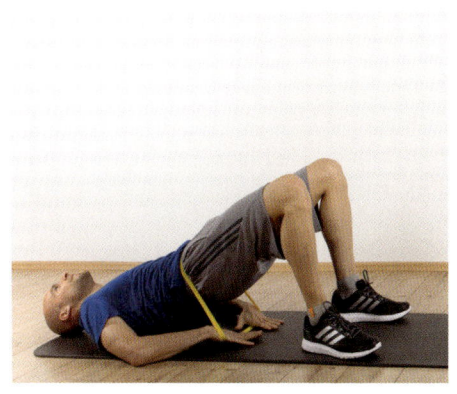

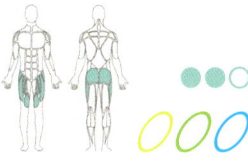

Variante 2: Einbeiniges Beckenheben mit Miniband um die Hüften

1. Platzieren Sie das Miniband um die Hüften, kommen Sie in die Rückenlage und stellen Sie die Füße hüftbreit geöffnet auf. Führen Sie die Hände durch das Miniband und fixieren Sie es auf dem Boden. Strecken Sie das rechte Bein nach vorn und heben Sie es wenige Zentimeter vom Boden ab.
2. Aktivieren Sie die Gesäßmuskulatur, schieben Sie das Becken gegen den Widerstand des Minibands nach oben und heben Sie gleichzeitig das rechte Bein mit an. Senken Sie dann Becken und Bein bis kurz vor dem Bodenkontakt wieder ab.

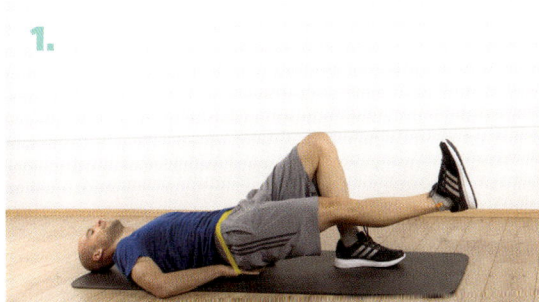

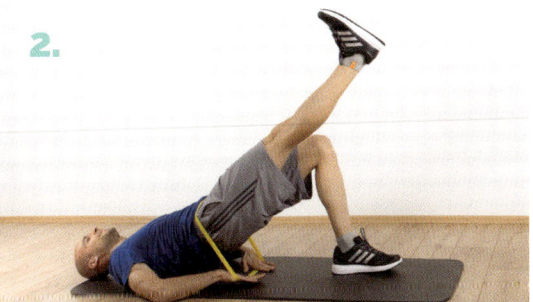

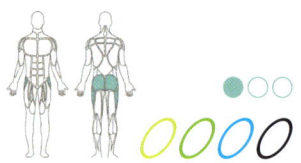

Brücke

Platzieren Sie das Miniband knapp oberhalb der Knie und kommen Sie in die Rückenlage. Stellen Sie die Beine angewinkelt auf und öffnen Sie Füße und Knie hüftbreit, sodass das Miniband auf Zug ist. Legen Sie die Arme seitlich eng am Körper ab. Aktivieren Sie die Gesäßmuskulatur und schieben Sie das Becken mindestens so weit nach oben, dass es in einer Linie zwischen Oberschenkel und Oberkörper ist. Halten Sie diese Position der kompletten Hüftstreckung für mindestens 30 Sekunden. Lassen Sie die Oberschenkel dabei parallel, die Knie halten somit dem Zug des Minibands stand.

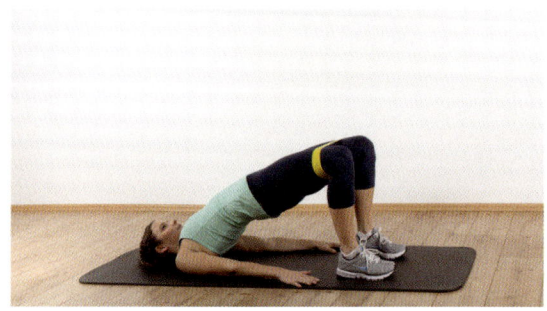

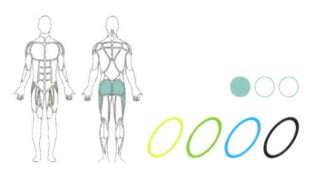

Variante 1: Brücke mit dynamischer Hüftöffnung

1. Platzieren Sie das Miniband knapp oberhalb der Knie und kommen Sie in die Brücke mit aufgestellten und hüftbreit geöffneten Füßen.
2. Drücken Sie gegen den Widerstand des Minibands die Knie möglichst weit nach außen. Lassen Sie die Füße fest auf dem Boden. Bringen Sie dann die Knie wieder zurück zur Mitte, aber lassen Sie das Miniband auf Zug.

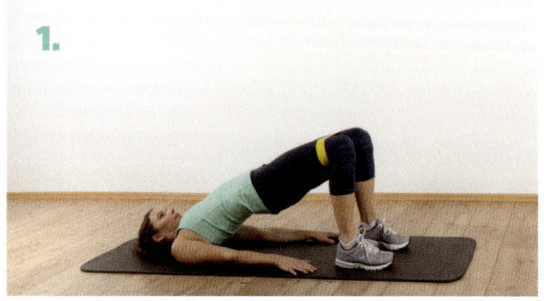

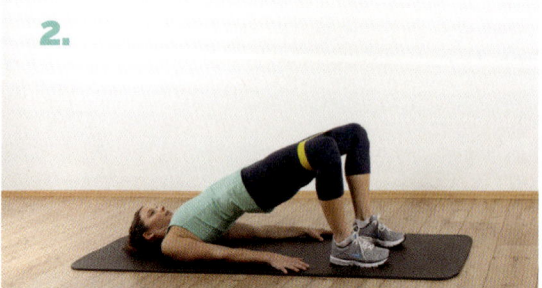

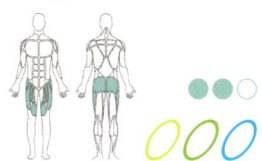

Variante 2: Einbeinige Brücke

Platzieren Sie das Miniband knapp oberhalb der Knie und kommen Sie in die Brücke mit aufgestellten und hüftbreit geöffneten Füßen. Strecken Sie das rechte Bein nach vorn oben, sodass die Oberschenkel parallel sind, und halten Sie die Position für 30 Sekunden. Stellen Sie das Bein ab und wechseln Sie zum anderen Bein.

Tipp: Einsteiger können sich, bevor sie zum anderen Bein wechseln, zuerst in die Rückenlage abrollen und für 15 Sekunden pausieren.

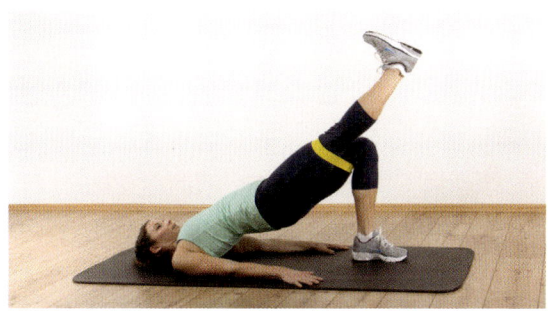

Variante 3: Brücke mit abgespreiztem Bein

Platzieren Sie das Miniband knapp oberhalb der Knie und kommen Sie in die Brücke mit aufgestellten und hüftbreit geöffneten Füßen. Strecken Sie das rechte Bein nach vorn oben und spreizen Sie es zur Seite ab, sodass das Miniband maximal auf Spannung ist. Halten Sie die Position für 30 Sekunden. Führen Sie das Bein wieder heran, stellen Sie es ab und wechseln Sie zum anderen Bein.

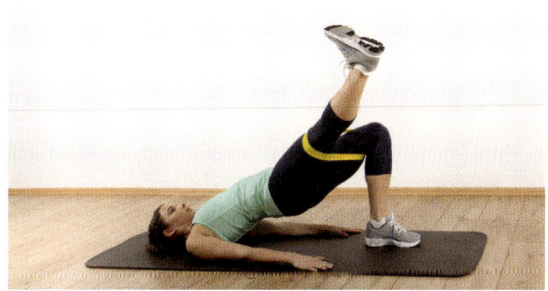

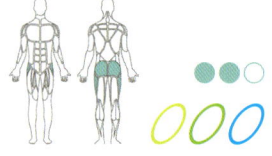

Dynamisches Beinöffnen in Rückenlage

1. Platzieren Sie das Miniband knapp oberhalb der Sprunggelenke und kommen Sie in die Rückenlage. Strecken Sie die Beine nach oben und öffnen Sie sie etwa hüftbreit, damit das Miniband auf Zug ist. Legen Sie die Arme seitlich eng am Körper ab. Der Kopf ist ebenfalls abgelegt.

2. Öffnen Sie die Beine gegen den Widerstand des Minibands möglichst weit zu einem V, sodass das Miniband maximal auf Spannung ist. Schließen Sie die Beine wieder zur Mitte, aber lassen Sie das Miniband auf Zug.

1.

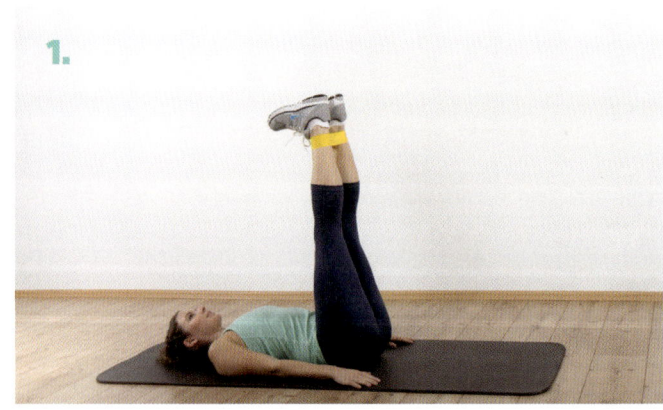

2.

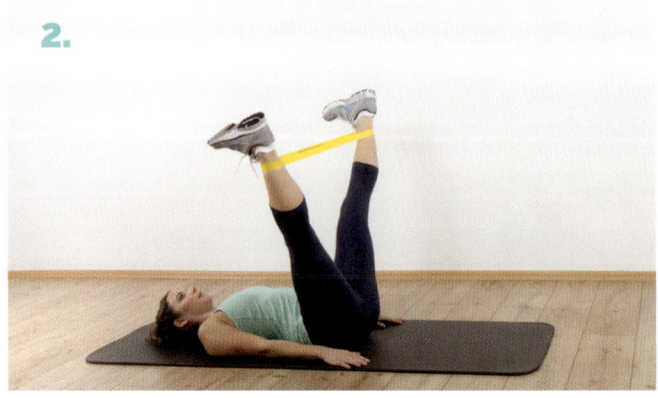

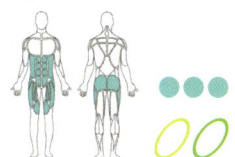

Variante: Gestrecktes dynamisches Beinöffnen

1. Platzieren Sie das Miniband knapp oberhalb der Sprunggelenke und kommen Sie in die Rückenlage mit gestreckten Beinen. Spannen Sie den Rumpf an und heben Sie die Beine wenige Zentimeter vom Boden ab.
2. Öffnen Sie die Beine gegen den Widerstand des Minibands möglichst weit zu einem V, sodass das Miniband maximal auf Spannung ist. Schließen Sie die Beine wieder zur Mitte, ohne sie abzulegen, und halten Sie das Miniband auf Zug.

Hinweise: Je geringer der Abstand der Beine zum Boden ist, desto mehr Rumpfspannung ist notwendig. Wählen Sie einen Abstand, den Sie durch die Rumpfspannung gut kontrollieren können. Sollten Sie während der Bewegungsausführung einen Schmerz im unteren Rücken verspüren, reicht Ihre Rumpfkraft nicht aus, damit Sie stabil genug sind. Lassen Sie deshalb diese Übung vorerst weg oder vergrößern Sie den Abstand zwischen Beinen und Boden.

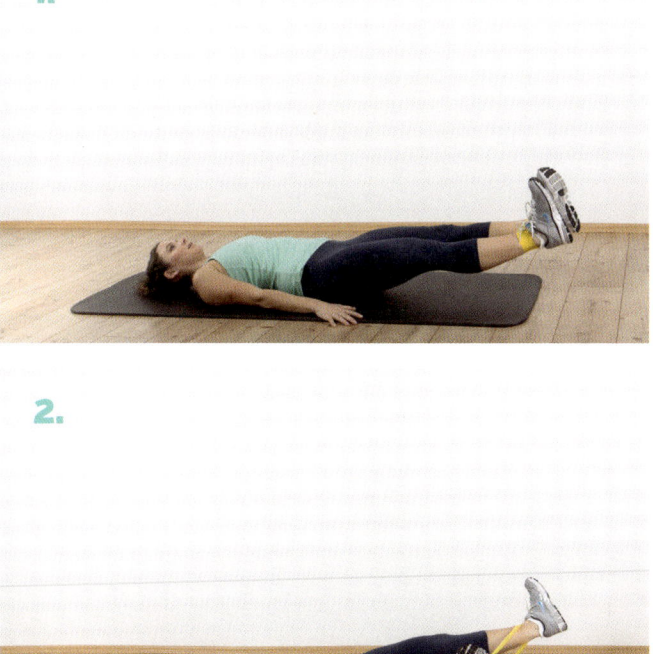

1.

2.

Schulter-Nacken-Dehnung

Nehmen Sie einen aufrechten Stand mit hüftbreit geöffneten Füßen ein. Führen Sie den rechten Arm zur linken Seite und drehen Sie die Handfläche zum Körper. Drücken Sie mit der linken Hand den rechten Oberarm sanft an den Brustkorb. Der rechte Arm ist leicht gebeugt. Neigen Sie den Kopf zusätzlich zur linken Seite. Nehmen Sie eine Dehnung in der rechten seitlichen Nackenmuskulatur sowie in der rechten Schulterpartie wahr. Halten Sie die Dehnung pro Seite für mindestens 30 Sekunden.

Hinweis: Halten Sie die Schultern tief, aber entspannt.

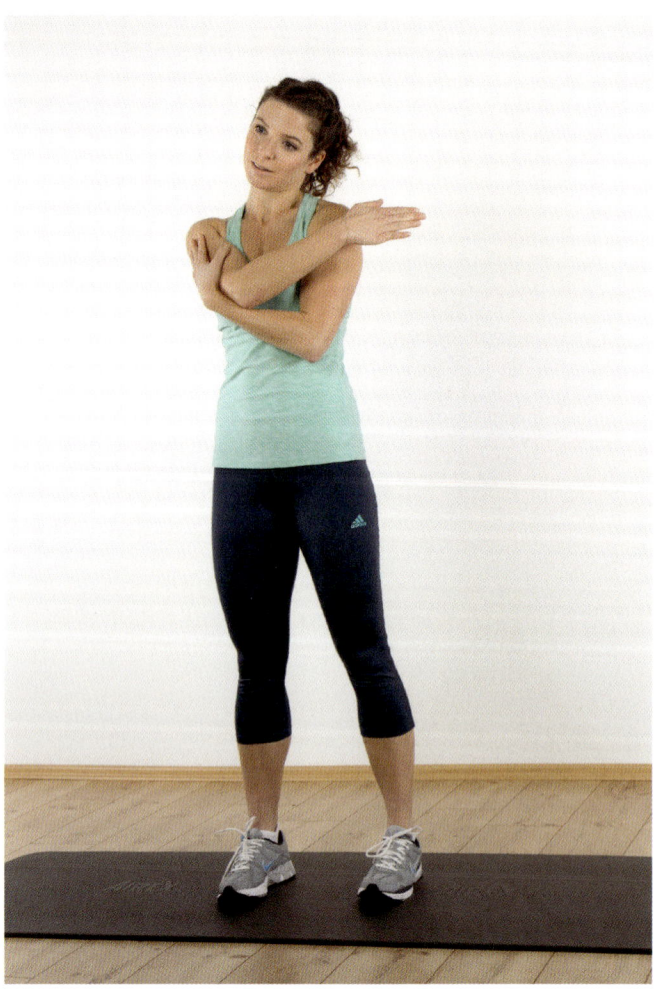

Oberschenkel-Hüftbeuger-Dehnung

Führen Sie mit dem rechten Bein einen großen Ausfallschritt nach vorn aus. Setzen Sie das linke Knie auf dem Boden ab und legen Sie den Fußrücken ab. Das rechte Knie befindet sich über dem Sprunggelenk. Halten Sie den Oberkörper aufrecht und legen Sie die Hände in den Hüften ab. Schieben Sie das Becken so weit nach vorn, bis Sie eine Dehnung im linken Hüftbeuger sowie auf der linken Oberschenkelvorderseite wahrnehmen. Halten Sie die Dehnung pro Seite für mindestens 30 Sekunden.

Hinweise: Achten Sie darauf, dass das vordere Knie über dem Sprunggelenk ausgerichtet bleibt. Ragt das Knie über die Fußspitze hinaus, rücken Sie den Fuß etwas weiter nach vorn. Sollte der Druck auf dem abgelegten Knie unangenehm sein, legen Sie ein gefaltetes Handtuch unter.

Tipps: Die Intensität der Dehnung können Sie über das Becken steuern: Je weiter Sie es nach vorn schieben, desto intensiver ist sie. Noch intensiver wird sie, wenn Sie mit dem Oberkörper in eine leichte Rückbeuge kommen. Halten Sie in der Dehnposition den Rumpf auf Spannung.

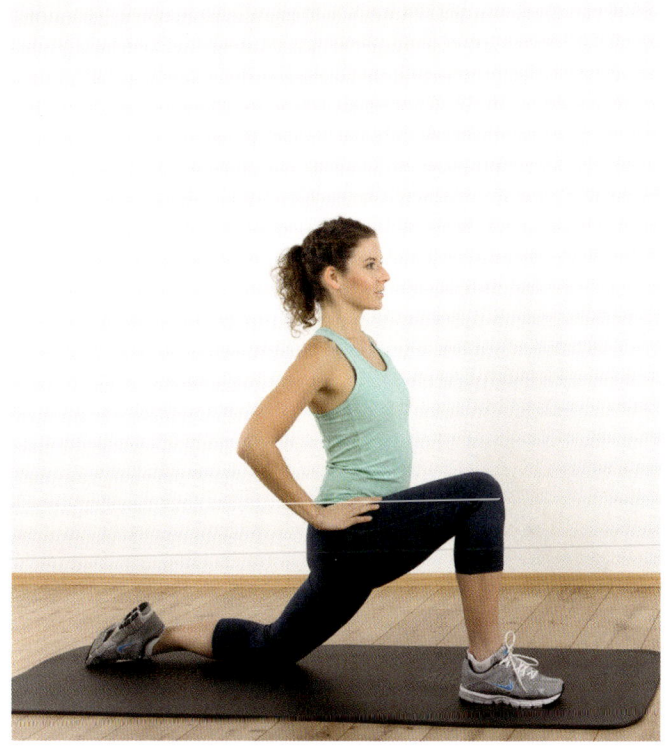

Vorbeuge im Stand

Kommen Sie in eine weite Grätsche, sodass zwischen den Füßen ungefähr eine Beinlänge Platz hat. Die Fußspitzen sind parallel nach vorn ausgerichtet. Beugen Sie den Oberkörper nach vorn und setzen Sie die Hände locker auf dem Boden auf. Lassen Sie Oberkörper und Kopf entspannt hängen. Blicken Sie mit lockerem, entspanntem Nacken zwischen den Oberschenkeln durch. Nehmen Sie die Dehnung in Waden, Oberschenkelrückseiten, im Gesäß und Rückenstrecker wahr. Halten Sie die Dehnung für mindestens 30 Sekunden.

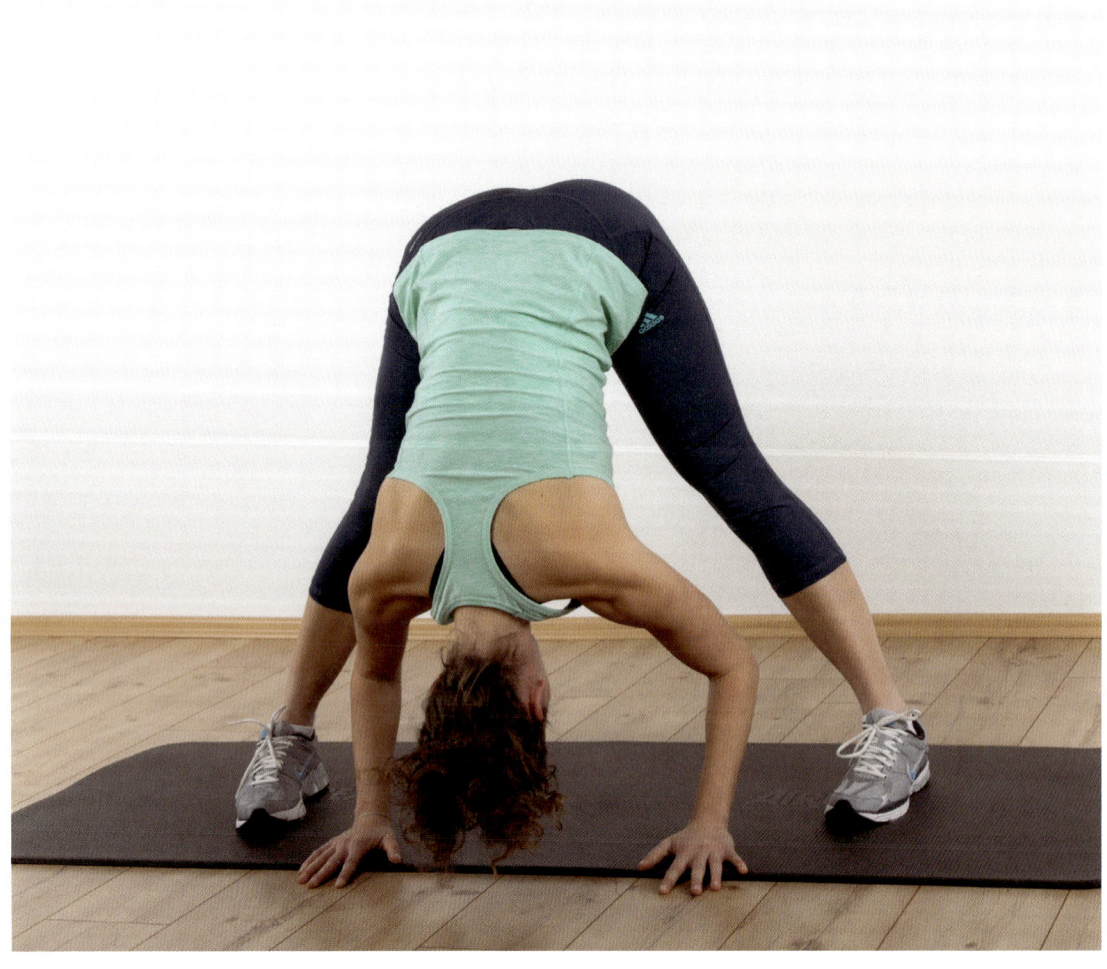

Einbeinige Vorbeuge im Sitzen

1. Setzen Sie sich mit gestreckten Beinen auf den Boden und rutschen Sie auf den Sitzbeinhöckern nach vorn. Winkeln Sie das linke Bein an und legen Sie die linke Fußsohle so an die rechte Oberschenkelinnenseite, dass die Fußspitze ungefähr auf Höhe der rechten Kniekehle endet.

2. Neigen Sie den Oberkörper locker über das gestreckte Bein und greifen Sie mit beiden Händen die Fußaußenkanten des rechten Fußes. Lassen Sie den Kopf entspannt hängen. Nehmen Sie die Dehnung in der rechten Wade, im linken seitlichen Rumpf, im Rückenstrecker sowie in der hinteren Nackenmuskulatur wahr. Halten Sie die Dehnung pro Seite für mindestens 30 Sekunden.

Hinweise: Lassen Sie beide Sitzbeinhöcker auf dem Boden. Sie spüren diese deutlich, wenn Sie im aufrechten Sitz das Gesäß ein wenig vor- und zurückschieben. Halten Sie das angewinkelte Bein möglichst zum Boden gedrückt.

Tipps: Sollte es Ihnen nicht möglich sein, den vorderen Fuß zu umgreifen, fassen Sie mit beiden Händen ein Handtuch und legen Sie es um die Fußsohle. Alternativ können Sie die Hände locker links und rechts neben dem gestreckten Bein ablegen.

1.

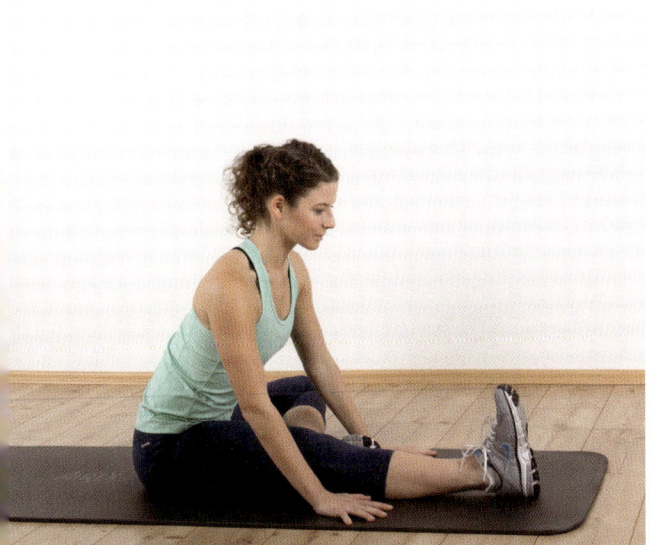

2.

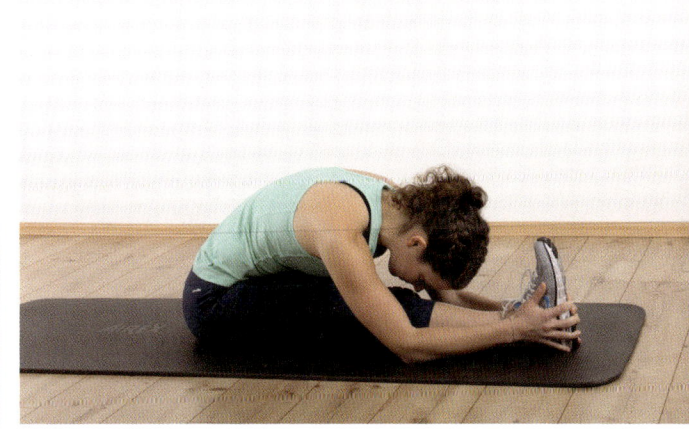

Dehnung der Körpervorderseite

Setzen Sie sich mit angewinkelten Beinen mit dem Rücken zu einem Gymnastikball. Drücken Sie sich dann nach oben und rollen Sie sich langsam über den Gymnastikball, sodass der komplette Rücken sowie der Hinterkopf auf dem Ball aufliegen. Lassen Sie die Arme entspannt nach hinten hängen. Die Beine sind gestreckt. Nehmen Sie die Dehnung in der Bauch- und Brustmuskulatur wahr. Halten Sie die Dehnung für mindestens 30 Sekunden.

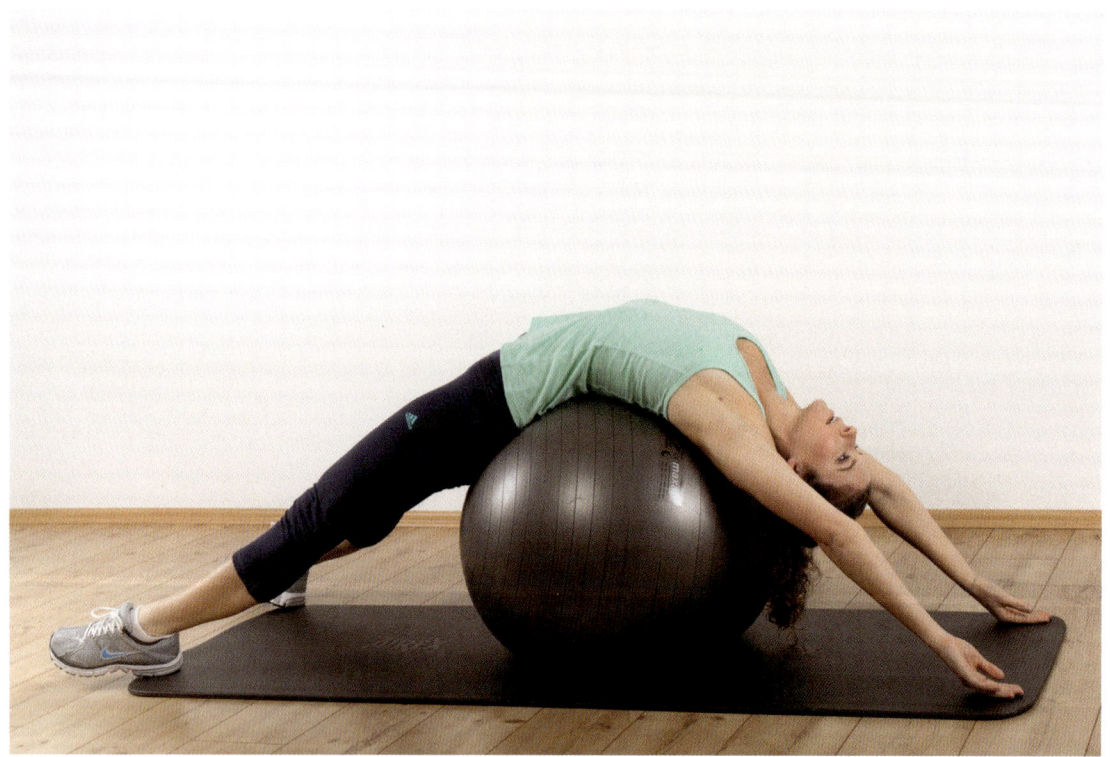

Tipp: Sollten Sie keinen Gymnastikball zu Hause haben oder die Dehnung zu Beginn noch zu intensiv sein, rollen Sie ein Handtuch oder eine kleine Decke auf und platzieren Sie sie auf Höhe des Lendenwirbelbereichs.

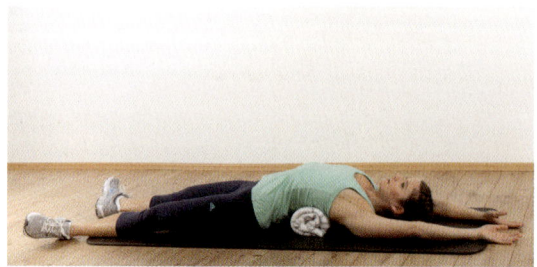

Diagonale Dehnung

Legen Sie sich auf den Rücken, strecken Sie das linke Bein aus und setzen Sie den rechten Fuß auf den linken Oberschenkel. Ziehen Sie mit der linken Hand das rechte Knie nach links und kippen Sie mit dem Becken auf die linke Seite. Lassen Sie die linke Hand auf der rechten Knie-außenseite und legen Sie den rechten Arm auf Schulterhöhe gestreckt nach rechts ab. Nehmen Sie die Dehnung in der rechten Körperseite wahr: von der Oberschenkelaußenseite über das Gesäß, den seitlichen Rumpf und die Brustmuskulatur bis entlang des Arms. Halten Sie die Dehnung pro Seite für mindestens 30 Sekunden.

Hinweis: Beide Schultern behalten den Bodenkontakt bei.

Tipp: Intensivieren Sie die Dehnung, indem Sie mit der gegenüberliegenden Hand jeweils das Knie sanft Richtung Boden drücken.

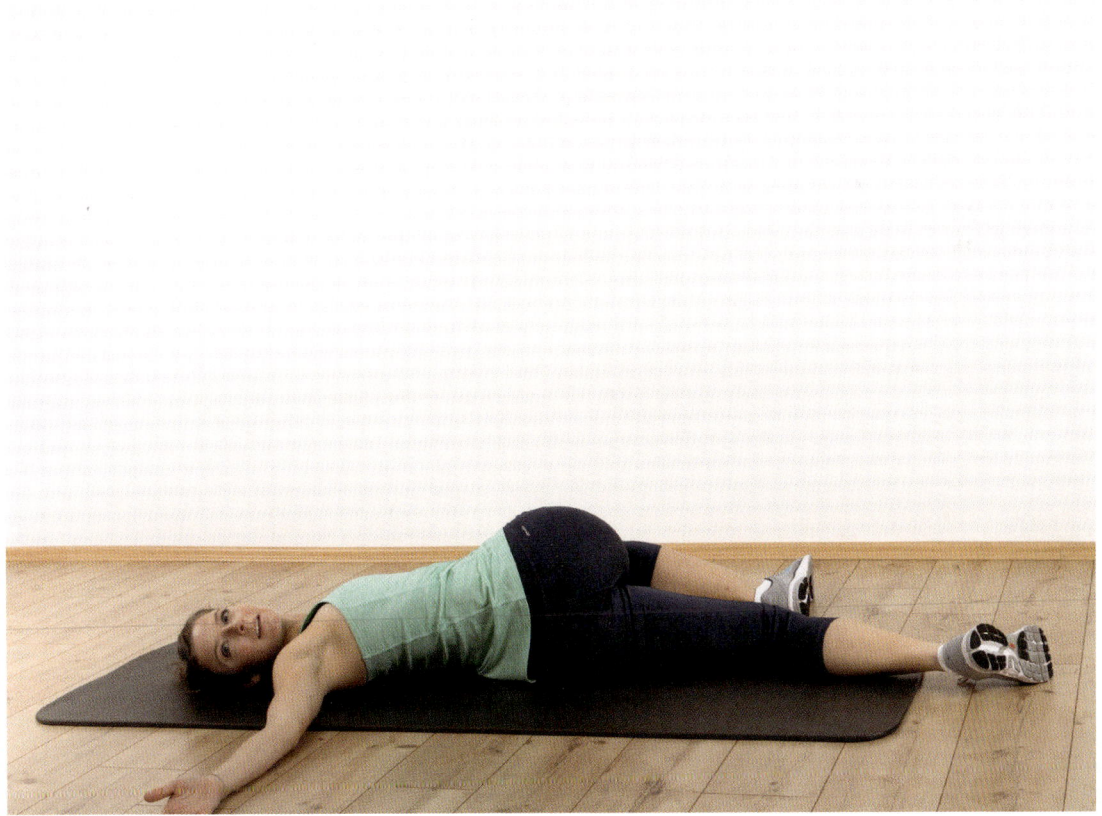

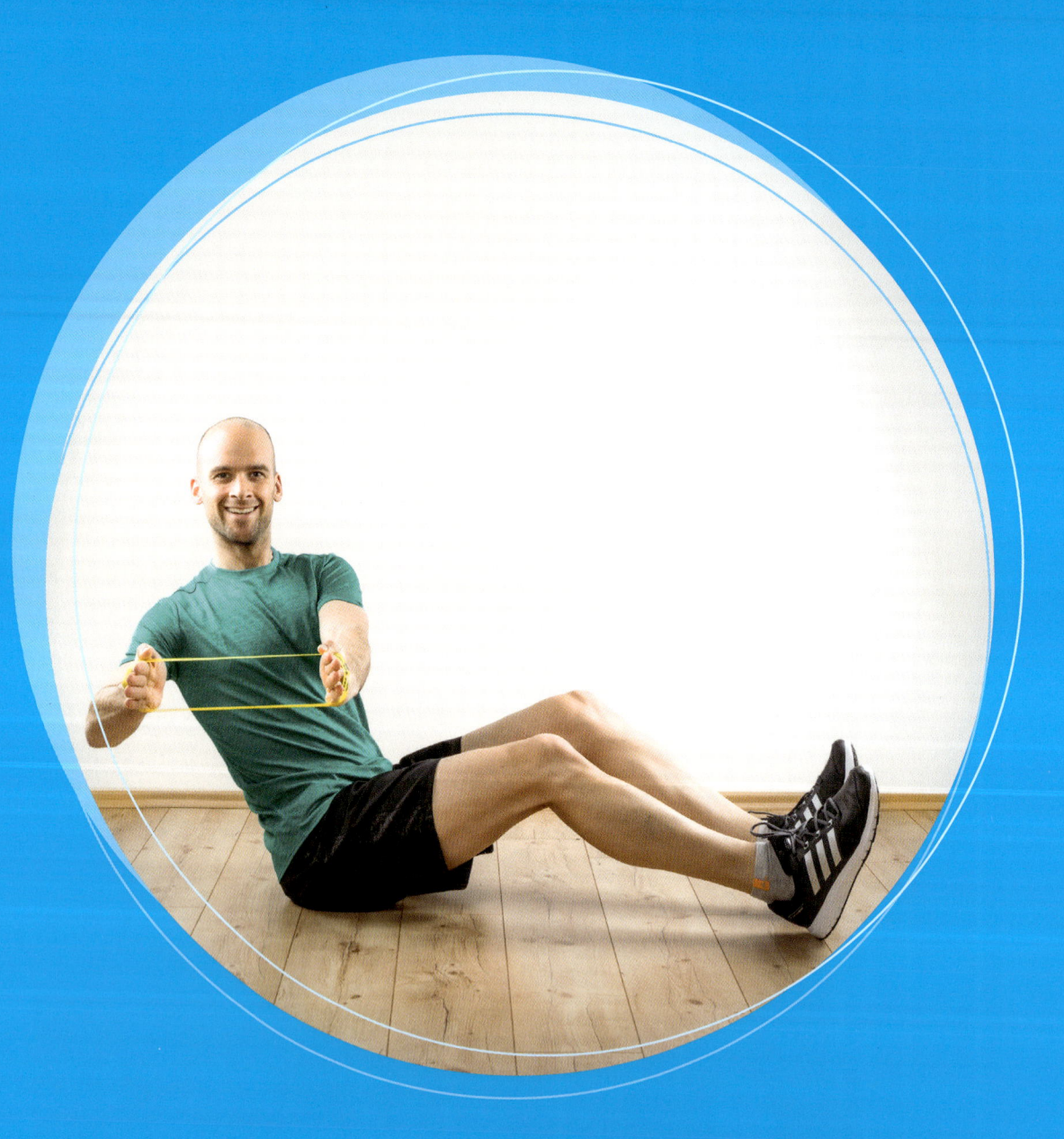

Jedes Trainingsziel, aber auch jedes Leistungsniveau erfordert einen passenden Trainingsplan. Wählen Sie entsprechend Ihrem aktuellen Fitnesslevel und Ihrem zeitlichen Budget aus insgesamt acht unterschiedlichen Trainingsplänen denjenigen aus, der für Sie optimal ist. Möchten Sie einen bestimmten Schwerpunkt setzen, ergänzen die letzten drei der vorgestellten Workouts Ihre Trainingseinheiten ideal. Kombinieren Sie die Pläne ganz einfach und bringen Sie so Abwechslung in Ihr wöchentliches Training.

TRAININGSPLAN AUSWÄHLEN – UND LOS GEHT'S

Die folgenden acht Trainingspläne sind nach dem Zirkelprinzip aufgebaut. Das heißt, Sie beginnen mit der ersten Übung, gehen zur zweiten über, zur dritten und so weiter. Nach der letzten Übung und somit nach dem ersten Satz beginnen Sie wieder mit der ersten Übung und folglich mit dem zweiten Satz. Je nach Trainingsplan folgt noch ein dritter Satz.

Die Mobilisation zu Beginn und das Dehnen am Ende Ihrer Trainingseinheit werden immer ausgeführt. Die dafür benötigte Zeit wurde bei der Gesamttrainingszeit bereits berücksichtigt.

Planen Sie Ihre Trainingswoche

Damit Sie in einer angemessenen Zeit sichtbare Erfolge erzielen, empfehle ich Ihnen, pro Woche mindestens 1,5 Stunden zu trainieren, besser wären 2 Stunden. Wie Sie die Zeit aufteilen, bleibt Ihnen überlassen. Eine Trainingseinheit sollte jedoch 30 Minuten nicht unterschreiten. Ideal wäre jeden zweiten Tag eine Krafttrainingseinheit mit dem Miniband. Nach jeder Einheit sollte ein Regenerationstag folgen. Ergänzen Sie das Minibandtraining mit Ausdauereinheiten dazwischen – etwa zweimal wöchentlich –, beispielsweise mit Joggen, Rad fahren oder Schwimmen.

Mobilisation, 4 Min.

Jede Übung wird für 30 Sekunden ausgeführt, einseitige Übungen pro Seite für 30 Sekunden.

1. Handgelenke kreisen (Seite 63)
2. Schulterkreisen (Seite 63)
3. Armkreisen (Seite 64)
4. Wirbelsäulenmobilisation (Seite 65)
5. Einarmige Wirbelsäulenmobilisation (Seite 66)
6. Beckenkreisen (Seite 67)
7. Dynamische Kniebeuge (Seite 67)

Dehnen, mindestens 5 Min.

Jede Dehnung wird für mindestens 30 Sekunden gehalten, einseitige Dehnungen pro Seite für 30 Sekunden.

1. Schulter-Nacken-Dehnung (Seite 164)
2. Oberschenkel-Hüftbeuger-Dehnung (Seite 165)
3. Vorbeuge im Stand (Seite 166)
4. Einbeinige Vorbeuge im Sitzen (Seite 167)
5. Dehnung der Körpervorderseite (Seite 168)
6. Diagonale Dehnung (Seite 169)

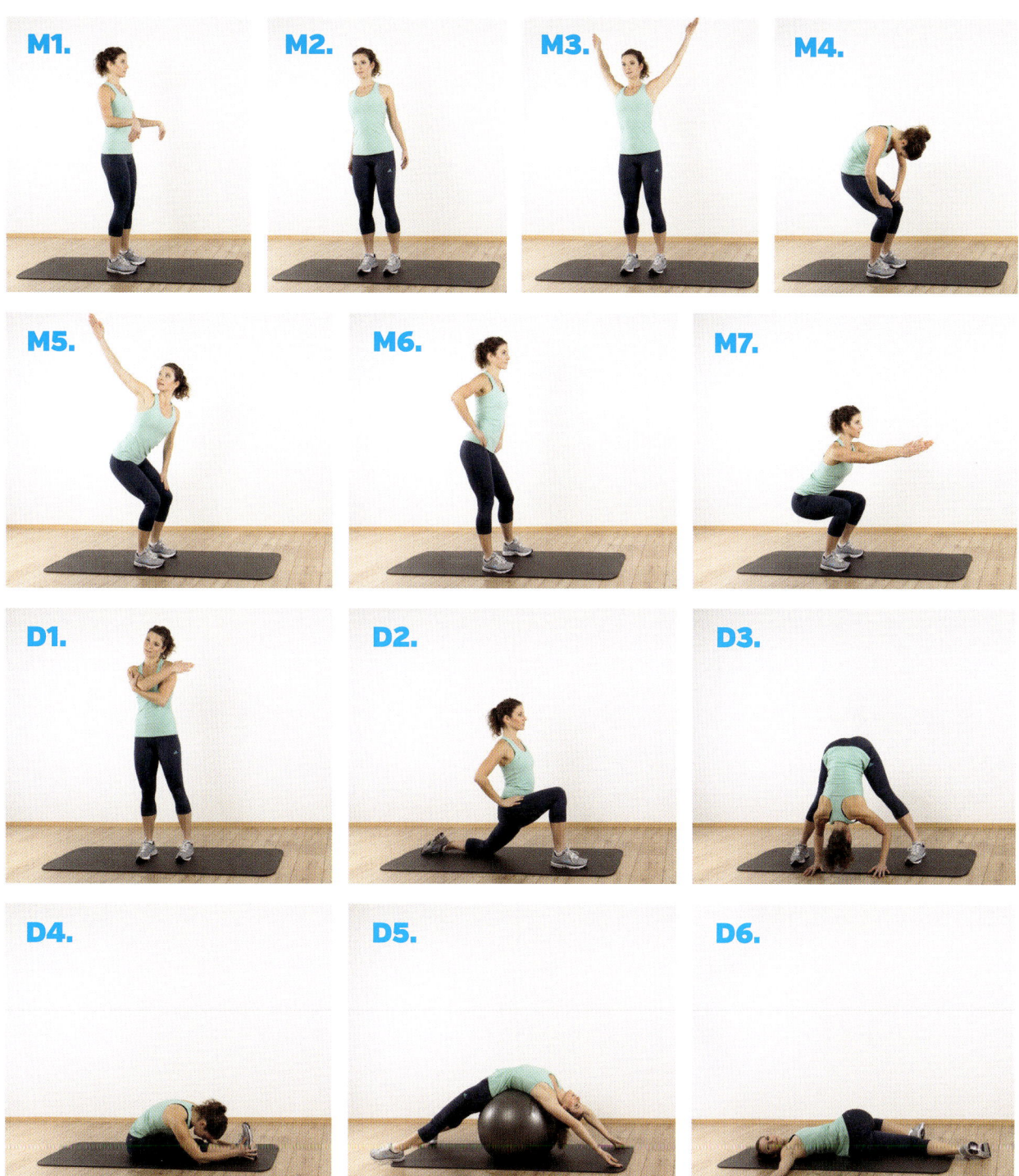

START-UP 1 FÜR EINSTEIGER 30 Min.

Mit insgesamt zehn Übungen und nur 30 Minuten Trainingszeit ist das der ideale Plan, um einen Einstieg in das Minibandtraining zu finden. Verwenden Sie für die ersten paar Einheiten nur das gelbe Miniband. Sobald Sie Fortschritte feststellen, wechseln Sie zum grünen oder blauen Miniband oder steigern Sie die Trainingszeit mit dem nächsten Workout.

Hauptteil, ca. 20 Min.

Ausdauer					
	Übung	Seite	Zeit	Sätze	Miniband
1	Skaten	70	1 Min.	2	OOO
2	Boxen	68	1 Min.	2	OOO
3	Marschieren	75	1 Min.	2	OOO

Kraft					
	Übung	Seite	Zeit	Sätze	Miniband
4	Seitlicher Ausfallschritt mit Kniebeuge	146	16 im Wechsel	2	OOO
5	Schulteraußenrotation in Rückenlage	91	15	2	OO
6	Crunch	128	15	2	OOO
7	Oberkörperheben	87	15	2	OO
8	Beinabduktion im Stand	142	15 je Seite	2	OO
9	Konzentrations-Curl im Ausfallschritt	100	15 je Seite	2	OOO
10	Trizepsdrücken im Wechsel	102	15 je Seite	2	OO

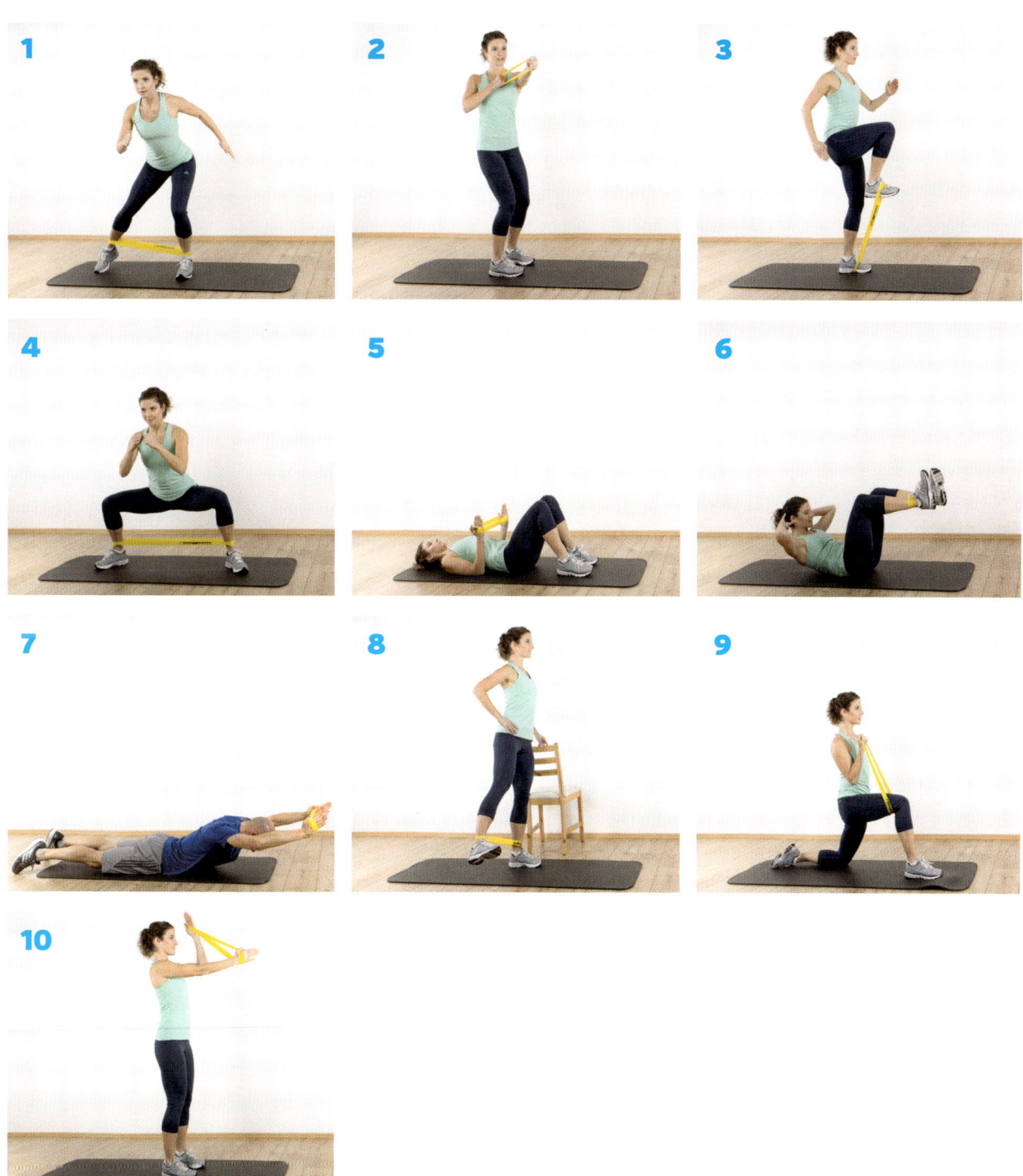

START-UP 2 FÜR EINSTEIGER 45 Min.

Mehr Übungen – mehr Abwechslung. In diesen Plan habe ich einige Ganzkörperübungen integriert, damit Sie noch mehr Muskeln gleichzeitig fordern, zum Beispiel mit dem erhöhten einbeinigen Liegestütz, dem dynamischen Unterarmstütz oder dem Krabbeln.

Hauptteil, ca. 35 Min.

Ausdauer					
	Übung	Seite	Zeit	Sätze	Miniband
1	Boxen	68	1 Min.	2	OOO
2	Twist	72/73	1 Min.	2	OOO
3	Scherensprung	74	1 Min.	2	OOO

Kraft						
	Übung	Seite	Zeit	Wdh.	Sätze	Miniband
4	Kniebeuge	144		15	2	OOOO
5	Einarmiges Rudern im Ausfallschritt	82		15 je Seite	2	OOOO
6	Erhöhter einbeiniger Liegestütz	105		8 je Seite	2	OOO
7	Hüftrotation im Liegen	149		15 je Seite	2	OOO
8	Dynamischer Unterarmstütz	113	1 Min.		2	OO
9	Paddeln	86	1 Min.		2	OO
10	Krabbeln	114	1 Min.		2	OO
11	Beinstrecken im Vierfüßlerstand	150		15 je Seite	2	OOO
12	Fliegende Bewegung im Stand	92		15	2	OO
13	Einarmiger Bizeps-Curl	98		15 je Seite	2	OOO
14	Einarmiges Trizepsdrücken	101		15 je Seite	2	OOO
15	Schulteraußenrotation	90		15	2	OO

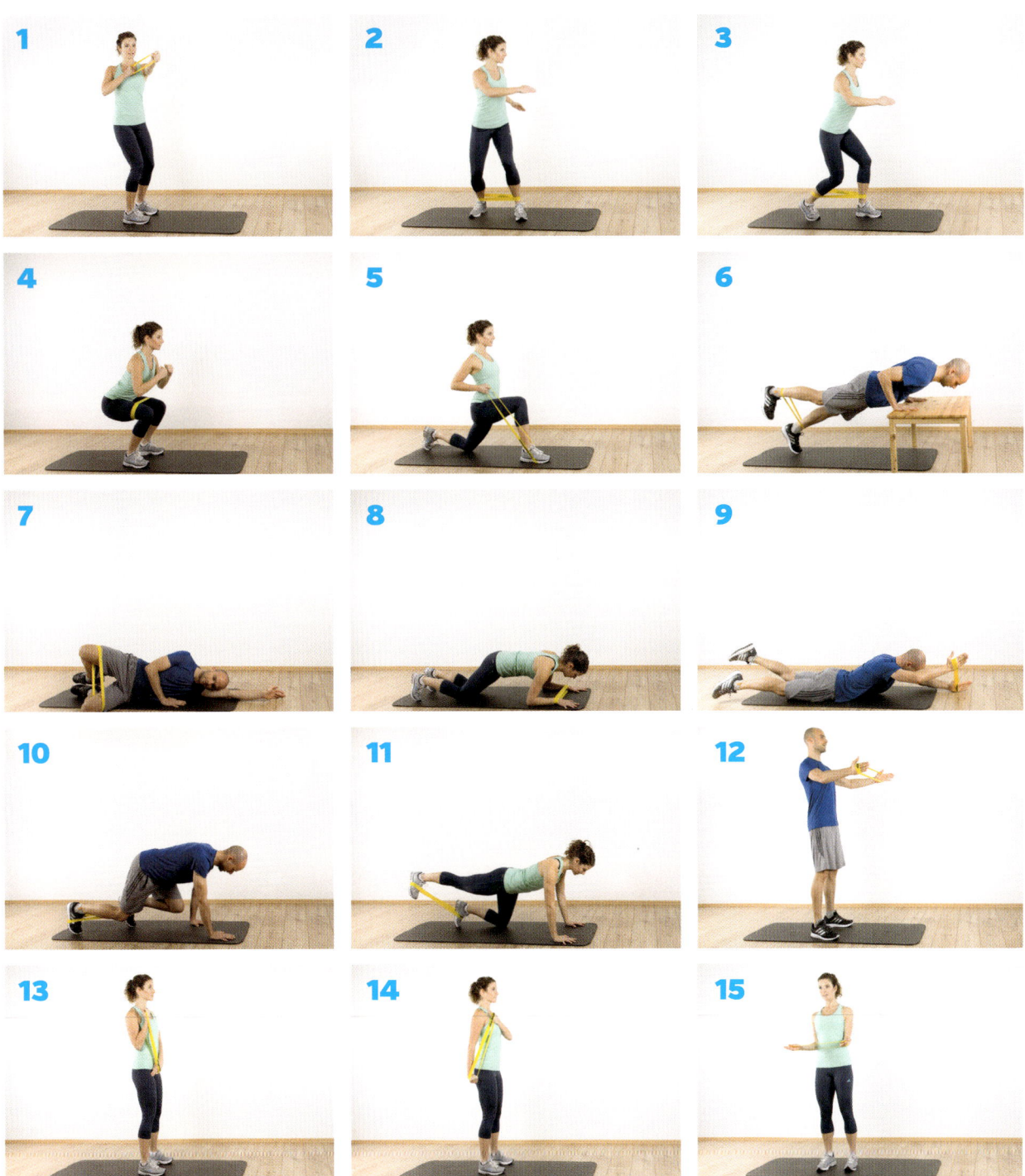

POWERFIT 1 FÜR FORTGESCHRITTENE 45 Min.

Einige Übungen des zweiten Schwierigkeitsgrades werden Sie in diesem Trainingsplan besonders fordern. Es ist auch Ihr erster Trainingsplan mit drei Sätzen – vor allem im letzten Satz heißt es dann noch einmal: Zähne zusammenbeißen. Wenn Sie zwischen den einzelnen Sätzen eine Pause benötigen, dann nehmen Sie sich diese gern. 30 bis 60 Sekunden reichen aus.

Hauptteil, ca. 35 Min.

Ausdauer					
	Übung	Seite	Zeit	Sätze	Miniband
1	Springen	69	1 Min.	3	_OOO_
2	Boxen	68	1 Min.	3	_OOO_
3	Hampelmann	71	1 Min.	3	_OOO_

Kraft					
	Übung	Seite	Wdh.	Sätze	Miniband
4	Kniebeuge mit Schulteraktivierung	145	20	3	Hände und Beine: 2 x _O_, 2 x _O_ Beine: _OO_
5	Bergsteiger im Stütz	116	20 im Wechsel	3	_OO_
6	Seitliches Beinabsenken	133	20 im Wechsel	3	_OOO_
7	Einbeiniger Liegestütz	106	10 je Seite	3	_OOO_
8	Oberkörperheben mit Latzug	88	20	3	_OO_
9	Hüftrotation im Liegen	149	20 je Seite	3	_OOO_
10	Seitheben vorn	93	20	3	_OO_

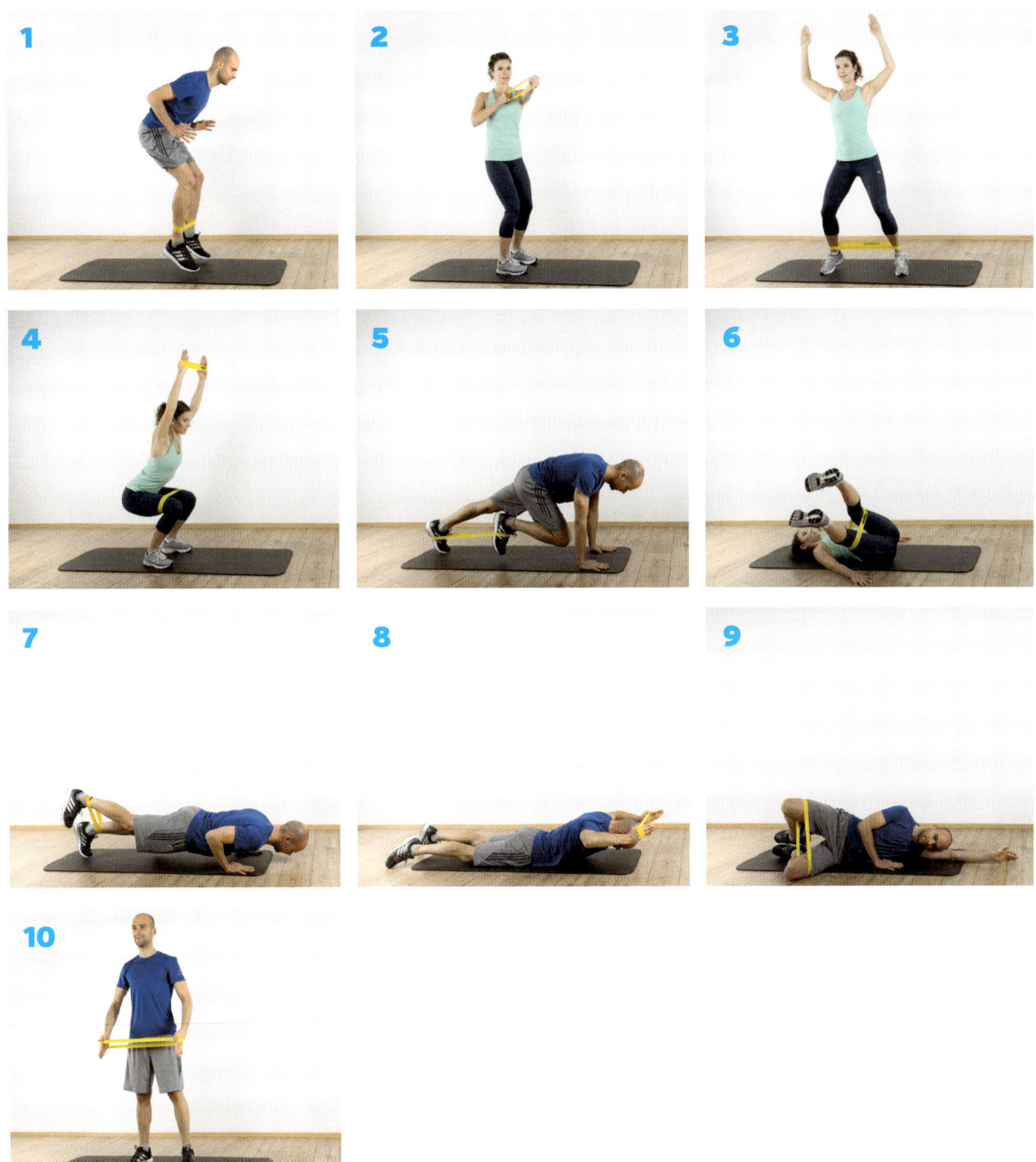

POWERFIT 2 FÜR FORTGESCHRITTENE   60 Min.

5 Übungen mit je 3 Sätzen – ein absoluter Powerzirkel. Aber Sie schaffen das! Einzelne Ausdauerübungen zwischen den Kraftübungen werden den Puls auf einem konstant hohen Niveau halten – das ideale Herz-Kreislauf-Training und ein Garant für einen hohen Kalorienverbrauch. Falls nötig, pausieren Sie zwischen den Sätzen für 30 bis 60 Sekunden.

Hauptteil, ca. 50 Min.

	Übung	Seite	Zeit	Wdh.	Sätze	Miniband
1	**Ausdauer:** Scherensprung	74	1 Min.		3	OOO
2	**Ausdauer:** Kniesprung	78	1 Min.		3	OO
3	**Ausdauer:** Boxen	68	1 Min.		3	OOO
4	Käfer	123	1 Min.		3	OO
5	Beinheben im Vierfüßlerstand	151		15 je Seite	3	OO
6	Seitlicher Crunch	132		15 je Seite	3	OO
7	**Ausdauer:** Hampelmann	71	1 Min.		3	OOO
8	Liegestütz mit abgespreiztem Bein	107		8 je Seite	3	OOO
9	Fliegende Bewegung im Stand	92		15	3	OO
10	Hüftrotation im Stand	147		15 je Seite	3	OOOO
11	**Ausdauer:** Trippeln	68	1 Min.		3	OOO
12	Einarmiger Latzug	85		15 je Seite	3	OOOO
13	Hammer-Curl im Wechsel	99		15 je Seite	3	OOO
14	Beinheben im Stütz	154		15 je Seite	3	OO
15	Einbeinige Brücke	161	30 Sek. je Seite		3	OOO

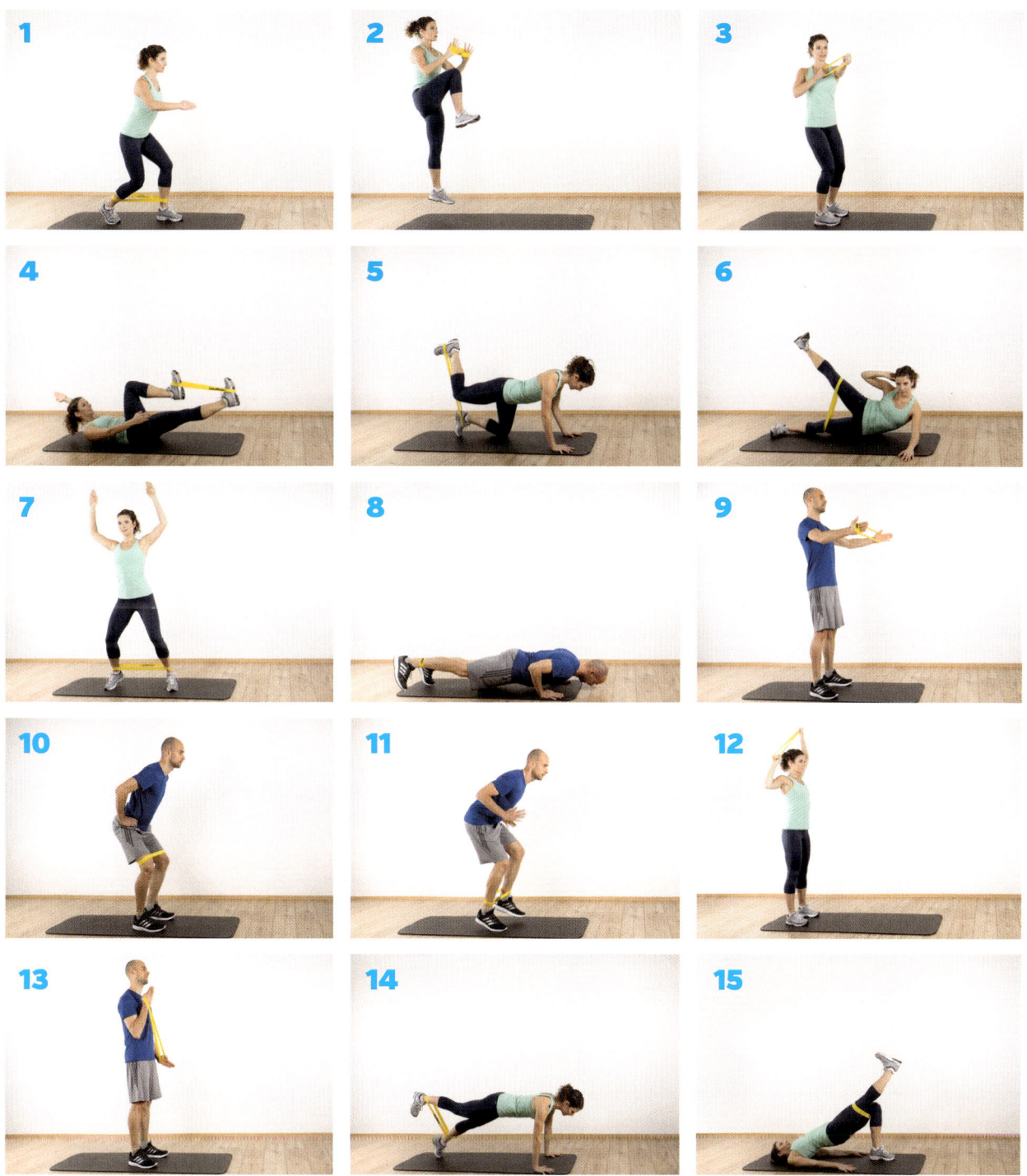

MAXIMUM POWER FÜR AMBITIONIERTE SPORTLER UND PROFIS

60 Min.

Sind Sie bereit für die nächste Herausforderung? In diesem Plan werden anspruchsvolle Kraft-übungen bis zur dritten Schwierigkeitsstufe mit nicht weniger intensiven Ausdauerübungen kombiniert. Das Resultat ist ein Trainingsplan, der eine sehr gute Fitness voraussetzt. Den Umgang mit dem Miniband beherrschen Sie mittlerweile im Schlaf.

Hauptteil, ca. 50 Min.

	Übung	Seite	Zeit	Wdh.	Sätze	Miniband
1	**Ausdauer:** Kniebeugensprung	75	1 Min.		3	OOO
2	**Ausdauer:** Boxen	68	1 Min.		3	OOO
3	**Ausdauer:** Kniesprung	78	1 Min.		3	OO
4	Wandern mit Liegestütz	108/109		15	3	OO
5	Einbeinige Brücke	161	30 Sek. je Seite		3	OOO
6	Diagonaler Bergsteiger	117		15 je Seite im Wechsel	3	OO
7	**Ausdauer:** Trippeln	68	1 Min.		3	OOO
8	Seitstütz	126	30 Sek. je Seite		3	O
9	Hüftrotation im Liegen	149		15 je Seite	3	OOO
10	Oberkörper- und Beinheben	89		15	3	OO
11	**Ausdauer:** Liegestützsprung	80/81	1 Min.		3	OOO
12	Schulteraußenrotation	90		15	3	OO
13	Trizepsstrecken	103		15 je Seite	3	OOO
14	Konzentrations-Curl im Ausfallschritt	100		15 je Seite	3	OOO
15	Schere	135	1 Min.		3	O

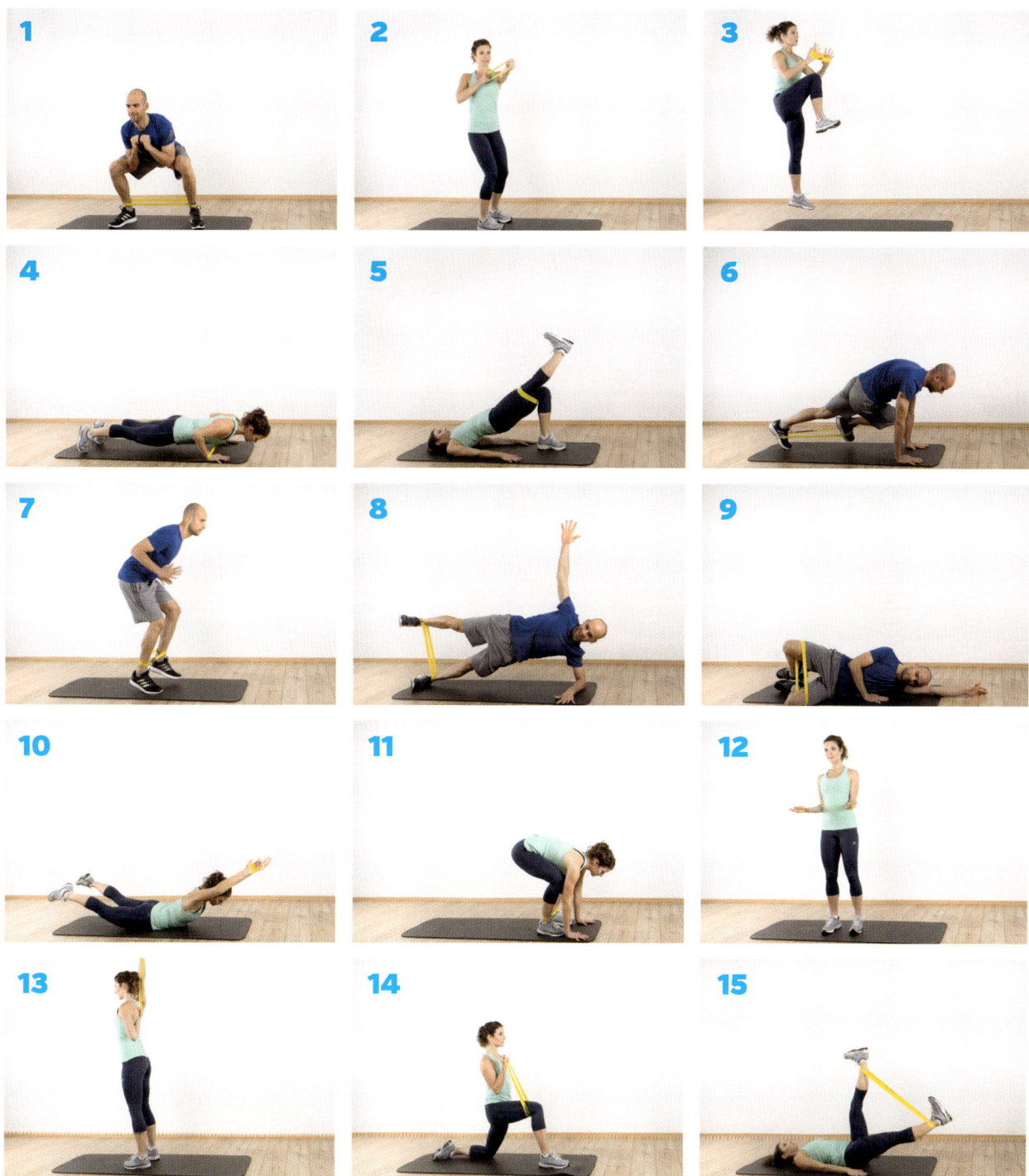

KRAFT FÜR BAUCH, BEINE, PO   45 Min.

Bei diesem Trainingsplan liegt der Schwerpunkt auf dem Unterkörper, auch bei den Ausdauer-übungen. Im Kraftteil benötigen Sie viel Rumpfspannung, damit Sie beispielsweise beim Bergsteiger im Stütz, beim Beinstrecken im Vierfüßlerstand oder beim seitlichen Beinabsenken eine stabile Position beibehalten.

Hauptteil, ca. 35 Min.

Ausdauer					
	Übung	Seite	Zeit	Sätze	Miniband
1	Seitliches Marschieren	76/77	1 Min.	3	OOO
2	Scherensprung	74	1 Min.	3	OOO
3	Antippen	79	1 Min.	3	OO

Kraft						
	Übung	Seite	Zeit	Wdh.	Sätze	Miniband
4	Bergsteiger im Stütz	116		20 im Wechsel	3	OO
5	Beinstrecken im Vierfüßlerstand	150		20 je Seite	3	OOO
6	Käfer	123	1 Min.		3	OO
7	Seitliches Bein-absenken	133		20 im Wechsel	3	OOO
8	Beinheben im Stütz	154		20 im Wechsel	3	OO
9	Beinheben im Stand	143		10 je Seite	3	OO
10	Beinadduktion im Stand	141		20 je Seite	3	OO

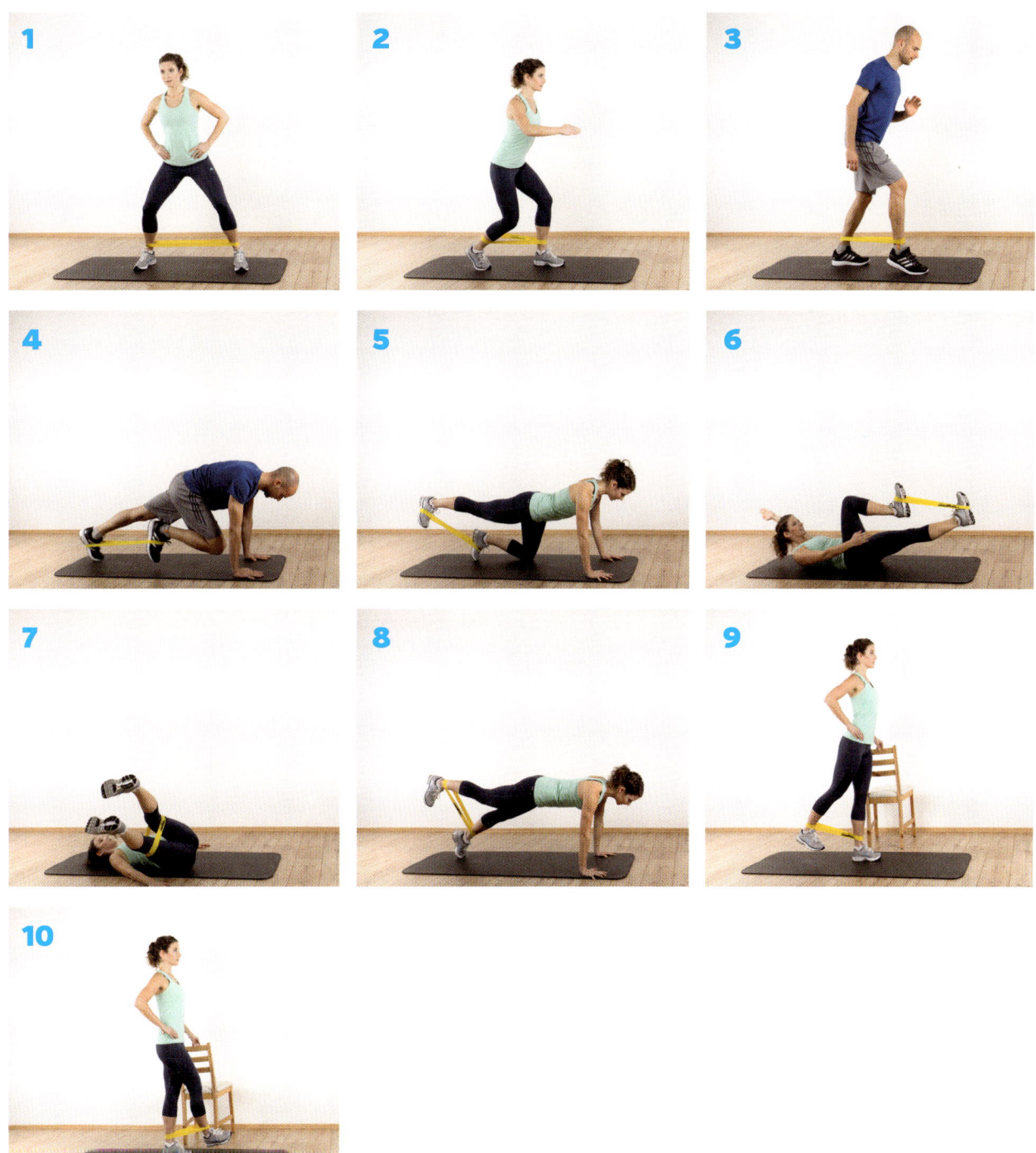

KRAFT FÜR RÜCKEN, SCHULTERN, RUMPF 45 Min.

Dieser Trainingsplan ist der ideale Ausgleich zu Ihrem Alltag, etwa um Verspannungen im Rücken oder in den Schultern zu lösen. Rotationen sind dabei sehr hilfreich, wie das einarmige Rudern mit Rotation, die Schulteraußenrotation oder die Rumpfrotation im Stand. Zusätzlich stärken Sie die Rumpfkraft.

Hauptteil, ca. 35 Min.

Ausdauer					
	Übung	Seite	Zeit	Sätze	Miniband
1	Hampelmann	71	1 Min.	2	OOO
2	Boxen	68	1 Min.	2	OOO
3	Twist	72/73	1 Min.	2	OOO

Kraft						
	Übung	Seite	Zeit	Wdh.	Sätze	Miniband
4	Einarmiges Rudern mit Rotation	83		15 je Seite	2	OOOO
5	Unterarmstütz	113	30 Sek		2	OO
6	Paddeln	86	30 Sek		2	OO
7	Seitstütz	126	30 Sek. je Seite		2	O
8	Seitliches Arm-heben im Stütz	122	1 Min. im Wechsel		2	OO
9	Schulteraußen-rotation	90		15	2	OO
10	Fliegende Bewe-gung im Stand	92		15	2	OO
11	Rumpfrotation im Stand	110		15 je Seite	2	OO
12	Krabbeln	114	1 Min.		2	OO
13	Einarmiger Bizeps-Curl	98		15 je Seite	2	OOO
14	Einarmiges Trizepsdrücken	101		15 je Seite	2	OOO
15	Scheibenwischer	97	30 Sek. je Seite		2	OO

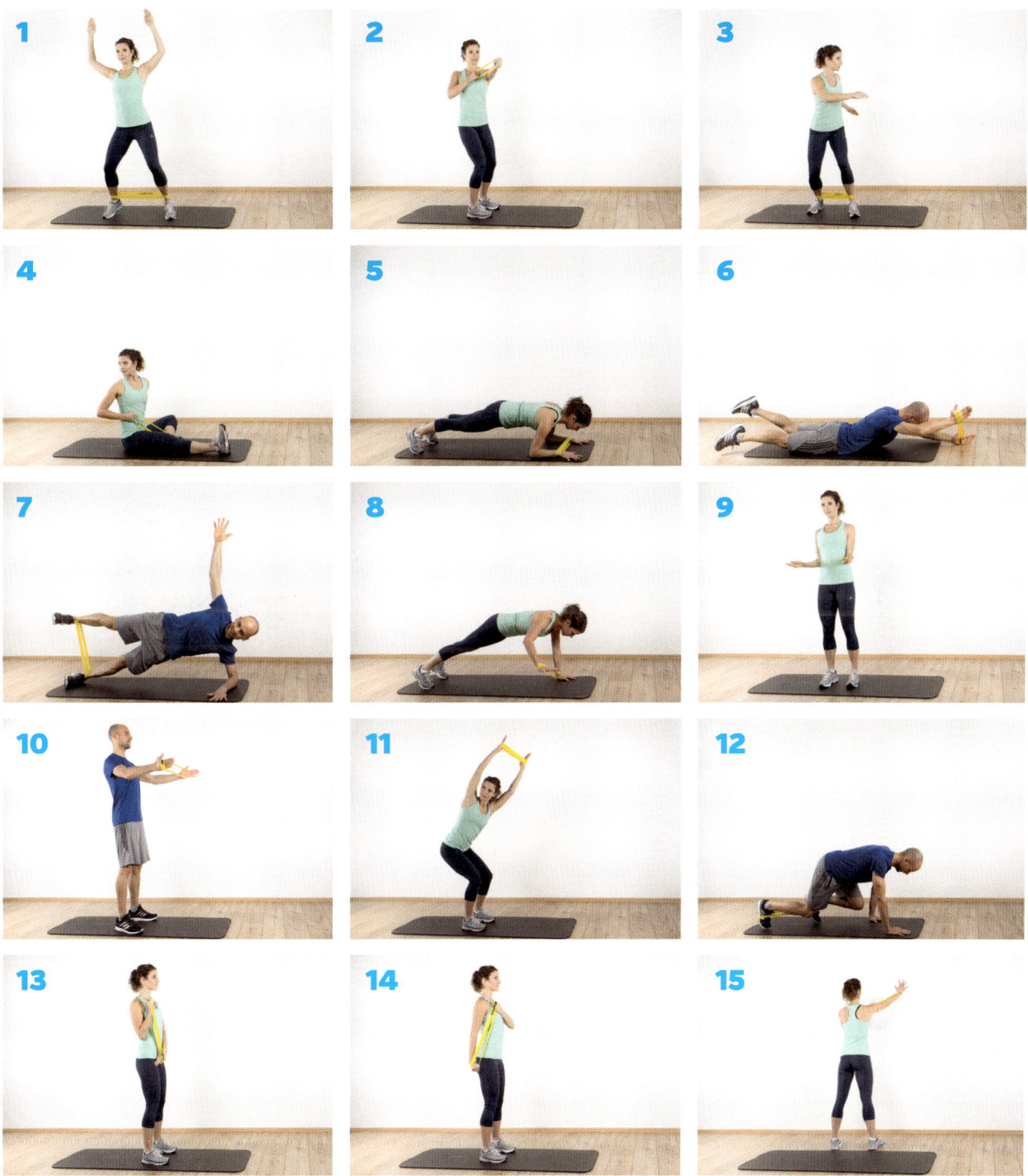

SPEZIAL FÜR LÄUFER

45 Min.

Die ideale Ergänzung, um Läufer noch schneller zu machen. Der Fokus liegt hier auf einer stabilen Körpermitte, die beim Laufen Grundvoraussetzung für eine optimale Kraftübertragung ist. Die passenden Übungen für die Bein- und Gesäßmuskulatur sorgen für eine gute Beinachsenstabilität.

Hauptteil, ca. 35 Min.

Ausdauer					
	Übung	Seite	Zeit	Sätze	Miniband
1	Seitliches Marschieren	76/77	1 Min.	2	OOO
2	Twist	72/73	1 Min.	2	OOO
3	Trippeln	68	1 Min.	2	OOO

Kraft						
	Übung	Seite	Zeit	Wdh.	Sätze	Miniband
4	Hüftrotation im Liegen	149		20 je Seite	2	OOO
5	Krabbeln	114	1 Min.		2	OO
6	Seitstütz	126	30 Sek. je Seite		2	O
7	Beckenheben mit Miniband um die Hüften	159		20	2	OOO
8	Seitliches Beinabsenken	133		20 im Wechsel	2	OOO
9	Paddeln	86	1 Min.		2	OO
10	Einarmiges Wandern im Stütz	120/121	30 Sek. je Seite		2	OO
11	Beinstrecken im Vierfüßlerstand	150		20 je Seite	2	OOO
12	Bergsteiger im Stütz	116		20 im Wechsel	2	OO
13	Seitlicher Ausfallschritt mit Kniebeuge	146		20 im Wechsel	2	OOO
14	Beinadduktion im Stand	141		20 je Seite	2	OO
15	Frontheben im Wechsel	96		20	2	OO

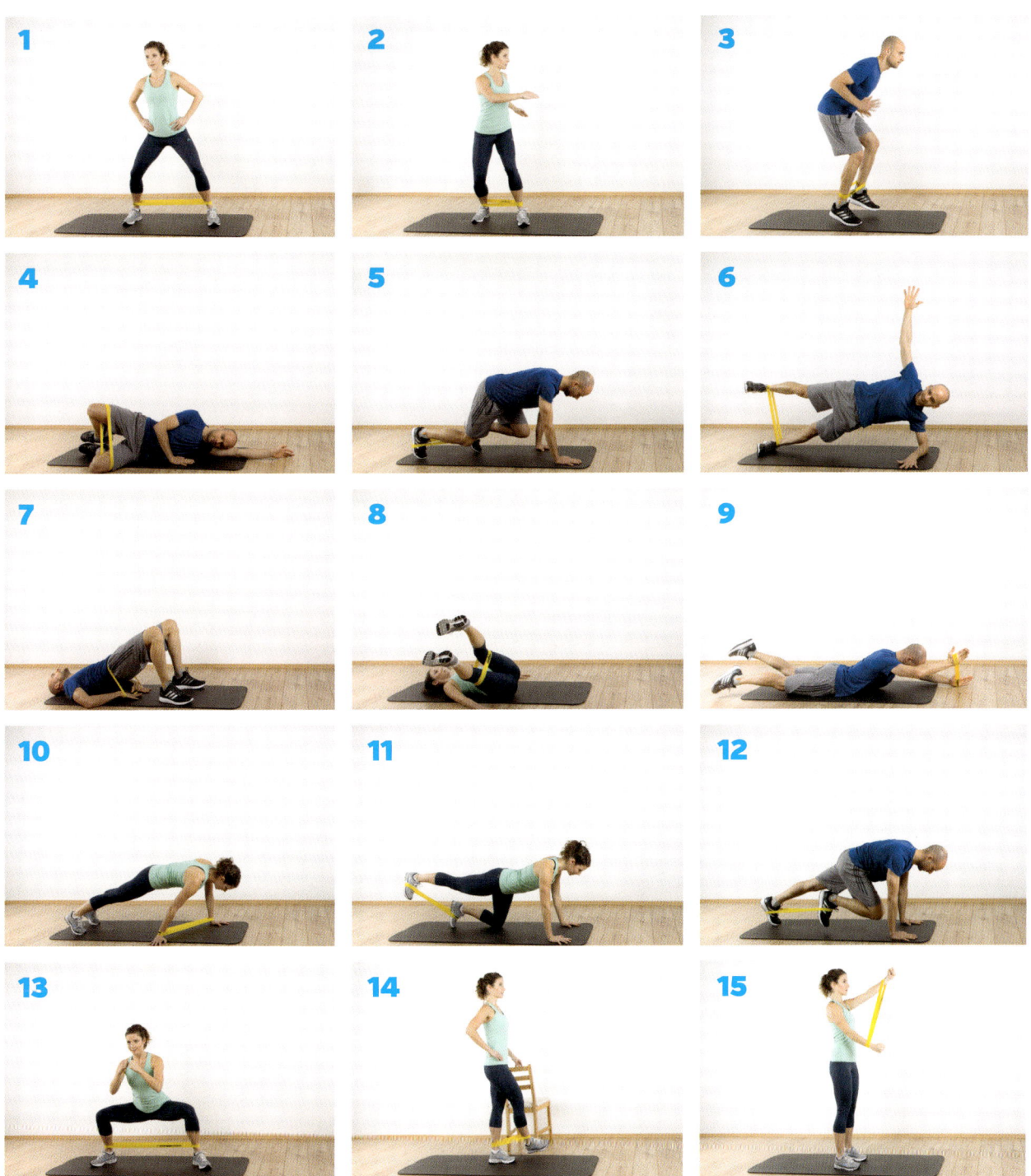

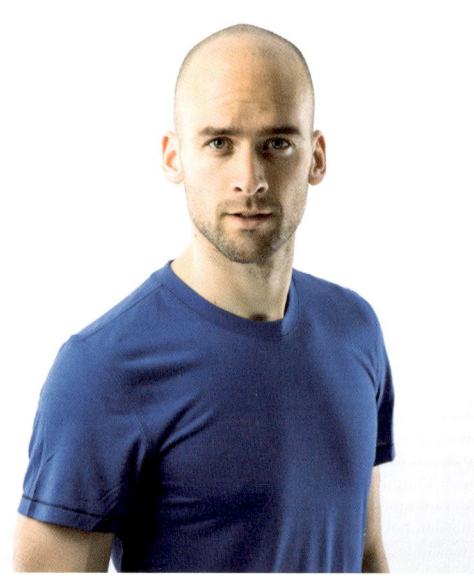

ÜBER DEN AUTOR

Marcel Doll hat Fitnessökonomie (B.A.) studiert und seinen Master in Gesundheitsmanagement und Prävention mit den Schwerpunkten Sportpsychologie und Stressmanagement abgeschlossen. Zudem hat er zahlreiche Weiterbildungen in den Bereichen Sport und Fitness absolviert. Marcel Doll ist Mitbegründer von YOU Personal Training (www.you-personaltraining.de) in Offenburg und dort als Personal Trainer tätig. Außerdem schreibt er für das „Functional Training Magazin" und für „Trainingsworld". 2014 erschien sein erstes Buch „Das ultimative Schlingentraining – effizient funktionell trainieren" im riva Verlag.

ÜBUNGSREGISTER

A
Antippen 79, 184
Armheben 95
Armkreisen 64, 172
Armkreuzen 55, 104

B
Beckenheben 158
Beckenheben mit Miniband um die Hüften 159, 188
Beckenkreisen 67, 172
Beidbeiniges Wandern im Stütz 153
Beinabduktion im Stand 28, 37, 142, 174
Beinabduktion in Seitenlage 157
Beinadduktion im Stand 59, 141, 184, 188
Beinadduktion in Seitenlage 59, 156
Beinbeugen im Stand 58, 139
Beinheben im Stand 143, 184
Beinheben im Stütz 154, 180, 184
Beinheben im umgekehrten Stütz 155
Beinheben im Vierfüßlerstand 151, 180
Beinstrecken im Sitz 124
Beinstrecken im Stand 140
Beinstrecken im Vierfüßlerstand 150, 176, 184, 188
Bergsteiger im Stütz 116, 178, 184, 188
Boxen 30, 68, 174, 176, 178, 180, 182, 186
Brücke 160
Brücke mit abgespreiztem Bein 161
Brücke mit dynamischer Hüftöffnung 160

C
Crunch 128, 174
Crunch mit Beinanziehen 129

D
Dehnung der Körpervorderseite 168, 172
Diagonale Dehnung 60, 169, 172
Diagonaler Bergsteiger 117, 182
Diagonaler Crunch 130
Diagonaler Crunch mit nach oben gestreckten Beinen 131

Dynamische Kniebeuge 67, 172
Dynamischer Schwebesitz 125
Dynamischer Unterarmstütz 113, 176
Dynamisches Beinöffnen in Rückenlage 162

E
Einarmige Wirbelsäulenrotation 66, 172
Einarmiger Bizeps-Curl 33, 55, 98, 176, 186
Einarmiger Latzug 50, 85, 180
Einarmiges Rudern im Ausfallschritt 30, 54, 82, 176
Einarmiges Rudern in Rückenlage 84
Einarmiges Rudern mit Rotation 83, 186
Einarmiges Trizepsdrücken 101, 176, 186
Einarmiges Wandern im Stütz 120 f., 188
Einbeinige Brücke 161, 180, 182
Einbeinige Vorbeuge im Sitzen 167, 172
Einbeiniger Liegestütz 106, 178
Einbeiniges Beckenheben mit Miniband um die Hüften 159
Einbeiniges Klappmesser 137
Einbeiniges Wandern im Stütz 152
Erhöhter einbeiniger Liegestütz 105, 176

F
Fliegende Bewegung im Stand 36, 51, 92, 176, 180, 186
Frontheben im Wechsel 96, 188

G
Gestrecktes Beinabsenken 134
Gestrecktes dynamisches Beinöffnen 163

H
Hammer-Curl im Wechsel 99, 180
Hampelmann 71, 178, 180, 186

Handgelenke kreisen 41, 63, 172
Hüftrotation im Liegen 149, 176, 178, 182, 188
Hüftrotation im Stand 147, 180
Hüftrotation im Vierfüßlerstand 148

K
Käfer 123, 180, 184
Klappmesser 136
Kniebeuge mit Schulteraktivierung 145, 178
Kniebeuge 58, 144, 176
Kniebeugensprung 75, 182
Kniesprung 78, 180, 182
Konzentrations-Curl im Ausfallschritt 100, 174, 182
Krabbeln 114, 176, 186, 188
Krabbeln mit zwei Minibändern 114

L
Liegestütz mit abgespreiztem Bein 107, 180
Liegestützsprung 80 f., 182

M
Marschieren 75, 174

O
Oberkörper- und Beinheben 89, 182
Oberkörper- und Beinheben mit zwei Minibändern 89
Oberkörperheben 87, 174
Oberkörperheben mit Latzug 88, 178
Oberschenkel-Hüftbeuger-Dehnung 165, 172

P
Paddeln 86, 176, 186, 188
Paddeln mit zwei Minibändern 86

R
Rumpfrotation im Ausfallschritt 111
Rumpfrotation im Sitz 112
Rumpfrotation im Stand 110, 186

S
Scheibenwischer 97, 186
Schere 135, 182
Scherensprung 43, 74, 176, 180, 184
Schulteraußenrotation 90, 176, 182, 186

Schulteraußenrotation in Rückenlage 91, 174
Schulterkreisen 63, 172
Schulter-Nacken-Dehnung 60, 164, 172
Seitheben hinten 30, 94
Seitheben vorn 30, 93, 178
Seitlicher Ausfallschritt mit Kniebeuge 59, 146, 174, 188
Seitlicher Bergsteiger 117
Seitlicher Crunch 132, 180
Seitliches Armheben im Stütz 122, 186
Seitliches Beinabsenken 133, 178, 184, 188
Seitliches Marschieren 76 f., 184, 188
Seitliches Öffnen im Stütz 115
Seitstütz 37, 57, 126, 182, 186, 188
Seitstütz mit dynamischer Beinabduktion 127
Skaten 70, 174
Springen 59, 69, 178
Storchengang 59, 138

T
Trippeln 44, 59, 68, 180, 182, 188
Trizepsdrücken im Wechsel 102, 174
Trizepsstrecken 55, 103, 182
Twist 72 f., 176, 186, 188

U
Unterarmstütz 44, 57, 113, 186

V
Vorbeuge im Stand 60, 166, 172

W
Wandern im Stütz 118/119
Wandern mit Liegestütz 108 f., 182
Wirbelsäulenmobilisation 65, 172

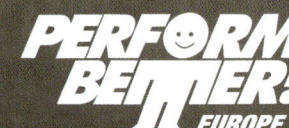
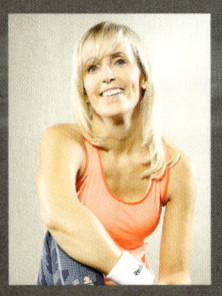
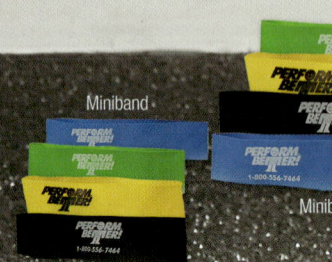
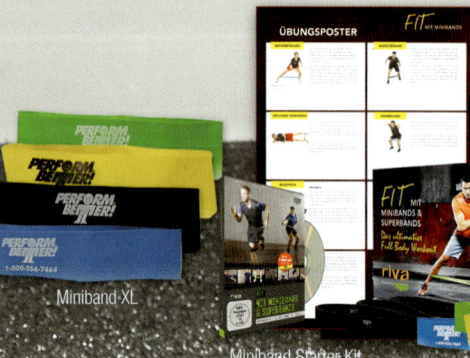